老年人营养与膳食指导

主　编　杨爱萍
副主编　曲春波　汪洪涛
参　编　刘艳文　张俊贤　迟玉芳

北京理工大学出版社
BEIJING INSTITUTE OF TECHNOLOGY PRESS

版权专有　侵权必究

图书在版编目（CIP）数据

老年人营养与膳食指导 / 杨爱萍主编 . -- 北京：北京理工大学出版社, 2021.7
ISBN 978-7-5763-0009-3

Ⅰ. ①老… Ⅱ. ①杨… Ⅲ. ①老年人－膳食营养 Ⅳ. ① R153.3

中国版本图书馆 CIP 数据核字 (2021) 第 134003 号

出版发行 / 北京理工大学出版社有限责任公司	
社　　址 / 北京市海淀区中关村南大街 5 号	
邮　　编 / 100081	
电　　话 /（010）68914775（总编室）	
（010）82562903（教材售后服务热线）	
（010）68944723（其他图书服务热线）	
网　　址 / http：//www.bitpress.com.cn	
经　　销 / 全国各地新华书店	
印　　刷 / 定州市新华印刷有限公司	
开　　本 / 787 毫米 × 1092 毫米　1/16	
印　　张 / 15	责任编辑 / 封　雪
字　　数 / 342 千字	文案编辑 / 毛慧佳
版　　次 / 2021 年 7 月第 1 版　2021 年 7 月第 1 次印刷	责任校对 / 刘亚男
定　　价 / 42.00 元	责任印制 / 边心超

图书出现印装质量问题，请拨打售后服务热线，本社负责调换

前　言

随着社会的发展和科学的不断进步，人们的寿命越来越长，世界人口年龄老化趋势日渐明显。老年期是指年龄在65岁以上的人生阶段。老年人在生理机能上已有很显著的改变，例如身体各种器官机能降低、各种组织弹性降低、对环境变化的调适能力降低，应变的能力也比较差等。在我国经济快速发展的过程中，人民的健康状况得到了明显改善，然而随着城市化、工业化、国际化和人口老龄化进程的不断加快，社会经济快速发展在带给人们丰富物质享受的同时，也导致了人群膳食结构和生活方式的转变，人的身体活动明显减少，同时环境污染、气候变化等客观因素的影响带来了新的健康问题。如何加强老年保健、延缓衰老进程、防治各种老年常见病，达到健康长寿和提高生命质量的目的，已成为我们必须解决的重要课题。老年营养是其中极为重要的一部分，合理的营养有助于延缓衰老进程，而营养不良或营养过剩则有可能加速衰老进程。如何指导老年人合理营养与平衡膳食是老年服务与管理类专业学生的核心技能，因此"老年人营养与膳食指导"课程是高职高专院校老年服务与管理类专业学生的一门专业核心课程。根据高职高专院校培养高端技能型人才的培养目标，"老年人营养与膳食指导"课程的主要任务是引导学生掌握老年人的生理特点和营养需要，学会营养学的相关理论和实践知识，并能够独立为不同类型的老年人提供合理的膳食指导。

本书在编写时突出应用能力的培养，力求内容新颖，以更好地服务于师生，故在编写时根据高职高专老年服务与管理类专业学生的培养目标，以老年人生理特点、老年人营养需要、老年人膳食安排、老年人膳食指导为主线，内容包括七个项目，分别是老年人生理状况认知、老年人营养需要、老年人膳食安排、健康老年人膳食指导、老年人营养缺乏病诊断与膳食指导、老年人常见慢性病病因分析与膳食指导、老年人食品营养价值评价。本书在编写时力求语言精练、操作性强、覆盖面广、难易适中，以理论知识够用为原则，突出营养学的应用性、实践性和技能性。本书结构以"合理、系统、科学"为准，内容设计、项目任务设计充分考虑系统性、逻辑性、科学性和先进性，尽量拓展知识与引入新知识。本书适合用作老年服务与管理、老年护理、康复治疗技术、健康管理、社会工作等高职专业的教材及教学参考用书，同时也可以作为从事营养教学与社会营养工作相关人员的

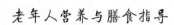

参考用书。

　　本书是由江苏经贸职业技术学院、北京社会管理职业学院、上海城建职业学院的相关任课教师在多年教学实践的基础上共同编写而成的。江苏经贸职业技术学院的汪洪涛老师负责项目五、项目七、附录和所有课后"练一练"与案例分析相关内容的编写；上海健康医学院的曲春波老师负责项目三和项目四相关内容的编写；江苏经贸职业技术学院的刘艳文老师负责项目一和项目六相关内容的编写；北京社会管理职业学院的迟玉芳老师负责项目二中任务三、任务四和任务五相关内容的编写；江苏经贸职业技术学院的张俊贤老师负责项目二中任务一和任务二相关内容的编写。全书由杨爱萍教授统稿。

　　由于编者水平有限，编写时间仓促，书中难免存在缺点和不足之处，敬请广大读者提出宝贵意见。

编　者

目 录

项目一　老年人生理状况认知 ·· 1
　　任务一　老年人生理特点认知 ··· 1
　　任务二　影响老年人营养健康的因素 ··· 7
项目二　老年人营养需要 ··· 10
　　任务一　老年人能量和产能营养素需要 ··· 10
　　任务二　老年人维生素需要 ··· 25
　　任务三　老年人矿物质需要 ··· 38
　　任务四　老年人水和膳食纤维需要 ··· 57
　　任务五　老年人植物化学物需要 ·· 67
项目三　老年人膳食安排 ··· 67
　　任务一　影响老年人膳食行为因素分析 ··· 67
　　任务二　老年人膳食指南知晓 ·· 71
　　任务三　老年人合理膳食安排 ·· 82
项目四　健康老年人膳食指导 ·· 99
　　任务一　老年人膳食卫生指导 ·· 99
　　任务二　老年人食品选购指导 ·· 105
　　任务三　老年人四季膳食指导 ·· 111
项目五　老年人营养缺乏病诊断与膳食指导 ······································· 117
　　任务一　老年人营养缺乏病认知 ··· 118
　　任务二　老年人蛋白质－能量营养不良症诊断与膳食指导 ················ 122
　　任务三　老年人维生素缺乏病诊断与膳食指导 ······························· 130
　　任务四　老年人矿物质缺乏病诊断与膳食指导 ······························· 150
项目六　老年人常见慢性病病因分析与膳食指导 ································· 160
　　任务一　老年人肥胖病病因分析与膳食指导 ·································· 160
　　任务二　老年人高脂血症病因分析与膳食指导 ······························· 168

1

任务三 老年人高血压病病因分析与膳食指导 …………………………… 174
  任务四 老年人糖尿病病因分析与膳食指导 ………………………………… 179
  任务五 老年人常见肿瘤病病因分析与膳食指导 …………………………… 185
项目七 老年人食品营养价值评价 …………………………………………………… 190
  任务一 老年人食品能量密度和营养质量指数评价 ………………………… 191
  任务二 老年人食品蛋白质质量评价 …………………………………………… 196
  任务三 老年人食品碳水化合物评价 …………………………………………… 203
  任务四 老年人食品脂肪评价 …………………………………………………… 209
附录Ⅰ 不同食品 GI ……………………………………………………………………… 217
附录Ⅱ 中国居民膳食营养素参考摄入量（2013）…………………………………… 224
参考文献 ………………………………………………………………………………………… 233

项目一　老年人生理状况认知

【知识目标】

◇ 了解老年人的界定；
◇ 理解影响老年人健康的膳食营养因素；
◇ 掌握老年人生理功能变化特点。

【能力目标】

◇ 运用老年人生理特点，初步解决老年人特殊膳食搭配及营养需求；
◇ 运用所学知识对老年人进行健康宣教。

【素质目标】

◇ 学习老年人生理特点，对照护对象产生同理心，增加职业认同感。

任务一　老年人生理特点认知

【知识目标】

◇ 了解老年人的界定；
◇ 掌握老年人生理功能变化特点。

【能力目标】

◇ 运用老年人生理特点，初步解决老年人特殊膳食搭配及营养需求。

【素质目标】

◇ 学习老年人生理特点，对照护对象产生同理心，增加职业认同感。

一、老年人的界定

世界卫生组织将44岁以下的人称为青年人，将45～59岁的人称为中年人，将60～74岁的人称为年轻老年人，将75岁以上的人称为老年人，将90岁以上的人称为长寿老年人。我国习惯将老年期的起点年龄定为60岁，而西方一些国家通常将老年期的起点年龄定为65岁。

二、老年期形态变化

进入老年期后，人从外观到内在的生理代谢、器官功能都有相应变化，外观形态的变化一目了然，形态的改变是人体衰老的基础，主要表现为细胞数的逐步减少。由于内脏器官和组织的细胞数减少，脏器发生萎缩，重量减小，整体外观也发生变化，如须发渐白、稀疏；皮肤弹性减弱，松弛；眼睑下垂；面部皱纹增多，额头、眼角出现抬头纹、鱼尾纹；皮肤出现色素沉着、褐色斑；反应迟钝，步履蹒跚等。上述这些变化的个体差异很大，与一个人的健康状况、生活方式、营养条件、精神状态等因素都有密切关系，其中膳食营养是最直接的影响因素之一，如蛋白质、脂肪等的缺乏会加速皮肤弹性降低，松弛，皱纹增多，钙、磷、铁、镁等矿物质的缺乏则会导致骨质过早流失，使人发生形态改变，甚至导致神经系统反应变慢；而维生素的缺乏则会导致皮肤状态变差，进而出现一系列皮肤病。

三、老年人生理功能变化

随着年龄的增加，人体各种器官的生理功能都有不同程度的减退，如牙齿脱落、消化液分泌减少、胃肠道蠕动缓慢，尤其是消化和内分泌功能下降，直接影响人体对营养物质的消化吸收，使机体营养成分的吸收利用水平下降。

（一）器官系统功能的变化

1. 心血管系统功能的变化

1）心脏

随着老化进程的发展，心肌肌纤维逐渐萎缩，心脏变得肥厚硬化，弹性降低，这些变化使心脏的收缩能力降低，主要体现为心率减慢，心脏每搏输出数量减少，心排血量随年龄的增长而减少，到 80 岁时功能减退约为 35%，然后心排血量降低，导致全身的循环血量减少，进而引起各器官供血不足，影响功能的发挥。

2）血管

动脉血管的硬化是心血管系统老化的另一重要特征。随着年龄的增长，动脉管壁的弹性降低，动脉硬化状况逐渐加重，从而导致心、脑、肾等重要器官出现供血不足，导致相应功能障碍。冠状动脉硬化则会造成心肌缺血，引发冠心病，其主要表现是心绞痛、心率失常或心肌梗死等。此外，动脉硬化还会引发高血压病等一系列并发症，因此，在老年人群中，心血管系统最常见的疾病就是冠心病和高血压病，老年人群的膳食结构应注意调整可引起或加重心血管系统疾病的营养因素，如降低脂质、无机盐的摄入量（特别是富含饱和脂肪酸的畜肉类食物、富含胆固醇的蛋类以及高钠盐食物的摄入量），应适当增加鱼类等不饱和脂肪酸、植物性膳食纤维的摄入量。

2. 呼吸系统功能的变化

呼吸系统功能的变化主要体现在肺和参加呼吸运动的膈肌与胸廓的功能变化。老年人的肺泡总数逐年减少，肺的柔软性和弹性减弱，扩张和弹性回缩力降低。此外，老年人因骨质疏松，脊柱后凸，肋骨前突，胸廓发生筒状变形，加上呼吸肌收缩力衰弱，限制了肺的呼吸运动，造成肺通气不畅，肺活量下降，一般人到 70 岁时，肺活量可减少 25%，造成一定程度的缺氧或二氧化碳滞留现象，因此容易发生肺气肿和呼吸道并发症，如老年慢性支气管炎等，所以，在膳食选择中，应注意老年人的身体状况，有呼吸系统过敏史的老年人，应避免摄入容易引起呼吸系统疾病的过敏源，如花生、海产品等。

3. 消化系统功能的变化

消化系统功能的变化主要体现为消化管运动和消化腺分泌功能减弱。

1）牙齿

老年人牙龈萎缩，牙齿组织老化，容易松动脱落，造成咀嚼不完善，影响食物消化，在食物烹调上应注意食物的软烂程度，选择容易咀嚼和消化的食物种类。

2）舌

舌肌发生萎缩，体积减小，舌的运动能力减弱，使食物咀嚼时难以搅拌均匀。舌上味蕾减少，使老年人的味觉明显减退，对甜味、咸味都不敏感，因此老年人的饮食一定要注意控制盐分等调味品的摄入量。

3）口腔

口腔内的唾液分泌减少，食物的湿润、化学性消化减弱，在粗粮、杂粮的选择上仍需要以容易分解消化的食物为主，但它们不能完全替代米、面。

4）食管

由于食管功能退化，食物在食管内的蠕动幅度减低而使吞咽缓慢，宜选择湿润、黏稠度低的食物种类，如糯米等制品，黏稠度高，吞咽困难，容易造成噎食，且不易消化，应少食。

5）胃

由于消化酶分泌减少，导致消化能力减弱，容易引起消化不良，老年人易患胃炎。据统计，约 1/3 60 岁以上老年人胃酸偏低。老年人群的食物选择应以易消化、刺激性小的种类为主。

6）小肠和结肠

由于肠道萎缩，蠕动无力，老年人对食物的消化吸收功能减退，可能导致便秘的发生，因此在日常膳食结构中应适当增加膳食纤维含量，以促进肠道蠕动。

4. 运动系统功能的变化

运动系统功能的变化包括骨骼肌、骨和关节功能的变化。

1）骨骼肌

随着年龄的增长，肌纤维弹性降低，收缩力减弱，肌肉变得松弛，容易疲劳，老年人耐力减退，难以坚持长时间的运动。

2）骨

骨中的有机物比例相对减少，致使骨的弹性和韧性降低，因此骨质疏松在老年人中也较多见，且老年人易出现骨折，因此，老年人应适当增加钙、磷等营养素的摄入量。

3）关节

由于软骨退化，关节面上易出现骨质增生、关节炎等疾病。

5. 内分泌系统功能的变化

老年人内分泌器官的重量随年龄的增加而减小。一般人到高龄时，脑垂体的重量可减小 20%，脑供血量也相应减少。另外，内分泌腺体组织结构发生改变（尤其是肾上腺、甲状腺、性腺、胰岛等腺体激素分泌减少）可引起不同程度的内分泌系统的紊乱。例如，胰岛素分泌减少使老年人易患糖尿病，因此在膳食营养搭配时，应减少单糖的直接摄入，选择生糖指数低的食物，养成良好的进食习惯，进而达到控制血糖的目的。

6. 神经系统功能的变化

进入老年期后，人的大脑逐渐萎缩，脑重量减小，脑细胞数相应减少 20%～50%，因此老年人易患脑动脉硬化，其脑供血量可减少近 1/5。另外，老年人的神经传导功能下降，对刺激的反应时间延长，大多数感觉减退、迟钝甚至消失。这些改变标志着老年人的脑力劳动能力减弱，只能从事节律较慢的活动、负荷较轻的工作。由于神经中枢机能衰退，老年人变得容易疲劳、睡眠欠佳、睡眠时间减少。此外，由于脑功能失调而产生的智力衰退还易引发老年痴呆症，所以老年人的加餐可以选择富含钙、镁元素等矿物质的坚果食物，这样有利于维持神经系统功能。

7. 感觉器官功能的变化

老年人眼球晶体弹性降低，眼周肌肉的调节能力减弱，视力减退，易发生白内障、青光眼等眼部疾患；听觉传导系统功能下降，听力受损。在膳食选择方面，应适当补充维生素 A 和维生素 B 族等。

（二）新陈代谢及人体成分的改变

随着年龄的增长，人体基础代谢率下降，合成代谢降低，分解代谢增高，加之老年人体力活动量减少而导致能量消耗减少，人体组成成分随衰老而发生缓慢变化。组成人体细胞的主要成分有水、无机盐、蛋白质和脂肪，它们都随着年龄的增长而减少，而脂肪随着年龄的增长而增加，并且在体内的分布情况也发生改变，更多地分布在腹部及内脏器官周围，所以许多老年人并不一定比年轻时体重增加，但都会发现自己局部胖了，即腰围、腹围增加了。

老年人的身体成分、新陈代谢、器官功能等的改变，是一个随年龄增长而发生的缓慢的生理变化过程，这一过程可因疾病及外界因素的影响而加速或延缓。老年人个体差异十分明显，在膳食营养方面为其进行妥善安排与调整十分重要。老年人主要生理变化与膳食原则见表1-1。

表1-1 老年人主要生理变化与膳食原则

老年人生理变化	膳食原则
消化管运动和消化腺分泌功能减弱	易消化、清淡、少盐，适当增加膳食纤维的摄入
视力及听力减弱，易出现眼部疾患	适当补充维生素A及维生素B族
内分泌腺分泌功能减弱	控制糖分、脂类特别是饱和脂肪酸的摄入
骨质流失增加	适当增加蛋白质以及钙、磷等矿物质元素
心血管系统疾病发生率增加	适当增加不饱和脂肪酸，减少胆固醇、畜肉类、油脂类的摄入
神经系统反应灵敏性降低	适当增加富含镁等矿物质的坚果类食品的摄入
基础新陈代谢率降低	每日能量摄入与能量需要基本均衡

【练一练】

一、单选题

1. 下列有关老年人基础代谢耗能的说法中正确的是（　　）。
   A. 随着年龄增加而不断增加　　B. 随着年龄增加而不断下降
   C. 一直保持不变　　D. 是其能量消耗的主要方面
2. 老年人生理代谢的特点是消化系统功能和代谢功能减退，免疫功能下降及（　　）。
   A. 身体成分改变　　B. 氧化损伤加重
   C. 身体成分改变及氧化损伤加重　　D. 肌肉萎缩
3. 人体衰老过程中（　　）。
   A. 基础代谢率下降　　B. 基础代谢率上升
   C. 基础代谢率与成年人相同　　D. 基础代谢率下降与性别有关
4. 老年人身体成分改变的表现不包括（　　）。
   A. 细胞数量下降　　B. 身体水分减少
   C. 骨组织矿物质和骨基质减少　　D. 细胞内液增加

二、多选题

1. 老年期主要的生理变化特点为（　　）。
   A. 基础代谢下降
   B. 脂肪组织增加，瘦体组织减少
   C. 消化功能减退
   D. 体内水分增加，骨密度升高
   E. 妇女绝经期后雌激素分泌水平下降

2. 老年人的生理特点包括（　　）。
   A. 基础代谢下降
   B. 体脂增加，骨密度下降
   C. 消化功能减退
   D. 眼球晶体失去弹性，易患白内障
   E. 分解代谢大于合成代谢

【案例分析】

案例一： 某养老机构要进行一次关于老年膳食与营养的宣传讲座，请你根据老年人的生理特点设计一份健康宣讲画报。

案例二： 李大妈，66岁，家住农村，生活拮据，三餐以面食为主，喜高盐饮食。其腰背部弥漫性疼痛6年，1天前不慎摔倒，造成髋骨骨折。李大妈存在的主要健康问题是什么？休养期应该注意哪些方面？

任务二 影响老年人营养健康的因素

【知识目标】

◇ 理解影响老年人健康的因素。

【能力目标】

◇ 运用所学知识对老年人进行健康宣教。

【素质目标】

◇ 学习老年人生理特点,对照护对象产生同理心,增加职业认同感。

随着社会的进步和发展,人们逐渐认识到生存状态不仅要关注是否存活,更重要的是关注生存的状态。国家统计局 2010 年人口普查结果显示,我国 60 岁及以上人口占总人口的 13.31%,其中有 3 000 万名老年人处于亚健康状态。因此,如何增强老年人保健力度、延缓衰老进程、防治各种老年常见病,达到健康长寿和提升生命质量的目的,已成为医学界及营养学界大力研究的重要课题。老年人营养健康是极为重要的一部分,合理的膳食营养有助于延缓衰老,而营养不良或营养过剩、紊乱则有可能加速衰老。生理因素、环境因素及其他方面因素对老年人营养健康的影响如下。

一、生理因素

多数老年人因为生理因素的影响,食物种类的选择和营养的吸收都出现偏差和障碍,例如,牙齿脱落或对假牙不适应,影响食物的咀嚼,所以不愿选用蔬菜、水果和瘦肉一类的食物;消化吸收功能减弱,摄入营养素不能很好地被吸收;肝、肾功能衰竭,多数维生素不能在体内有效地转化为具有活性的形式。此外,老年人由于患有各类慢性病,常服用各种药物,干扰了各种营养物质的吸收利用。

二、环境因素

环境因素对老年人的膳食结构和食物的选择也有着很大的影响,如经济困难,影响了部分老年人对食物种类的选择;孤寂干扰了丧偶老年人、空巢老年人正常的饮食心态;有些老年人因退休而离开工作岗位,一时不能适合,也会导致食欲下降;文化程度(特别是膳食科学知晓程度）也在一定程度上影响着老年人每日膳食的摄入，所以要根据老年人的实际情况合理搭配膳食，并给予相应的心理、社会支持。

三、其他方面因素

当前，部分老年人缺乏照料，采购及加工食物也很困难，所以他们经常食用速冻食品、方便面，常因个人爱好购买半加工食品和加工好的食品。长期食物种类单一使营养素不平衡、不合理，导致老年人慢性病发病率较高。

老年人或老年照护人员除应懂得饮食营养与食物内的营养成分及其对人体的生理功能的影响外，还应注意膳食调配及合理的烹调方法，否则长期饮食和营养素单一，加上生理功能降低，机体抵抗力就随之减弱，会诱发老年人继发性的营养缺乏病。如果长期服用对消化系统及代谢有不良影响的药物，就会导致营养缺乏病的发生。

绝大多数老年人的慢性病在壮年期就已经萌芽了。人到中年以后，机体开始逐渐衰老退化，加上机体的活动量逐渐减少，各器官的生理功能减退，特别是胃肠道功能及机体调节功能减弱，代谢就容易受到膳食质和量的影响而失调，增加高血压病、动脉硬化、骨质疏松症以及各种代谢障碍性常见病和慢性病的发病率。

【练一练】

一、单选题

1. 老年人饮食应注意（　　）。
    A. 蛋白适量而质优　　　　　　　B. 控制碳水化合物的摄入
    C. 动物油可多摄入　　　　　　　D. 总热能摄入不变
2. 导致老年人骨质疏松的最主要因素是（　　）。
    A. 雌激素缺乏　　B. 钙摄入过少　　C. 大量饮酒　　D. 蛋白质摄入过多
3. 老年人的运动负荷量（　　）。
    A. 应该比中年人小　　　　　　　B. 应该根据自己的身体状况决定
    C. 应该比中年人大　　　　　　　D. 应该比年轻人小

二、多选题

1. 老年人的合理膳食措施应该（　　）。
    A. 以优质蛋白质为主
    B. 荤素合理搭配
    C. 多吃奶类、鱼类
    D. 碳水化合物以淀粉为主，重视膳食纤维和多糖类物质的摄入
    E. 多吃新鲜蔬菜和水果，以增加抗氧化营养素的摄入
2. 下列哪些叙述是正确的？（　　）
    A. 老年人容易缺乏维生素
    B. 老年人容易出现骨质疏松症的原因之一是维生素 D 羟化受抑
    C. 叶酸和维生素 B_6 有助于预防老年性贫血

D. 老年人对钙的吸收率低，所以应该尽可能多补钙

E. 老年人患缺铁性贫血，除摄入一定量吸收率高的血红素铁外，还应摄入适当的维生素 C，以促进非血红素铁的吸收

三、判断题

1. 加工老年人的食物时应尽量少使用刺激性调料。　　　　　　　　（　　）
2. 老年人咀嚼能力下降，消化功能减弱，应避免摄入粗粮、杂粮。（　　）

【案例分析】

某社区要通过使用宣传橱窗的方式进行有关老年人"科学饮食，促进健康"的相关宣传，请你根据这个任务制作宣教资料。

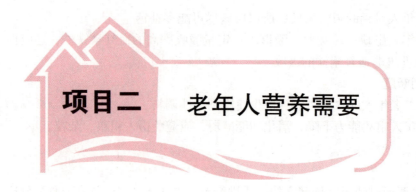

项目二 老年人营养需要

【知识目标】

◇ 了解老年人的能量需求;
◇ 理解蛋白质、脂类、糖类、维生素、矿物质、水和膳食纤维、植物化学物的生理功能,必需氨基酸、蛋白质的互补作用;
◇ 掌握蛋白质、脂类、糖类、维生素、矿物质、水和膳食纤维、植物化学物的食物来源及供给量。

【能力目标】

◇ 运用所学的食物中各类营养素的相关知识,为老年人提供合理的膳食建议。

【素质目标】

◇ 认识合理营养及平衡膳食的重要性,帮助老年人养成良好的饮食习惯。

任务一 老年人能量和产能营养素需要

【知识目标】

◇ 了解能量的作用与意义、食物能值与生理能值;了解蛋白质、脂类、糖类的组成与分类;了解蛋白质、脂类、糖类的性质;

- 理解人体的能量需求与能量平衡，理解蛋白质、脂类、糖类的生理功能，理解蛋白质互补作用；
- 掌握蛋白质、脂类、糖类缺乏或过量对人体的影响，掌握蛋白质、脂类、糖类的来源及供给量。

【能力目标】

- 运用老年人能量需求和产能营养素需要的相关知识，初步解决为老年人提供合理膳食建议的问题。

【素质目标】

- 认识合理营养及平衡膳食的重要性，帮助老年人养成良好的饮食习惯。

子任务一　老年人营养与能量平衡

一、能量的作用与意义

（一）能量的作用与来源

1. 能量的作用

人类为了保持生命、生长、发育、繁衍后代和从事各种活动，每天必须从外界摄取一定能量。事实上，人体不仅在活动（劳动或运动）时需要能量，即使机体处于安静状态时，也需要消耗能量来维持正常的体温和体内器官的正常生理活动，如心脏跳动、血液循环、肺的呼吸、肌肉收缩、腺体分泌，以及各种生物活动物质的合成等，因此可以说若没有能量，生命就终止了。

一般情况下，健康人从食物摄取的能量和所消耗的能量经常保持平衡状态，否则会造成体重减轻或超重，但并非任何人在任何时候摄入的和消耗的能量总是相等，一般在5~7天内可达到平衡。

2. 能量的来源与消耗

能量的来源是太阳能，由植物通过光合作用把二氧化碳、水和其他无机物转变成有机物（如糖类、脂肪和蛋白质），以供其生命活动之需，同时将其生命过程中产生的化学能储存在三磷酸腺苷（ATP）的高能磷酸键中。动物则将植物的储能（如淀粉等）变成自己的潜能，以维持其生命活动。这本身又是通过动物的代谢活动将其转变成可利用的形式（ATP）来进行的。此外，人类尚可以动物为食。

人类所需的能量只能来自食物，更确切地说，这种能量只能来自蛋白质、脂肪和碳水化合物三大产能营养素。通常，这些产能营养素在人体内氧化、分解产生二氧化碳和水，同时伴随能量的释放和转移,其中约50%的能量为维持体温而散发于体外,另50%的能量则转移至ATP和磷酸肌酸等高能键的物质中,储存于体内待用,最终大部分仍变为热能而散发掉。

(二)能量的单位

多年来,营养学界表示热能的单位习惯于用卡(cal)或千卡(kcal)表示。1 kcal 相当于 1 000 g 水由 15℃升高到 16℃,即温度升高 1℃所需要的能量。

现在国际上通用的单位是焦耳(J),1 J 是指 1 牛顿(N)的力作用在一个质点上,使它在力的方向上移动 1 米(m)的距离所做的功。1 J 的 1 000 倍为 1 千焦(kJ),1 kJ 的 1 000 倍为 1 兆焦(MJ)。在营养学上,热能的需要量较大,故在文献上多使用"kJ""MJ"。

统一用 J 为单位虽然可以消除以 cal 为单位的混乱,但是营养学上的食物成分表至今仍未普遍采用 J 来代替 cal。世界卫生组织建议暂时在食物成分表里平行列出 cal 和 J 的数值以作为过渡。

两种能量单位换算公式如下:

$$1 \text{ kcal} = 4.184 \text{ kJ}$$
$$1 \text{ kJ} = 0.239 \text{ kcal}$$
$$1\ 000 \text{ kcal} = 4\ 184 \text{ kJ} = 4.184 \text{ MJ}$$
$$1\ 000 \text{ kJ} = 239 \text{ kcal }(1 \text{ MJ} = 239 \text{ kcal})$$

二、食物能值与生理能值

(一)食物能值

食物能值是产能营养素在体外彻底燃烧时所测得的能值,亦即"物理燃烧值",或称为"总能值"。三大产能营养素食物能值分别为:碳水化合物 17.2 kJ/g、脂肪 39.5 kJ/g、蛋白质 23.6 kJ/g。

(二)生理能值

生理能值是产能营养素在体内充分氧化时所测得的能值,实际上,它在人体内可被吸收利用的能值均低于其食物能值,即生理能值<食物能值,其原因有以下两点。

(1)食物在消化吸收过程中不能完全被消化吸收。碳水化合物、脂肪、蛋白质的消化吸收率分别是 98%、95%、92%。

(2)蛋白质在体内的氧化并不完全。碳水化合物、脂肪在体内与体外氧化的最终产物都是二氧化碳和水,而蛋白质在体内的氧化并不完全,其最终产物不是二氧化碳和水,而是一些含氮化合物,这些含氮化合物含有部分能值,平均为 5.2 kJ(1.25 kcal)/g。

三大产能营养素生理能值分别为:碳水化合物 16.8 kJ/g、脂肪 37.8 kJ/g、蛋白质 16.8 kJ/g。

三、人体的能量需求

人体的能量需要应与其消耗一致。人体每日的能量消耗主要受四个方面影响：基础代谢的能量消耗、食物特殊动力作用的能量消耗、体力活动的能量消耗、生长发育所需要的能量消耗。其中，正常成年人能量消耗主要用于维持基础代谢、体力活动和食物的热效应的需要，而孕妇、哺乳期妇女、婴幼儿、儿童、青少年、刚病愈的机体等还包括生长发育的能量消耗。

（一）基础代谢的能量消耗

基础代谢消耗是维持生命最基本活动所必需的能量需要。具体地说，它是指机体处于清醒、空腹（进食后 12～16 h）无消化活动、静卧状态、环境温度在室温（20℃左右）时所需能量的消耗。这些生理最基本活动包括：体温、血液循环、呼吸活动、维持肌肉的紧张状态、腺体分泌、细胞代谢等。

1. 基础代谢率

单位时间内人体每平方米体表面积所消耗的基础代谢能量即为基础代谢率（Basic Metabolic Rate，BMR），单位是 $kJ/(m^2 \cdot h)$。

> **知识链接**
>
> 静息代谢率（即 RMR）是测定维持人体正常功能和体内稳态，再加上交感神经系统活动所消耗的能量。测定时，全身处于休息状态，但不是空腹，而是在进食 3～4 h 后测量，此时机体仍进行着若干正常的消化活动。因此，RMR 的值略高于 BMR，但两者的差别很小，约为 10%。

2. 基础代谢（Basic Metabolism，BM）能量计算

1) 以体表面积为基准

体表面积（m^2）= 0.006 1 × 身高（cm）+ 0.012 8 × 体重（kg）− 0.152 9

体表面积（m^2）= 0.006 59 × 身高（cm）+ 0.012 6 × 体重（kg）− 0.160 3

再按年龄、性别查找基础代谢率表。

$$基础代谢能量 = 体表面积（m^2） \times BMR$$

2) 以体重为基准

一般情况下，每千克体重每小时基础代谢所消耗的能量为 1 kcal，因此基础代谢能量的简单计算方法为：1 kcal × 24 h × 体重（kg）。

我国正常人基础代谢率平均值见表 2-1。

表 2-1　我国正常人基础代谢率平均值 [kJ/(m²·h)]

年龄/岁	11～15	16～17	18～19	20～30	31～40	41～50	51以上
男性	195.5	193.4	166.2	157.8	158.7	154.0	149.0
女性	172.5	181.7	154.0	146.5	146.9	142.4	138.6

3. 影响人体基础代谢的因素

体格：体表面积大者，散发热能也多，所以同等体重者，瘦高者基础代谢高于矮胖者。

年龄和生理状态：儿童和孕妇的基础代谢率相对较高。成年后，随着年龄的增长，基础代谢水平不断下降，30岁以后，每10年下降2%。

性别：女性基础代谢率低于同龄男性5%～10%。

环境温度：寒冷气温下的人群基础代谢率高于温带气温下的人群。

应激状态：一切应激状态，如发热、创伤、进食过饱、精神紧张等都可使基础代谢水平升高，禁食、少食、饥饿则使基础代谢水平降低。

种族：相同身高体重的人种以因纽特人和印第安人的基础代谢率最高，欧美人次之，亚洲人较低。

（二）食物特殊动力作用的能量消耗

食物特殊动力作用，也称为食物的热效应，是指人体摄入任何食物后，都可使安静状态下的机体发生能量代谢增高，使机体向外界散失的热量比进食前有所增加，这种由于人体摄入食物而引起机体内能量消耗额外增高的现象称为食物特殊动力作用。

实验证明，摄入不同的营养素，特殊动力作用不同。蛋白质的特殊动力作用最显著，消耗相当于该蛋白质所产生热能的30%，碳水化合物为5%～6%，脂肪为4%～5%，正常人摄入混合食物而产生的特殊动力作用的热能相当于基础代谢能量消耗的10%。

食物特殊动力作用消耗热能主要是因为营养素摄入后在体内的消化吸收需要能量，如蛋白质、脂肪的合成，氨基酸的转运，葡萄糖和脂肪间的转变等。因此，也有人把食物特殊动力作用的能量消耗称为食物代谢作用的能量消耗。

（三）体力活动的能量消耗

人们在日常的生活和工作中，要从事各种体力活动，都需要消耗一定的能量。除了基础代谢外，体力活动也是人体能量消耗的主要因素，体力活动所消耗的热能约占人体热能总消耗的15%～30%。体力活动所消耗的能量与活动强度、持续时间、环境条件以及动作的熟练程度等有关。我国的体力活动分级见表2-2。

表 2-2 我国的体力活动分级

活动水平	工作时间分类	工作内容举例
轻	75% 时间坐或站立	办公室工作、修理电器钟表
轻	25% 时间站着活动	售货员、酒店服务员、讲课等
中	25% 时间坐或站立	学生日常活动、机动车驾驶
中	75% 时间特殊职业活动	电工安装、车床操作等
重	40% 时间坐或站立	非机械化农业劳动、炼钢
重	60% 时间特殊职业活动	舞蹈、体育运动、装卸、采矿等

（四）生长发育所需要的能量消耗

在成年人中，患者在病情控制住后的康复过程中的能量消耗还包括伤口愈合、机体体能恢复等方面。

四、能量平衡

在一段较长的时间内，人体通过食物所摄入的能量和所消耗的能量通常基本保持平衡，这种人体的能量需求和能量消耗之间的平衡状态即称为能量平衡。

在正常情况下，人体的能量摄入和能量消耗维持动态平衡状态。若能量摄入大于能量消耗，则机体就将多余的能量转化成脂肪储存起来。反之，若能量摄入小于能量消耗，则机体将分解储存的脂肪以补充不足的能量。

（一）能量供给过剩

若较长时期能量摄入大于消耗，则体内脂肪蓄积增加，导致肥胖。过多的热能摄入已对西方国家居民造成严重的健康问题，如肥胖、高血压病、心脏病、糖尿病和某些癌症发病率明显高于发展中国家。我国近年来由于经济的发展和人民生活水平的提高，能量摄入过量的趋势及其危害性也日渐明显。

（二）能量供给不足

若较长时期能量摄入不足，则人体内脂肪被大量消耗，导致消瘦。由于饥饿或疾病等原因而能量摄入不足，可导致体力下降和工作效率低下。另外，若能量摄入不足，体内脂肪储存太少，可使机体对环境的适应能力和抗病能力降低。老年人能量摄入不足可增加营养不良的风险。

子任务二　老年人产能营养素需要

一、蛋白质

（一）蛋白质概述

1. 蛋白质的概念

蛋白质是一切生命的物质基础，约占人体总重的20%，占总固体量的45%，是构成和制造肌肉、血液、皮肤、骨骼等多种身体组织的主要物质，可以说没有蛋白质就没有生命，蛋白质是人体内氮的唯一来源。

2. 蛋白质的组成

蛋白质主要由碳（50%～55%）、氢（5%～7%）、氧（19%～24%）、氮（14%～19%）4种元素构成，一部分蛋白质还含有硫、磷、铁和铜等元素。氮元素在各种蛋白质中含量是最稳定的，平均含量为16%，所以常以食物中氮的含量来测定蛋白质的含量。蛋白质的基本组成单位是氨基酸，氨基酸之间以肽键连接。

组成蛋白质的氨基酸有20多种，其中有8种是机体不能合成或合成速度不能满足机体需要而必须由膳食提供的，称为必需氨基酸（Essential Amino Acid，EAA），包括赖氨酸、色氨酸、亮氨酸、异亮氨酸、苏氨酸、缬氨酸、蛋氨酸和苯丙氨酸。对婴儿来说，必需氨基酸还包括组氨酸。相对来讲，体内可以合成而不依赖食物供给的氨基酸称为非必需氨基酸（NEAA）。

3. 蛋白质的分类

营养学上将蛋白质分为三大类：

（1）完全蛋白质：这类蛋白质所含必需氨基酸的种类、数量和比例都较合理。它既可维持生命，又可促进生长发育，如奶类中的酪蛋白、肉类中的肌蛋白、蛋类中的卵黄磷蛋白和小麦中的麦谷蛋白等。

（2）半完全蛋白质：这类蛋白质所含必需氨基酸的种类齐全，但由于含量不均衡，比例也不太合理，只能维持生命，但不能促进生长发育，如小麦麦胶蛋白等。

（3）不完全蛋白质：这类蛋白质所含必需氨基酸的种类不全，既不能维持生命，又不能促进生长发育，如动物结缔组织和肉皮中所含的胶原蛋白以及玉米中所含的玉米胶蛋白等。

将蛋白质划分为完全蛋白质、半完全蛋白质和不完全蛋白质是比较粗略的，仅具有相对意义。一般来说，动物性食物比植物性食物中所含的完全蛋白质多，所以动物性蛋白质的营养价值一般高于植物性蛋白质。

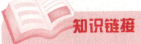

知识链接

氨基酸模式

某种蛋白质中各种必需氨基酸的构成比例称为氨基酸模式,即根据蛋白质中必需氨基酸含量,以含量最少的色氨酸为1计算出的其他氨基酸的相应比值。

食物蛋白的氨基酸模式与人体蛋白越接近,越能被机体充分利用,其营养价值也相对越高。食物中任何一种必需氨基酸缺乏或过量,均可造成人体内氨基酸的不平衡,使其他氨基酸不能被利用,影响蛋白质的合成。因此提倡食物多样化,将多种食物混合食用,使必需氨基酸互相补充,使其模式更接近人体的需要,以提高蛋白质的营养价值,这种现象称为"蛋白质的互补作用"。一般来讲,鱼、肉、奶、蛋等动物蛋白质的氨基酸模式与人类接近,因此营养价值也较高,称为完全蛋白,植物性蛋白质的氨基酸与人类较远,营养价值较低,谷类蛋白质缺少赖氨酸、色氨酸,降低了其营养价值,称为限制氨基酸(CAA)。将大豆与谷类混合使用时,两者有较好的互补作用,这也是改善蛋白质营养价值的较好方法,所以人们也把大豆蛋白定为优质蛋白,类似这种具有互补作用的食物应同时摄入,或进食间隔不超过5 h。

(二)蛋白质的生理功能

(1)构成机体,修补组织,促进生长发育。

(2)构成体内许多有重要作用的物质。

酶的化学本质是蛋白质,如淀粉酶、胃蛋白酶、胆碱酯酶、碳酸酐酶、转氨酶等;血红蛋白供给人体氧气,带走二氧化碳;含氮激素的成分是蛋白质或其衍生物,如生长激素、促甲状腺激素、肾上腺素、胰岛素、促肠液激素等。

(3)调节正常的生理功能。

如提高人体的免疫能力;维持正常渗透压的平衡;传递遗传信息;在体内吸收、运转重要物质;调节体内酸碱度等都需要蛋白质的直接参与和调节。

(4)供给能量

由蛋白质提供的热量约占人体每日所需总能量的12%~14%。每克蛋白质在体内可产4 kcal热量。

(三)蛋白质的老年人推荐摄入量

机体的蛋白质代谢(合成与分解)处于动态平衡状态,摄入氮和排出氮亦处于动态平衡状态,这种摄入氮和排出氮的平衡关系称为氮平衡。其表达公式为

$$B=I-(U+F+S)$$

式中:B为氮平衡,I为摄入氮,U为尿氮,F为粪氮,S为皮肤等其他途径损失的氮。

在特定时间内,若摄入的氮与排出的氮大致相等,称为氮平衡或零氮平衡;若摄入氮

量大于排出氮量，称为正氮平衡；若摄入氮量小于排出氮量，称为负氮平衡。

在生长发育阶段的婴幼儿，其机体所吸收的蛋白质中有相当一部分必须被用于合成新组织的蛋白质，故摄入氮应大于排出氮，即应为正氮平衡。此外，孕妇、乳母及处于疾病恢复阶段者，因其需要大量合成蛋白质，故也应维持正氮平衡状态。正常成年人的氮平衡大多处于零平衡状态；而老年人及某些消耗性疾病患者往往处于负氮平衡状态。

机体在完全不摄入蛋白质的情况下，体内蛋白质仍然在分解和合成，这种状态持续几天后，氮的排出将维持在一个较恒定的低水平。此时机体通过粪、尿及皮肤等途径所损失的氮，是机体不可避免消耗的氮，称为必要的氮损失（Obligatory Nitrogen Losses，亦称不可避免的氮损失）。

一般成年人按每千克体重计，每日分别从尿液中排出氮 37 mg，从粪便中排出氮 12 mg，从皮肤排出氮 3 mg，从其他途径（包括分泌物和月经周期中损失的氮）排出氮时，男性为 2 mg，女性为 3 mg，所以每千克体重每日损失的总氮量男、女分别为 54 mg 和 55 mg。如一个 60 kg 体重的男性，每日损失的氮估计为 54×60=3 240（mg），相当于 20.3 g 蛋白质（3.24×6.25）。

膳食蛋白质的供给量除了考虑不可避免的氮损失（即人体对氮的最低生理需要量）之外，还必须考虑蛋白质的消化吸收和利用率，以及个体差异等因素。优质蛋白（动物＋大豆）至少应占蛋白质供给量的 1/3 以上，最好达到 1/2。

（四）蛋白质的食物来源

选择蛋白质食物时，首先应考虑蛋白质含量的多少。人类日常饮食中蛋白质的来源主要是动物性蛋白质和植物性蛋白质。肉类、鱼类的蛋白质含量为 10%～30%。奶类的蛋白质含量为 1.5%～3.8%，蛋类的蛋白质含量为 11%～14%。这些蛋白质营养价值较高，易被人体吸收和利用。在植物性蛋白质中，豆类的蛋白质含量较高，为 20%～45%，谷类的蛋白质含量为 6%～16%，薯类的蛋白质含量为 2%～3%，干果类的蛋白质含量为 15%～26%。

在蛋白质含量充足的情况下，还需考察其消化吸收程度，吸收后的利用程度以及所含必需氨基酸种类是否丰富、是否齐全、比例是否适当等。

二、脂类

（一）脂类概述

1. 脂类的概念

脂类（lipids）是指生物体内不溶于水而溶于有机溶剂的一大类化合物，来自脂肪酸与醇生成的酯或类脂。

2. 脂类的分类与组成

脂类一般按结构分为中性脂肪（脂肪）和类脂两类。后者种类较多，其中重要的有磷脂、鞘磷脂、糖脂、类固醇及固醇、脂蛋白等；而固醇中以胆固醇最为重要。

脂肪又名中性脂肪，通常人们称其为油脂，主要由碳、氢、氧三种元素组成。它是由一分子甘油和三分子脂肪酸结合而成的三酰甘油，故又称甘油三酯。按来源不同可将脂肪分为动物性脂肪（如猪油、奶油、鱼油等）、植物性脂肪（如花生油、沙拉油、椰子油、大豆油等）和人造脂肪。磷脂是含有磷酸根的类脂化合物，如卵磷脂、脑磷脂、肌醇磷脂等，其中最重要的是卵磷脂，它是甘油三酯中一个脂肪酸被一个磷酸胆碱基团取代而成，具有亲水、亲油的双重性质。

1）脂肪酸

脂肪酸是指由 C、H、O 三种元素构成的链状有机羧酸。

脂肪酸根据饱和程度不同，分为饱和脂肪酸和不饱和脂肪酸。按其碳链长短可分为长链脂肪酸、中链脂肪酸和短链脂肪酸。

碳链不含双键的脂肪酸为饱和脂肪酸，多为动物性脂肪（如猪、羊、牛油，但某些禽类和鱼类脂肪除外），一般认为饱和脂肪酸会导致血浆中低密度脂蛋白的浓度升高，从而使血浆中胆固醇含量升高，如月桂酸、肉豆蔻酸和软脂酸等。饱和脂肪酸的碳链越长，熔点越高。动物脂肪在常温下多为固态。

含有不饱和双键的脂肪酸称为不饱和脂肪酸。根据双键的个数又将其分为单不饱和脂肪酸和多不饱和脂肪酸，按双键的位置又可分为 n-3（ω-3）系列和 n-6（ω-6）系列的不饱和脂肪酸，n-3（ω-3）系列即从甲基数，第一个不饱和键在第三和第四碳原子之间的各种不饱和脂肪酸；n-6（ω-6）系列即从甲基端数，第一个双键在第六和第七碳原子之间的各种不饱和脂肪酸。

2）必需脂肪酸

必需脂肪酸是指人体不可缺少而自身又不能合成，由食物供给的脂肪酸。n-6 系列中的亚油酸和 n-3 系列中的 α-亚麻酸是人体必需的两种脂肪酸。n-3 和 n-6 系列中许多脂肪酸如花生四烯酸、二十碳五烯酸（EPA）、二十二碳六烯酸（DHA）等都是人体不可缺少的脂肪酸。必需脂肪酸有着重要的生理功能，它是组织细胞的组成成分，对线粒体和细胞膜的结构特别重要，在体内参与磷脂合成并以磷脂形式出现在线粒体和细胞膜中；它与胆固醇的代谢有关，体内约有 70% 的胆固醇与必需脂肪酸酯化成酯，方可被转运和代谢；它影响机体的代谢，如果缺乏这些必需脂肪酸，上皮细胞功能便会异常，表现为湿疹样皮炎、皮肤角化不全、创伤愈合不良、心肌收缩力降低、血小板聚集能力增强、生长停滞等。它有助于维持正常的视觉功能，亚麻酸可在人体内转变为 DHA。其在视网膜光受体中含量丰富，是维持视紫红质正常功能的必需物质。

知识链接

人工合成的"人造脂肪"蔗糖聚酯（olestra），具有脂肪的感官性状，在肠道不被消化、吸收，不提供能量。美国食品药品监督管理局（Food and Drug Administration，FDA）于 1996 年已批准蔗糖聚酯用于炸马铃薯片、饼干等休闲食品。

（二）脂类的生理功能

1. 脂肪的生理功能

1）构成体质

脂肪是人和动物体的主要组成部分。

2）提供营养

（1）提供和储存能量，每克脂肪可为人体提供 38 kJ 热能；

（2）提供必需脂肪酸，如亚油酸、亚麻酸等；

（3）提高人体对脂溶性维生素的吸收利用率；

（4）促进其他食品成分的代谢。

3）保护机体

能够减轻震动和摩擦，保温。

4）增加饱腹感

脂肪排空时间为 2～4 h，可以增加饱腹感。

5）增强食欲

脂肪可以改善食品风味，从而增强人们的食欲。

2. 磷脂的生理功能

构成生物膜的重要成分；促进神经传导，提高大脑活力（乙酰胆碱来传递信息）；促进脂肪代谢，防止出现脂肪肝（胆碱防止脂肪在肝脏内积聚）；降低血清胆固醇，预防心血管疾病（防止脂肪在血管壁沉积）。

3. 胆固醇的生理功能

胆固醇是细胞膜的重要成分，是制造细胞膜的原料，能增强细胞膜的坚韧性。胆固醇在体内能转化变成激素。类固醇激素有肾上腺皮质激素、雄性激素、雌性激素等。如果没有胆固醇，那么性激素、肾上腺皮质激素的合成就会成为问题。太阳光中的紫外线直射人体皮肤，可合成维生素 D_3，这种体内免费自制的维生素，是以 7- 脱氢胆固醇为原料的。胆固醇是在肝内合成的胆汁酸的原料，但当血液中胆固醇含量过多时，会在血管壁上沉积，形成血栓，引起动脉硬化等疾病。

（三）脂类的老年人推荐摄入量

我国人民脂肪的推荐摄入量以脂肪能量占总能量的百分比计，6 个月内为 45%，7～12 个月为 30%～40%，儿童与青少年为 25%～30%，成年及中老年人皆为 20%～25%。另外，多不饱和脂肪酸的摄入量也不是越多越好，一般认为不饱和脂肪酸/饱和脂肪酸 ≥ 1 即可。

（四）脂类的食物来源

谷类的脂肪含量比较少（0.3%～3.2%），蔬菜类大部分都在 1% 以下，玉米和小米可达 4%。一些油料植物中的脂肪含量却很丰富，是亚油酸的最好食物来源，如豆油、花生油、菜籽油、芝麻油等。动物性食物中含脂肪最多的是肥肉，含量高达90%，其次是肠系膜、内脏及其周围脂肪组织和骨髓。EPA和DHA主要存在于某些海产鱼油中。这两种脂肪酸具有扩张血管、降低血脂、抑制血小板聚集、降血压等作用，可预防脑血栓、心肌梗死、高血压病等老年病的发生。胆固醇只存在于动物性食物中，植物性食物不含胆固醇，含植物固醇。肥肉比瘦肉的胆固醇含量高，内脏中胆固醇的含量更高，尤以脑中的含量为多。卵磷脂富含于脑、心、肾、骨髓、肝、卵黄、大豆中，脑和神经组织含脑磷脂特别多。

三、糖类

（一）糖类概述

1. 糖类的概念

糖类物质亦称碳水化合物，是自然界最丰富的有机物，构成大部分食物，是人类最经济和最重要的能量来源。我国以淀粉类食物为主食，人体内总热能的60%~70%来自食物中的糖类，主要是由大米、面粉、玉米、小米等含有淀粉的食品供给的。

2. 糖类的组成与分类

1）糖类的元素组成

糖类属于有机化合物。糖类的种类很多，但从元素组成方面来看，构成糖类的化学元素只有C、H、O三种，且大多数糖类物质分子中三种元素的组成符合$C_n(H_2O)_m$。糖类属于多羟基醛或多羟基酮及其缩合物。

2）糖类的分类

糖类物质按复杂程度（即聚合度）的不同，分为：

（1）单糖。是指不能水解的糖，是糖类物质的最小单位，如葡萄糖、果糖、半乳糖、核糖、阿拉伯糖、木糖、甘露糖等。

（2）低聚糖。又称为寡糖，是指由2~10个单糖或衍生单糖以糖苷键结合而成的糖，如蔗糖、乳糖、麦芽糖、棉子糖、水苏糖等。

（3）多糖。是指由10个以上单糖或衍生单糖以糖苷键结合而成的糖，又称高聚糖，如淀粉、果胶、纤维素、半纤维素、糖原、琼脂等。

还可按糖类对人的生理功能不同，分为：

（1）营养性糖类。是指能被人体消化吸收，参与人体内代谢，供给能量的糖类，如葡萄糖、果糖、蔗糖、糖原、淀粉等。

（2）非营养性糖类。是指不能被人体消化吸收，不参与人体内代谢，不供给能量的糖类，如纤维素、半纤维素、果胶等，包括现代营养学上所称的膳食纤维和功能性低聚糖等。

（二）糖类的生理功能

1. 糖是人和动物体主要的供能物质

我国人体所需的能量有 60%~70% 是由糖类氧化分解供给的。

2. 糖是构成机体的主要物质之一

每个细胞都含有碳水化合物，其含量为 2%~10%，主要以糖脂、糖蛋白和蛋白多糖的形式存在，分布在细胞膜、细胞器膜、细胞质以及细胞间质中。

3. 保肝解毒

当肝糖原储存充足时，肝脏对毒物有很强的解毒作用，人体对某些细菌的毒素的抵抗力会相应增强，因此保持肝脏含有丰富的糖原，可起到保护肝脏的作用，并提高肝脏的正常解毒功能。

4. 糖类与脂肪及蛋白质代谢有密切的关系

糖类具有节省蛋白质的作用。脂肪在人体内的完全氧化需要靠糖供给能量，若脂肪氧化不完全，则会产生一定数量的酮体，其过分聚积会导致血液中酸度偏高碱度偏低，将引起酮性昏迷。

5. 糖原是人体重要的储能物质

糖原对人体内糖浓度具有一定的调节缓冲作用。

（三）糖类的老年人推荐摄入量

除 2 岁以下的婴幼儿外，糖类物质应提供 55%~65% 的膳食总能量，可消化利用的碳水化合物量至少为 275 g（占热量的 55%）。

（四）糖类的食物来源

多糖类主要来自谷类（70%~75%）、薯类（20%~25%）、根茎类食物、豆类（20%~25%），坚果类如栗子等含淀粉较高；单糖与双糖类除部分来自天然食物（蔬菜，水果）外，大部分以制成品的形式（如葡萄糖与蔗糖）直接摄取。

【练一练】

一、单选题

1. 膳食蛋白质中非必需氨基酸（　　）具有节约蛋氨酸的作用。
　A. 半胱氨酸　　　B. 酪氨酸　　　C. 精氨酸　　　D. 丝氨酸
2. 谷类食物中哪种氨基酸的含量比较低？（　　）
　A. 色氨酸　　　B. 赖氨酸　　　C. 组氨酸　　　D. 蛋氨酸
3. 合理膳食中蛋白质供给量占膳食总能量的适宜比例是（　　）。
　A. 8%　　　B. 12%　　　C. 20%　　　D. 30%
4. 以下含蛋白质相对较丰富的蔬菜是（　　）。

A. 木耳　　　　　B. 香菇　　　　　C. 菠菜　　　　　D. 萝卜

5. 由于食物的特殊动力作用而增加的能量消耗，以何种营养素为最多？（　　）

A. 脂肪　　　　B. 碳水化合物　　　C. 蛋白质　　　　D. 混合膳食

6. 人体中氮的唯一来源是哪类营养素？（　　）

A. 蛋白质　　　B. 碳水化合物　　　C. 脂肪　　　　　D. 维生素

7. 我国成年人膳食中碳水化合物提供能量占全日摄入总能量的适宜百分比为（　　）。

A. 40% 以下　　B. 40%~54%　　　C. 55%~65%　　　D. 70% 以上

8. EPA、DHA 的良好食物来源是（　　）。

A. 海水鱼　　　B. 花生油　　　　C. 杏仁等坚果类　D. 豆油

9. 老年人烹调用油应选用（　　）。

A. 猪油　　　　B. 羊油　　　　　C. 牛油　　　　　D. 花生油

10. 老年人对蛋白质吸收利用率下降，易出现负氮平衡，但过多的蛋白质又增加了肝、肾负担，因此老年人对蛋白质的要求为（　　）。

A. 质优量少　　　　　　　　　　　B. 质优量足且维持氮平衡
C. 以植物蛋白为主　　　　　　　　D. 将蛋白质摄入量减少到成年人的一半

二、多选题

1. 老年人蛋白质营养需要的特点有（　　）。

A. 分解代谢大于合成代谢　　　　　B. 摄入的蛋白质利用率低
C. 减少蛋白质摄入量　　　　　　　D. 蛋白质占总能量的 13%~14% 较适宜
E. 要求大约 1/2 来自优质蛋白质

2. 影响基础代谢的因素有（　　）。

A. 遗传　　　　　　　　　　　　　B. 体重
C. 性别和年龄　　　　　　　　　　D. 生理状态
E. 环境因素

3. 下列哪些食物蛋白质属于优质蛋白质？（　　）

A. 牛奶　　　　　　　　　　　　　B. 花生
C. 鸡蛋　　　　　　　　　　　　　D. 鱼肉
E. 白瓜子

4. 正常成年人热能消耗主要包括哪些方面？（　　）

A. 体力活动　　　　　　　　　　　B. 生长发育
C. 基础代谢　　　　　　　　　　　D. 食物的特殊动力作用

5. 蛋白质在体内的主要生理功能有（　　）。

A. 构成身体组织的成分　　　　　　B. 构成酶和激素等重要生物活性物质
C. 防止产生酮体　　　　　　　　　D. 供给能量
E. 转化为维生素

6. 以下为双糖的有（　　）。

A. 葡萄糖　　　　　　　　　　　　B. 蔗糖

C. 果糖　　　　　　　　　　　　D. 乳糖

E. 麦芽糖

7. 下列哪些状况下人体机体处于负氮平衡状态？（　　　）

A. 长时间发热　　B. 疾病恢复　　C. 老年　　　D. 饥饿

三、判断题

1. 老年人的能量需要和年轻时是一样的。（　　）
2. 老年人补充过量的蛋白质不会损害肾脏。（　　）
3. 膳食中所有脂肪的摄入量都与动脉粥样硬化的发病率呈正相关。（　　）
4. 糖尿病患者不能吃甜食。（　　）
5. 体重超过标准体重的，并不一定都是肥胖。（　　）
6. 减轻体重的最好方式是增加身体活动量和减少热量摄取。（　　）
7. 少吃一两餐，是减少热量摄取的最好方式。（　　）
8. 植物性脂肪和动物性脂肪所含热量是相同的。（　　）

【案例分析】

王大爷，65岁，退休工人，平时进行轻度体力活动，身高和体重标准。其一日三餐食物相关资料见表2-3。

表2-3　王大爷一日三餐食物相关资料

早餐			中餐			晚餐		
食物名称	数量	热量/kcal	食物名称	数量	热量/kcal	食物名称	数量	热量/kcal
牛奶	500 mL	272	面条	120 g	410	米粥	100 g	46
鸡蛋	100 g	156	鸡肉	30 g	54	花卷	150 g	324
馒头	200 g	466	番茄	50 g	9	土豆	500 g	426
苹果	200 g	96	黄瓜	250 g	32.5	瘦猪肉	60 g	90
			花生油	25 g	225	花生油	20 g	180
			苹果	250 g	120	食盐	2 g	0
			食盐	1 g	0			

问：王大爷一天饮食中能量、脂肪和钙的摄入量是否合理？

任务二 老年人维生素需要

【知识目标】

◇ 了解维生素的分类，了解各类维生素的性质；
◇ 理解各类维生素的生理作用，理解各类维生素缺乏或过量对人体健康的影响；
◇ 掌握各种维生素的老年人推荐摄入量和食物来源。

【能力目标】

◇ 运用食物中维生素含量的相关知识，初步解决为老年人提供合理膳食建议的问题。

【素质目标】

◇ 认识合理营养及平衡膳食的重要性，帮助老年人养成良好的饮食习惯。

子任务一 维生素概述

一、维生素概述

（一）维生素的概念

维生素（vitamin）是指维持细胞正常生理功能所必需的微量的天然低分子有机化合物。维生素的种类很多，化学结构各不相同，在生理上既不是构成各种组织的主要原料，也不是体内的能量来源，然而在能量产生的反应中以及调节机体物质代谢过程中起着十分重要的作用。

（二）维生素的分类

维生素是一个庞大的家族，目前人们所知的维生素有几十种，大致可分为脂溶性维生素和水溶性维生素两大类。

1. 脂溶性维生素

脂溶性维生素可溶于脂肪及脂溶剂，而不溶于水。它在食物中常与脂类共存，在人体内的吸收过程与脂肪相似，吸收后大部分储存在脂肪中，过量摄取易引起中毒。脂溶性维

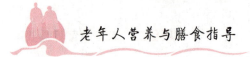

生素包括维生素 A、维生素 D、维生素 E、维生素 K。

2. 水溶性维生素

水溶性维生素易溶于水而不易溶于非极性有机溶剂。水溶性维生素在肠道被吸收后，通过循环到机体需要的组织中，在人体内存量很少，多余的部分大多经由尿排出。水溶性维生素包括维生素 B 族 [维生素 B_1、维生素 B_2、维生素 B_3（维生素 PP）、维生素 B_5（泛酸）、维生素 B_6、维生素 B_7（生物素）、维生素 B_9（叶酸）、维生素 B_{12}]、维生素 C 等。

不同类型的维生素具有许多共同特点，如维生素或维生素原（维生素前体）都存在于天然食物中；大多数的维生素，机体不能合成或合成量不足，不能满足机体的需要，必须经常从食物中获得；维生素不是构成机体组织和细胞的组成成分，它也不会产生能量，它的作用主要是参与机体代谢的调节；人体对维生素的需要量很小，日需要量常以毫克（mg）或微克（μg）计算，但若缺乏，则会引发相应的维生素缺乏病，损害人体健康。

子任务二　水溶性维生素

一、维生素 C

维生素 C 又名 L- 抗坏血酸，是一种水溶性维生素，能够治疗坏血病并且具有酸性，所以称作抗坏血酸。

（一）理化性质

维生素 C 是白色晶体，熔点为 190～192℃，易溶于水，水溶液呈酸性，化学性质较活泼，易被氧化，遇热、光、氧、碱和重金属离子容易分解破坏，在酸性条件下较稳定，所以炒菜时不可加热过久。由于维生素 C 有较强的还原性，因此在食品工业中被广泛用作抗氧化剂。

（二）生理功能

（1）促进胶原合成；

（2）参与机体的造血功能；

（3）抗氧化；

（4）解毒；

（5）促进神经递质合成；

（6）促进类固醇羟化；

（7）可用作酸味剂、助色剂，可预防癌症。

(三)维生素 C 缺乏和过量对人体健康的影响

1. 维生素 C 缺乏

植物及绝大多数动物均可在自身体内合成维生素 C,但可是灵长类动物及豚鼠则因缺乏将 L-古洛酸转变成为维生素 C 的酶类,不能合成维生素 C,故必须从食物中摄取,如果食物中缺乏维生素 C,则会发生坏血病,故维生素 C 又称抗坏血酸。坏血病的典型症状是牙龈肿胀充血、毛细血管脆性增加,严重者可导致皮下、肌肉和关节出血及形成血肿。

2. 维生素 C 过量

如维生素 C 过量,则有可能出现腹泻、腹胀等现象。还会引起铁吸收过度、降低白细胞杀菌能力、破坏红细胞及形成泌尿道结石。

(四)维生素 C 的推荐摄入量

根据中国营养学会的建议,成年人维生素 C 的推荐摄入量(RNI)为 100 mg/d,可耐受最高摄入量(UL)为 1 000 mg/d。

(五)维生素 C 的食物来源

维生素 C 的主要来源为新鲜蔬菜和水果,如番茄、豌豆苗、韭菜、辣椒、花菜、苦瓜等深色蔬菜,柑、桔、橙、柚、柿、枣、草莓等水果。

二、维生素 B 族

(一)维生素 B_1

维生素 B_1 又名硫胺素,也称抗脚气病因子或抗神经炎因子。

1. 性质

维生素 B_1 分子是由一个嘧啶结构,通过一个亚甲基连接在一个噻唑环上组成。因其分子中含有氨基和硫元素,所以称为硫胺素,在体内常以焦磷酸硫胺素(TPP)的形式存在。它是白色粉末,易溶于水,遇碱易分解,不耐高温。它在酸性溶液中比较稳定,一般在烹调温度下破坏较少。它在碱性溶液中极不稳定,紫外线可使之分解,铜离子可加快它的破坏,在干燥情况下不被空气氧化。

2. 生理功能

焦磷酸硫胺素是碳水化合物代谢中氧化脱羧酶的辅酶,参与三大营养素的分解代谢和产生能量;维护神经系统和消化系统的正常功能,促进生长发育。此外,还参与某些神经递质(乙酰胆碱)的合成与代谢。

3. 维生素 B₁ 缺乏和过量对人体健康的影响

1）缺乏

维生素 B₁ 摄入不足时，轻者表现为肌肉乏力、精神淡漠和食欲减退，重者会发生典型的脚气病，重患者可引起心脏功能失调、心力衰竭和精神失常。

2）过量

长期口服硫胺素，未见任何毒副作用。

4. 维生素 B₁ 的推荐摄入量

成年人每 4.18 MJ（1 000 kcal）能量需要硫胺素 0.5 mg；老年人和儿童每 4.18 MJ（1 000 kcal）能量需要硫胺素 0.5~0.6 mg。根据中国营养学会的建议，维生素 B₁ 的推荐摄入量成年男性为 1.4 mg/d，成年女性为 1.3 mg/d，人体可耐受最高摄入量为 50 mg/d。

5. 维生素 B₁ 的食物来源

种子外皮及胚芽、米糠、麦麸、黄豆、酵母和瘦肉中维生素 B₁ 含量最丰富，极易被人体小肠吸收。粮食是维生素 B₁ 的主要来源，建议食用碾磨度不太精细的谷物，可防止其缺乏。

（二）维生素 B₂

1. 性质

维生素 B₂ 又名核黄素，耐热和酸，但在碱性或光照条件下（对紫外光敏感）极易分解。

2. 生理功能

维生素 B₂ 是能量代谢中不可缺少的成分；有助于维持皮肤和黏膜健康；参与烟酸、维生素 B₆ 代谢和一些药物代谢；与机体的抗氧化防御系统密切相关。

3. 维生素 B₂ 缺乏和过量对人体健康的影响

1）缺乏

摄入不足和酗酒是维生素 B₂ 缺乏最主要的原因，缺乏的症状有唇炎、口角炎、舌炎、阴囊皮炎、脂溢性皮炎等。核黄素缺乏影响铁的吸收，易引发继发缺铁性贫血。

2）过量

一般来说，核黄素过量不会引起中毒。

4. 维生素 B₂ 的推荐摄入量

维生素 B₂ 的推荐摄入量为成年男性 1.4 mg/d，成年女性 1.2 mg/d。

5. 维生素 B₂ 的食物来源

动物性食品中维生素 B₂ 含量较高，特别是内脏、奶类和蛋类含量较多，植物性食品中以豆类和绿叶蔬菜含量较多，谷类和一般蔬菜含量较少。

（三）维生素 B₃

维生素 B₃ 又名烟酸、尼克酸，也叫抗癞皮病维生素，发生癞皮病不仅是由于缺乏烟酸，常同时缺乏硫胺素和核黄素。

1. 性质

维生素 B_3 是维生素中最稳定的一种，不易被热、氧、光、碱、酸破坏，一般烹调方法对它影响较小。

2. 生理功能

维生素 B_3 是能量代谢中不可缺少的成分，有助于维持皮肤和黏膜健康；有助于维持神经系统的健康；作为辅酶参与细胞生物氧化还原反应；是葡萄糖耐量因子的重要组成成分，可增强胰岛素效能；可降低体内胆固醇水平。

3. 维生素 B_3 缺乏和过量对人体健康的影响

1）缺乏

烟酸缺乏病（Pellagra）又称糙皮病，系因烟酸或其前体物质色氨酸缺乏导致的系统性疾病，临床上该病主要表现为皮炎、腹泻、痴呆及死亡，又称"4D 征"。以高粱、玉米为主食的地区是烟酸缺乏病的高发区，可以呈现地区性流行。人群中该病常见于成年人，无性别和年龄差异。在我国，该病多发于以玉米为主食的北方。

2）过量

烟酸过量可引起糖尿病、肝脏的损害及消化性溃疡，烟酸过量常见的表现是血管扩张，皮肤红肿、发痒，血糖升高，血清多种酶类升高。

4. 维生素 B_3 的推荐摄入量

推荐摄入量为成年男性 14 mg/d，成年女性 13 mg/d。

5. 维生素 B_3 的食物来源

维生素 B_3 广泛存在于动物和植物性食物中，尤以内脏（如肝脏）含量很高，蔬菜也含有较多的烟酸，谷类中烟酸含量也不少，但受加工程度的影响。此外，由于结合型对吸收的影响，一些谷类（如玉米）中所含烟酸的营养价值受到限制。

（四）泛酸

1. 性质

泛酸也称为遍多酸、维生素 B_5。泛酸在酸、碱、光及热等条件下都不稳定。

2. 生理功能

泛酸在体内帮助细胞的形成，维持正常发育和中枢神经系统的发育；对于维持肾上腺的正常机能非常重要；是脂肪和糖类转变成能量时不可缺少的物质。

3. 泛酸缺乏和过量对人体健康的影响

1）缺乏

泛酸缺乏可导致易怒、头疼、抑郁、疲劳、冷淡、恶心、呕吐和腹部痉挛、麻木、麻痹、肌肉痉挛、手脚感觉异常、肌无力。

2) 过量

至今所知，泛酸没有副作用。

4. 泛酸的推荐摄入量

成年人膳食中泛酸每日适宜摄入量为 5.0 mg/d，孕妇为 6.0 mg/d，哺乳期妇女为 7.0 mg/d。

5. 泛酸的食物来源

肉类与内脏、蘑菇、鸡蛋、甘蓝、酵母、牛奶和一些水果等均含有泛酸。

（五）维生素 B_6

1. 性质

维生素 B_6 又名吡哆素，其包括吡哆醇、吡哆醛及吡哆胺 3 种衍生物，在人体内以磷酸酯的形式存在，是一种水溶性维生素，遇光或碱易破坏，不耐高温。

2. 生理功能

维生素 B_6 是机体中很多酶系统的辅酶，参与氨基酸的合成代谢、催化血红素合成、催化肌肉与肝脏中的糖原转化、参与亚油酸合成花生四烯酸以及胆固醇的合成与转运、参与一碳单位代谢、影响核酸的合成、影响同型半胱氨酸转化为胱氨酸的代谢、影响机体免疫功能、升高神经递质水平。

3. 维生素 B_6 缺乏和过量对人体健康的影响

1) 缺乏

维生素 B_6 可在人体肠道内少量合成，一般不易缺乏。缺乏维生素 B_6 可导致眼、鼻与口腔周围皮肤脂溢性皮炎。

2) 过量

从食物中获取过量的维生素 B_6 没有副作用，通过补充品长期摄入大剂量维生素 B_6 会引起严重的毒副作用。

4. 维生素 B_6 的推荐摄入量

每日适宜摄入量为 1～14 岁 0.5～1.1 mg/d；成年人 1.2 mg/d；50 岁后 1.5 mg/d；孕妇、哺乳期妇女 1.9 mg/d。

5. 维生素 B_6 的食物来源

动植物中均含有维生素 B_6，但一般含量不高。其中含量较多的食物有蛋黄、肉、鱼、肝、肾、全谷、豆类、蔬菜。

（六）生物素

生物素又名维生素 H、维生素 B_7、辅酶 R。

1. 性质

生物素为无色长针状结晶，极微溶于水（22 mg/100 mL 水，25 ℃）和酒精（80 mg/100 mL，25 ℃），较易溶于热水和稀碱液，不溶于其他常见的有机溶剂，遇强碱或氧化剂则分解。生物素在普通温度下相当稳定，但高温和氧化剂可使其丧失活性。

2. 生理功能

生物素是哺乳动物乙酰 CoA 羧化酶等羧化酶的必需辅助因子，对于细胞的生长，脂类、碳水化合物和氨基酸代谢，DNA 的生物合成和唾液酸糖蛋白受体的表达以及各种免疫细胞正常功能起重要作用。

3. 生物素缺乏和过量对人体健康的影响

1）缺乏

生物素缺乏会引起食欲不振、红斑性皮疹、脱皮、脱毛，抑郁、嗜睡、幻觉和极端的感觉异常等精神症状。

2）过量

生物素的毒性很低，用大剂量的生物素治疗脂溢性皮炎未发现蛋白代谢异常或遗传错误及其他代谢异常，动物实验也显示生物素毒性很低。

4. 生物素的推荐摄入量

成年人每日适宜摄入量为 30 μg/d，孕妇为 30 μg/d，哺乳期妇女为 35 μg/d。

5. 生物素的食物来源

生物素含量相对丰富的食物有奶类、蛋类、酵母、动物肝脏及绿叶蔬菜。

（七）叶酸

1. 性质

叶酸由蝶酸和谷氨酸结合而成。叶酸为黄色晶体，不易溶于水，易分解，在中性和碱性环境中稳定，而在酸性溶液中温度超过 100℃ 即被分解破坏，易被光、热和酸破坏。食物中的叶酸经烹调加工后损失率可高达 50%～90%。

2. 生理功能

膳食中的叶酸在小肠中被吸收。叶酸在体内需转化为四氢叶酸（FH_4）才具有生物活性，肝脏储留的四氢叶酸较其他组织多。四氢叶酸的主要功能是作为一碳单位（只含有一个碳原子的有机基团，如 —CH_3、—CHO、—CH=NH、—CH_2— 等）的载体参加代谢，对氨基酸代谢、核酸的合成以及蛋白质、生物合成都有重要的影响。

3. 叶酸缺乏和过量对人体健康的影响

1）缺乏

人类肠道细菌能合成叶酸，故一般不易缺乏。当吸收不良、代谢失常或长期使用肠道抑菌药物时，可造成叶酸缺乏。当叶酸缺乏时将引起红细胞中核酸合成受阻，红细胞的发育和成熟受到影响，产生巨幼红细胞性贫血。叶酸缺乏可使胎盘发育不良，导致自发性流产；妊娠早期叶酸缺乏可导致胎儿神经管畸形，主要包括柱裂和无脑儿等中枢神经系统发育异常。

2）过量

长期大量服用叶酸可出现厌食、恶心、腹胀等胃肠道症状，尿液颜色还会变黄。

4. 叶酸的推荐摄入量

人体每日摄入叶酸量维持在每天 3.1 μg/kg 时，体内即有适量叶酸储备；孕妇每日叶酸总摄入量应大于 350 μg；婴儿的安全摄入量按体重（kg）计与成年人相似，即每日 3.6 μg/kg 能满足正常的生长需要。

5. 叶酸的食物来源

叶酸广泛存在于各种动植物食品中。富含叶酸的食物为动物的肝、肾、鸡蛋、豆类，酵母、坚果类、绿叶蔬菜及水果等。

（八）维生素 B_{12}

维生素 B_{12} 是一切维生素分子中分子最大、最复杂的，也是目前已知的唯一含金属的维生素。由于分子中含有金属钴，所以维生素 B_{12} 又名钴胺素。

1. 性质

维生素 B_{12} 为粉红色针状晶体，溶于水和乙醇，在 pH 值为 4.5～5 的水溶液中稳定，在强酸或碱中则易分解，在有强光、紫外光、氧化剂、还原剂及二价铁存在时极易分解破坏。

2. 生理功能

（1）转移甲基；

（2）参与甲基丙二酸–琥珀酸的异构化反应；

（3）促进蛋白质的合成作用；

（4）维持正常的造血功能。

3. 维生素 B_{12} 缺乏和过量对人体健康的影响

1）缺乏

维生素 B_{12} 缺乏主要因吸收不良引起，多见于素食者，常见症状为巨幼红细胞贫血、高同型半胱氨酸血症等。

2）过量

大剂量使用维生素 B_{12} 常见的副作用包括头晕、头痛、焦虑、恶心、呕吐、瘙痒、痤疮和红斑。

4. 维生素 B_{12} 的推荐摄入量

成年人的推荐摄入量为 2.4 μg/d。

5. 维生素 B_{12} 的食物来源

只有动物性食品才含有丰富维生素 B_{12}，特别是草食动物的肝、心、肾，其次为肉、蛋、奶类。另外，发酵的豆制品如腐乳、豆豉等食品中也含有维生素 B_{12}。

子任务三　脂溶性维生素

一、维生素A

维生素A是指含有视黄醇结构,并具有其生物活性的一大类物质,又叫视黄醇或抗干眼病维生素,分为维生素 A_1(视黄醇)和维生素 A_2(3-脱氢视黄醇)。

(一)性质

维生素A对热、酸和碱稳定,一般烹调和罐头加工不易破坏。维生素A易被氧化破坏,长时间的高温,特别是在有氧和紫外线照射的条件下损失明显,脂肪酸败可使其严重破坏。食物中的磷脂、维生素E或其他抗氧化剂有提高维生素A和胡萝卜素稳定性的作用。

(二)生理功能

维生素A有助于维持暗视力;维持皮肤和黏膜健康;促进生长和骨骼发育;促进生长发育和维护生殖功能;有防癌抗癌作用。

(三)缺乏和过量对人体健康的影响

1. 缺乏

儿童缺乏维生素A会出现暗适应能力下降、干眼病、角膜软化,成年人缺乏维生素A则会出现夜盲症、干皮病等。

2. 过量

日常饮食不会导致维生素A摄入过量。中毒多见于长期误服过量的维生素A浓缩剂的儿童。

(四)维生素A的推荐摄入量

我国建议每日膳食中维生素A的供给量成年人为800 μg视黄醇当量(RE)。孕妇、哺乳期妇女应增至2 400 μgRE/d。

(五)维生素A的食物来源

维生素A来自肝脏、蛋黄、奶类、鱼子等动物性食物。

二、维生素D

维生素D是类固醇的衍生物,具有抗佝偻病的作用。含维生素D活性的化合物有多种，其中以维生素 D_2（麦角钙化醇）和维生素 D_3（胆钙化醇）较为重要。

（一）性质

维生素 D 很稳定，耐高温，不易氧化，但对光敏感，脂肪酸败可将其破坏。通常的储藏、加工不会导致维生素 D 的损失。

（二）生理功能

维生素 D 的生理功能有维持血钙浓度；促进肾小管对钙、磷的重吸收；促使骨、软骨、牙齿的钙化；促进小肠内钙的吸收和转运。

（三）缺乏和过量对人体健康的影响

1. 缺乏

维生素 D 缺乏病对于儿童的主要表现是佝偻病，对于成年人则是骨质软化症、骨质疏松症及手足痉挛症。

2. 过量

通过食物摄取的维生素 D 一般不会过量，但长期过量摄入维生素 D 可能对人体产生副作用甚至导致中毒。维生素 D 的中毒症状有：食欲不振、体重减轻、恶心、呕吐、腹泻、头痛、多尿、发热、血清钙磷增高等。

（四）维生素 D 的推荐摄入量

维生素 D 的推荐摄入量为：0～10 岁为 10 μg/d，11～18 岁为 5 μg/d，50 岁以后为 10 μg/d。由于日光直接照射皮肤可产生胆钙化醇，所以户外活动较多的人不易缺乏维生素 D，一般不需要另外补充。

（五）维生素 D 的食物来源

维生素 D 主要存在于动物食品中，如脂肪含量丰富的海鱼、蛋黄、肝、奶油等是维生素 D 的良好来源，瘦肉和牛奶中含有少量维生素 D，因此以奶类为主食的儿童需适当补充鱼肝油对其生长发育有利，但切不可过量。

三、维生素 E

维生素 E 是所有具有生育酚生物活性化合物的总称。在自然界以生育酚和三烯生育酚的形式存在，其中 α-生育酚的生物活性最高。

（一）性质

维生素 E 对氧敏感，易被氧化，易受碱和紫外线破坏。脂肪氧化可导致维生素 E 的损失。

（二）生理功能

抗氧化；维持细胞的完整和正常功能，与发育、抗衰老有密切关系；与生殖功能有关，可防止流产；具有抗动脉粥样硬化与抗癌作用。

（三）缺乏和过量对人体健康的影响

1. 缺乏

早产儿若缺乏维生素 E，会发生溶血性贫血。

2. 过量

若人体长期每天摄入 600 μg 以上的维生素 E，则有可能出现中毒症状，主要表现为视觉模糊、头痛和极度疲乏。

（四）维生素 E 的推荐摄入量

通常成年人每日维生素 E 的参考摄入量为 14 mg。

（五）维生素 E 的食物来源

各种植物油、谷物的胚芽、豆类、花生、蔬菜、牛奶、蛋黄等均含有维生素 E，而且它也能在人体肠道内合成一部分。

四、维生素 K

维生素 K 又名凝血维生素，包括维生素 K_1、维生素 K_2、维生素 K_3、维生素 K_4 等几种，其中维生素 K_1、维生素 K_2 是天然存在的，属于脂溶性维生素；而维生素 K_3、维生素 K_4 是通过人工合成的，是水溶性的维生素。

（一）理化性质

维生素 K 的化学性质较稳定，耐酸、耐热，正常烹调中只有很少损失，但对光敏感，也易被碱和紫外线分解。

（二）生理功能

维生素 K 的主要生理功能是促进肝脏合成凝血酶原（即凝血因子Ⅱ）；还可以增加肠道的蠕动。缺乏维生素 K 会导致平滑肌张力及收缩能力减弱。

（三）缺乏和过量对人体健康的影响

1. 缺乏

当胆道梗阻、严重腹泻或长期服用抗生素时，人们可能会引起维生素 K 缺乏，应注意补充。新生儿因肠道中细菌过少，不能合成维生素 K，这可能导致缺乏凝血酶原。缺乏

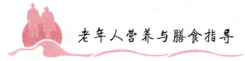

维生素K时，凝血时间延长，严重时可能发生皮下、肌肉和胃肠道出血。

2. 过量

产妇摄入维生素K过量，婴儿会出现黄疸。

（四）维生素E的推荐摄入量

成年男性每日供给120 μg，女性106 μg即可满足生理需要。

（五）维生素E的食物来源

绿叶蔬菜如莴苣、甘蓝中维生素E的含量都高于100 μg/100 g，每100 g绿茶中含712 μg维生素E。另外，动物肝脏、肉、蛋、奶、小麦、青豌豆等中都含有维生素E，而且人体肠道中的细菌也可合成维生素E。

【练一练】

一、单选题

1. 缺乏维生素B_1可发生（　　）。
   A. 脚气病　　　　B. 夜盲症　　　　C. 坏血症　　　　D. 癞皮病
2. 下列哪项不是水溶性维生素的特点？（　　）
   A. 溶于水　　　　　　　　　　　B. 过量时可从尿中排出
   C. 一般在体内无蓄积　　　　　　D. 缺乏症状出现较缓慢
3. 下面有利于非血红素铁吸收的是（　　）。
   A. 维生素C　　　B. 钙　　　　　C. 草酸　　　　　D. 膳食纤维
4. 老年人保证充足的维生素E供给量是为了（　　）。
   A. 抗疲劳　　　　B. 增进食欲　　　C. 抗氧化损伤　　D. 降低胆固醇
5. 下面哪项不是维生素A的功能？（　　）
   A. 参与造血，减少贫血　　　　　B. 与明视觉及色视有关
   C. 促进糖代谢　　　　　　　　　D. 维持机体的正常免疫功能
6. 具有激素性质的维生素是（　　）。
   A. 维生素B_1　　　　　　　　　B. 维生素B_2
   C. 维生素D　　　　　　　　　　D. 维生素PP
7. 维生素B_2缺乏的体征之一是（　　）。
   A. 脂溢性皮炎　　　　　　　　　B. 周围神经炎
   C. "3D"症状　　　　　　　　　　D. 牙龈疼痛出血
8. 含维生素C最多的蔬菜是（　　）。
   A. 大白菜　　　　B. 油菜　　　　C. 柿子椒　　　　D. 大萝卜
9. 水果的营养特点是（　　）。
   A. 富含维生素C和胡萝卜素　　　B. 富含维生素B_1
   C. 富含维生素A和D　　　　　　 D. 富含维生素E

10. 增加维生素（　　）能作为亚硝酸化合物的阻断剂。
A. 维生素 A　　　B. 维生素 B　　　C. 维生素 C　　　D. 维生素 D
11. 下列哪种维生素具有抗氧化功能？（　　）
A. 维生素 A　　　B. 维生素 B_2　　　C. 维生素 C　　　D. 维生素 D
12. 以下属于脂溶性维生素的是（　　）。
A. 维生素 B_1、维生素 B_2　　　　B. 维生素 A、维生素 D
C. 维生素 B_1、维生素 C　　　　　D. 维生素 E、维生素 C

二、多选题

1. 老年人应供给充足的维生素 C，缘于维生素 C 有（　　）的功能。
A. 防止血管硬化　　　　　　　B. 降低胆固醇
C. 具有抗氧化作用　　　　　　D. 防止自由基损伤
E. 保持毛细血管弹性
2. 脂溶性维生素的共同特点有（　　）。
A. 化学组成仅含碳、氢、氧　　　B. 溶于脂肪及脂溶剂，不溶于水
C. 在体内大部分储存于脂肪组织中　D. 大剂量摄入能引起中毒
3. 维生素 D 的主要来源有（　　）。
A. 食物摄入　　　　　　　　　B. 皮肤在紫外光照射下合成
C. 胡萝卜素转化　　　　　　　D. 钙转化来
E. 静卧

三、判断题

1. 老年人蛋白质、维生素的需要量应低于普通成年人。（　　）
2. 补充充足合理的钙和维生素 D，是防治骨质疏松症的中心内容。（　　）
3. 烹调蔬菜时，加醋可减少维生素 B 族和维生素 C 的流失。（　　）
4. 维生素是参与构成机体组织，但不提供热能的一类有机物。（　　）

【案例分析】

案例一： 秦大爷平时烟瘾较大，饮食基本正常，就是不爱吃水果，最近牙龈经常出血，故寻求帮助，想找到原因。

案例二： 老李，60岁，农民，嗜酒多年，长期以玉米为主食。最近发现面部和手背均出现皮疹，有些部位出现糜烂和结痂。他想咨询一下这是由什么原因引起的。

任务三 老年人矿物质需要

【知识目标】

◇ 了解矿物质分类及特点；
◇ 理解矿物质生理功能、吸收营养因素；
◇ 掌握矿物质缺乏过量的危害、食物摄入量及食物来源。

【能力目标】

◇ 运用矿物质相关知识，初步为老年人提供合理的膳食建议。

【素质目标】

◇ 认识矿物质摄入的重要性并引导老年人正确认识矿物质。

一、矿物质概述

（一）概述

人体组织中几乎含有自然界存在的各种元素，其种类和数量与其生存的地理环境表层元素的组成及膳食摄入有关，以目前的技术水平在人体内可检出的元素约有70种。在这些元素中，已发现有约20种元素是构成年人体组织、维持生理功能、生化代谢所必需的。其中除碳、氢、氧和氮主要以有机化合物形式存在于人体内，如碳水化合物、脂肪、蛋白质、维生素等，其余的统称为矿物质，也称为无机盐或灰分。

矿物质分为常量元素和微量元素两类。含量大于体重的0.01%或每日膳食需要量大于100 mg的矿物质元素称为常量元素或宏量元素。其中，钙、磷、钠、钾、氯、镁和硫

7种元素数量较多，占人体矿物质总量的60%~80%。人体中含量小于0.01%者为微量元素。一般微量元素分为三类：第一类是维持正常人体生命活动不可缺少的必需微量元素，如铜、钴、铬、铁、氟、碘、锰、钼、硒和锌；第二类是可能必需元素，如硅、镍、硼、钒等；第三类是有潜在毒性，但低剂量可能有功能作用的微量元素，如铅、镉、汞、砷、铝、锡和锂。随着研究的深入开展可能会发现更多的人体必需的微量元素。

（二）矿物质的特点

矿物质具有共同的特点。①体内不能合成，必须从食物和饮用水中摄取。人体的新陈代谢过程每天都有一定数量的矿物质通过粪便、尿液、汗液、头发等途径排出体外，因此必须通过饮食予以补充。老年人体内矿物质合成量降低，应注重饮食补充。②矿物质在人体内组织器官中的分布不均匀。③矿物质元素相互之间存在协同或拮抗效应，应当有效搭配。④人体对矿物质的需要量很少，生理需要量与中毒剂量的范围较窄，摄入过量易引起中毒。

（三）矿物质总的生理功能

矿物质总的生理功能如下：

第一，构成机体组织的重要成分。如钙、磷、镁等矿物质构成骨骼、牙齿，缺乏钙、镁、磷、锰、铜，可能引起骨骼或牙齿不坚固。硫、磷构成年人体蛋白质成分。

第二，构成多种酶的活化剂、辅因子或组成成分。如钙是凝血酶的活化剂，锌是多种酶的组成成分。

第三，构成某些具有特殊生理功能物质的组成部分，如甲状腺素中的碘、血红蛋白中的铁、超氧化物歧化酶的锌、谷胱甘肽氧化物中的硒等。

第四，维持机体的酸碱平衡及组织细胞渗透压。酸性（氯、硫、磷）和碱性（钾、钠、镁）无机盐适当配合，加上重碳酸盐和蛋白质的缓冲作用，维持着机体的酸碱平衡；无机盐与蛋白质一起维持组织细胞的渗透压，使其能够储存一定量的水分。

第五，维持神经肌肉兴奋性和细胞膜的通透性。钾、钠、钙、镁是维持神经肌肉兴奋性和细胞膜通透性的必要条件。

二、钙

钙是人体中含量最高的一种无机元素，人出生时体内含钙总量约为28 g，成年时达850~1 200 g，相当于体重的2%~5%，其中约99%集中在骨骼和牙齿中，主要以羟磷灰石结晶的形式存在，约1%的钙以游离或者结合的离子状态存在于血液、细胞间液及软组织中，统称为混溶钙池。

（一）主要生理功能

1. 骨骼和牙齿中钙的功能

骨骼中的钙发挥两大作用，一是构成骨骼和牙齿的核心部分，二是充当钙库，当血液中的钙离子浓度有轻微的下降时，骨骼中的钙就会被释放到血液中以维持平衡。

> **知识链接**
>
> 通常，35岁以后，人骨骼中的钙等无机物质的含量逐渐减少，如不充分补充钙等物质，则可能出现钙缺乏引起的包括骨质疏松在内的多种疾病。
>
> 成年人钙的更新速度随着年龄的增长而减慢，幼儿骨骼中的钙每1~2年更新一次，以后其更新速度随年龄的增长而减慢；成年人骨骼中的钙10~12年更新一次。
>
> 人过中年，骨质每年丢失0.7%~1%，女性在更年期及绝经期后，骨骼中的钙失量进一步增加。人过65岁后，女性每年流失的骨骼中的钙为30%~50%，男性每年流失的骨骼中的钙为20%~30%。

2. 体液中钙的功能

第一，维持正常的神经与肌肉活动。钙离子在肌肉细胞中的浓度变化起到调节肌肉收缩与兴奋的作用。如果钙离子浓度过低，肌肉的兴奋性增高，则发生强力收缩，医学上称为痉挛，又称为抽筋。如果钙离子浓度过高，则会损害肌肉收缩功能，引起心脏和呼吸衰竭。

钙离子浓度与心脏的搏动有密切关系，心肌的收缩和舒张离不开钙，钙控制心跳节奏，维持心跳稳定。缺钙时心肌收缩力弱，心跳不正常。

第二，调节神经递质的分泌。钙离子在神经递质的释放和传导中发挥着作用。大脑和神经的兴奋和抑制与钙在神经细胞内外转移有关系。缺钙时神经递质释放被阻遏，兴奋与抑制机制被破坏。严重缺钙时神经会使人变得紧张、烦躁不安、易怒、脾气大、爱哭闹。中老年表现为烦躁、失眠、记忆力衰退、神经衰弱及老年痴呆。合理补钙对防止女性更年期综合征有积极作用。

第三，参与调节或激活酶的活性，调节物质代谢，参与凝血过程。钙对维持和调节体内许多生化过程是必需的，它能促进体内多种酶的活动，是多种酶的激活剂，如脂肪酶、淀粉酶等均受钙离子调节。当体内钙缺乏时，蛋白质、脂肪、碳水化合物不能充分利用，导致营养不良、厌食、便秘、发育迟缓、免疫功能下降。钙激活凝血酶原形成凝血酶的作用，从而参与血凝过程。

第四，其他功能。钙对激素的分泌也有影响。钙还具有降压、延年益寿、保护心脏的功效。

> **知识链接**
>
> 意大利研究长寿学的学者做了一个很有趣的实验：甲组鼠用普通饲料喂养，平均生存期为89天；乙组鼠的饲料中掺入0.9%的钙，结果平均生存期为344天，约为甲组鼠的4倍。由此表明，缺钙是造成生命个体衰老的一个重要因素，补钙可在一定程度上延长生命个体的寿命预期。

（二）影响吸收的因素

1. 降低钙吸收的主要因素

摄入含有草酸盐（如菠菜）、植酸盐（谷物中含有）、膳食纤维、高脂肪、高蛋白、高铁的食物和喝浓茶影响肠道内钙的吸收。过量摄入蛋白质，会增加肾小球的滤过率，降低肾小管对钙的再吸收，增加钙的排出量。

部分碱性的药物，如黄连素、四环素等也影响人体对钙的吸收。制酸剂的服用也会干扰钙的吸收。长期不运动、吸烟喝酒、饮用含磷可乐饮料、情绪低落均不利于钙的吸收。

2. 促进钙吸收的主要因素

摄入适量的维生素D，维生素C，乳糖，某些氨基酸如赖氨酸、色氨酸、精氨酸等，膳食蛋白质，将有助于肠道内钙吸收。适宜的钙、磷比值可促进钙吸收，通常钙、磷比值为2∶1时益于人体对钙的吸收。镁有助于钙的吸收和储存。在晴天进行户外有氧运动，也有助于钙的吸收。

> **知识链接**
>
> 钙的吸收率与年龄有关，随着年龄的增加而降低，成年人钙的吸收率约为20%，之后会持续降低。但是，当人体对钙的需求增加时，钙的吸收率会提升。
>
> 人们在日常生活中，要注意减少钙的损耗，如食物应保鲜储存，牛奶加热时不要搅拌，以免钙流失，菠菜、茭白和韭菜等含草酸较多的蔬菜，可先用热水浸泡，或用开水焯一下再炒。

（三）缺乏与过量

长期缺乏钙和维生素D可导致儿童生长发育迟缓、骨软化、骨骼变形，严重缺乏者可导致佝偻病；老年人容易发生钙缺乏，加之随着年龄的增长，钙的吸收率会下降，易患骨质疏松症。缺乏钙的人易患龋齿，影响牙齿质量。

过量的钙摄入可能增加肾结石的危险性。持续摄入大量的钙可使降钙素分泌增多，以及发生骨硬化。

（四）摄入量与食物来源

成年人钙的适宜摄入量为800 mg/d，最高摄入量为2 000 mg/d，老年人钙的适宜摄入量为1 000 mg/d。可根据不同的生理条件适当增加供给量。

含钙食物的选择应考虑食物中的钙含量及吸收利用率。奶及其制品含钙量丰富，吸收利用率也高，是大多数老年人理想选择。水产品中，小虾皮含钙特别丰富，其次是海带、发菜等含量也相对丰富。豆和豆制品以及油树种子和蔬菜含钙也不少，尤其是黄豆及其制品、黑豆、赤小豆、各种瓜子、芝麻酱等。常见食物中钙的含量见表2-4。

表 2–4　常见食物中钙的含量　　　　　　　　　　mg/100 g

食物名称	含量	食物名称	含量	食物名称	含量
石螺	2 458	蛤蜊	183	鹌鹑蛋	47
发菜	875	油菜	108	鲳鱼	46
黑芝麻	780	牛乳	104	大白菜	45
河虾	325	豌豆	97	黄鳝	42
紫菜	264	绿豆	81	肝	36
黑木耳	247	芹菜	80	胡萝卜	32
黄豆	191	冬菇	55	标准面粉	31
蚌肉	190	鲤鱼	50	猪脑	30
豆腐花	175	鸡蛋	48	黄瓜	24
海虾	146	瘦羊肉	9	橙	20
花生仁	39	牛脑	583	玉米	10

三、镁

镁是人体细胞内的主要阳离子，仅次于钾和磷，在细胞外液仅次于钠和钙，居第三位，是体内多种细胞基本生化反应的必需物质。正常成年人身体总镁含量约为 25 g，其中 60%~65% 存在于骨骼、牙齿中，27% 分布于软组织中。镁主要分布于细胞内，细胞外液的镁不超过 1%。

（一）主要生理功能

第一，构成多种酶的激活剂。参与 300 种以上的酶促反应。糖酵解、脂肪酸氧化、蛋白质的合成、核酸代谢等均需要镁离子参加。

第二，促进骨的形成。在骨骼中的含量仅次于钙、磷，是骨细胞结构和功能发挥必需的元素，对促进骨形成和再生，维持骨骼和牙齿的强度和密度具有重要作用。与钙质相辅相成，有效预防及改善骨质疏松，强固骨骼与牙齿。

第三，调节神经肌肉的兴奋性。镁、钙、钾离子协同维持神经肌肉的兴奋性，帮助血液循环和舒缓神经，维持肌肉及神经的正常活动。血中镁过低或钙过低，兴奋性均增高。

第四，构成重要的神经传导物质。镁对大脑中枢神经具有镇静作用，能消除紧张心理，减轻压力，解除焦躁，有助入眠，促使肌肉放松。

第五，保护心脑血管系统。镁可减少血液中胆固醇的含量和扩张血管，防止动脉粥样硬化；可防止动脉突然收缩，保持血压稳定；参与心肌收缩过程。当镁含量降低时，心肌可能发生坏死。

第六，降低血脂。镁能够加快体内脂肪的燃烧，对预防肥胖引起的相关性疾病有重要作用。

（二）影响吸收的因素

蔬菜加工程序复杂致使含镁量大减。经常食用磷过剩的食品，如肉、鱼、蛋、虾等动物蛋白食物中的磷化合物能使肠道中的镁吸收困难。酒、咖啡和茶中含有的咖啡因也会使食物中的镁在肠道吸收困难，造成镁排泄量增加。食用食盐过量会使细胞内的镁减少。身心负荷"超载"引起应激反应，可使尿镁排泄量增加。

（三）缺乏与过量

体内缺镁可能引起心率失常、高血压病、糖尿病、冠心病、脑梗死、偏头痛、痴呆、癫痫、支气管哮喘等。镁过量会引起运动肌障碍，可出现四肢软弱无力及心率失常等症状，重者会昏迷。镁过量不仅能够影响钙的吸收利用，且会妨碍体内铁的有效利用。

（四）摄入量与食物来源

中国营养学会建议，成年男性每日需要镁约 350 mg/d，成年女性每日约为 300 mg/d，人体可耐受最高摄入量为每日 700 mg/d。这也符合老年人摄入量的要求。

镁广泛分布于植物中，肌肉和脏器中较多，乳制品中较少。动物性食品中镁的利用率较高，达 30%～40%，植物性食品中镁的利用率较低。富含镁的食物包括：蔬菜中的紫叶或绿叶菜，如苋菜、茄子、萝卜等；水果中的香蕉、葡萄、柠檬、橘子等；粮食中的糙米、小米、新鲜玉米、小麦胚等；豆类中的黄豆、豌豆、蚕豆；海产中的紫菜、海带；坚果（如杏仁、腰果、花生、核桃）、芝麻、瓜子（葵花籽、南瓜子、西瓜子）。常见食物中镁的含量见表 2-5。

表 2-5　常见食物中镁的含量　　　　　mg/100 g

食物名称	含量	食物名称	含量
黑米	147	口蘑（白蘑）	167
麸皮	382	香菇（干）	174
黄豆	199	苔菜（干）	1 257
荞麦	258	干木耳	152
大麦（元麦）	158	苋菜（绿）	119
香蕉	43.0	西瓜	14.0
糙米	123.0	小米	107.0
紫菜	105.0	海带（浸）	61.0
花生	110.0	核桃	131.0
西瓜子（炒）	448.0	腰果	153.0

四、磷

磷在成年人体内含量为 650 g 左右，占人体体重的 1% 左右，占体内无机盐总量的 25%。其中 85%~90% 以羟磷灰石的形式存在于骨骼和牙齿中，其余 10%~15% 与蛋白质、脂肪、糖及其他有机物结合，分布在所有组织细胞中，其中 50% 左右分布在肌肉中。

（一）主要生理功能

第一，骨、牙齿以及软组织的重要成分。
第二，磷酸盐是一个很重要的缓冲剂，用以帮助维持体内的酸碱平衡。
第三，细胞内遗传物质 DNA、RNA 的组成部分，在人体组织的生长和更新过程中至关重要。
第四，细胞膜的组成成分。

（二）影响吸收的因素

肠道中存在金属阳离子，如钙、镁、铁、铝等，可与磷酸根形成不溶性的磷酸盐，不利于磷的吸收。肠道中的维生素 D 有助于磷的转运与吸收。当肠道中酸度增加时，磷的吸收也将增加。

（三）摄入量与食物来源

成年人膳食磷的适宜摄入量为 700 mg/d，最高摄入量为 3 500 mg/d。

磷的来源广泛，瘦肉、禽、蛋、鱼、坚果、海带、紫菜、油料的种子豆类等都是磷的良好来源。动物细胞内磷的含量非常高，吸收率也较高，因此动物蛋白是磷的最佳来源。谷类食物中，磷主要以植酸磷的形式存在，其与钙结合不易吸收。常见食物中磷的含量见表 2-6。

表 2-6　常见食物中磷的含量　　　　　　　　　　　　　　　mg/100 g

食物名称	含量	食物名称	含量	食物名称	含量
鳕鱼	232	沙丁鱼	183	绿茶茶叶	191
红茶茶叶	390	小麦	325	瘦猪肉	189
核桃（干）	294	豌豆（干）	259	扁豆（白）	340

五、钾

钾为人体内重要的阳离子之一，正常成年人体内钾含量为 20 mg/kg，体内钾主要存在于细胞内，大约占总量的 98%，其他存在于细胞外。

（一）主要生理功能

第一，参与糖、蛋白质和能量代谢。葡萄糖和氨基酸合成糖原和蛋白质时，必须有适量的钾离子参与。三磷酸腺苷的生成也需要一定量的钾。

第二，维持细胞的渗透压和酸碱平衡。钾是细胞内的主要阳离子，能维持细胞内液的渗透压。酸中毒时，肾脏排钾量减少，钾从细胞内向外移，此时血钾往往升高；碱中毒时，血钾降低。

第三，维持神经肌肉的兴奋性。维持神经肌肉的应激性和正常功能。细胞内的钾离子和细胞外的钠离子，可激活 Na^+-K^+-ATP 酶，产生能量，从而维持细胞内、外钾钠离子浓差梯度，发生膜电位，使膜有电信号能力。

第四，维护心肌的正常功能。心肌细胞膜的电位变化主要动力之一是钾离子的细胞内、外转移。心肌细胞内、外的钾浓度与心肌的自律性、传导性和兴奋性有密切关系。

第五，降低血压。血压与膳食钾、尿钾、总体钾或血清钾呈负相关。补钾对高血压病患者及血压正常者有降压作用。

（二）缺乏和过量

人患有消化道疾病、肾脏疾病时，可致使钾从尿中大量流失。因进行高温作业或者重体力劳动而大量出汗也会使钾大量流失。

人体缺乏钾，可导致神经、消化、心血管等系统发生功能性和病理性改变。当血液中钾离子浓度过低时，肌肉发生松弛性瘫痪；当血液中钾离子浓度过高时，可发生肌肉麻痹。当人体钾缺乏和过量时，导致心肌自律性、传导性和兴奋程度受到影响，均可引起钾的迁移，从而使心脏功能严重失常。

人体缺钾的主要症状是心跳过速且心率不齐，肌肉无力、麻木、易怒、恶心、呕吐，腹泻，低血压，精神错乱，表情冷淡。

（三）摄入量与食物来源

人体中的钾主要来自食物，成年人每日从膳食中摄入的钾为 2 400～4 000 mg，摄入的钾大部分被小肠吸收，吸收率约为 90%。钾主要通过尿液排出体外，少量从粪便中排出，剩余少部分供机体生长使用。成年人每天钾的适宜摄入量为 2 000 mg。

大部分食物都含有钾，一般每 100 g 各类食物中，谷类含钾为 100～200 mg，豆类为 600～800 mg，蔬菜和水果为 200～500 mg，肉类为 150～300 mg，鱼类为 200～300 mg，每 100 g 食物中含量高于 800 mg 以上的食物有桂圆（干）、麸皮、赤豆、杏干、蚕豆、扁豆、黄豆、竹笋、紫菜等。常见食物中钾的含量见表 2-7。

表2-7 常见食物中钾的含量　　　　　mg/100 g

食物名称	含量	食物名称	含量	食物名称	含量
桂圆（干）	1 348	马铃薯粉	1 075	绿豆面	1 055
紫菜	1 796	鲳鱼	328	肥瘦牛肉	211
黄豆	1 503	青鱼	325	油菜	210
冬菇	1 155	瘦猪肉	295	豆角	207
小豆	860	黑木耳	757	芹菜（茎）	206
花生仁	587	黄鳝	278	标准面粉	190
枣（干）	524	鲢鱼	277	标二稻米	171
羊肉（瘦）	403	韭菜	247	柑	154
枣（鲜）	375	猪肝	235	柿	151
马铃薯	342	肥瘦羊肉	232	南瓜	145
鲤鱼	334	海虾	228	茄子	142
大白菜	137	苹果	119	丝瓜	115
牛乳	109	粳米	78	香蕉	256

六、钠

钠是人体中最重要的元素之一，约占人体重量的0.15%，人体内的钠主要存在于细胞外液中，占总体含量的44%~50%，而钠在细胞内液中的含量较低，仅为9%~10%。

（一）主要生理功能

第一，调节水分和渗透压。钠是细胞外液中主要阳离子，与对应的阴离子构成的渗透压，维持体内水量的恒定。

第二，维持酸碱平衡。钠离子从细胞内主动排出（钠泵），从而维持细胞内、外液的渗透压平衡。钠可清除体内酸性代谢产物，保持体液的酸碱平衡。

第三，维持神经、肌肉兴奋性。钠、钾、镁等元素对维护神经肌肉的应激性是必需的。

第四，其他功能。对腺嘌呤核苷三磷酸的生成、利用、代谢均有促进作用，此外，糖代谢、氧的利用也需有钠的参与。

（二）缺乏与过量

如果血液中钠的浓度下降，如腹泻、呕吐，高热、大面积烧伤、高温大量出汗的患者，都可能会产生以缺钠为主的缺水、代谢紊乱等不良后果。

体液中钠离子过多，易使血压升高，也易使心脏的负担加重。钠过多也会使中枢神经系统受到明显影响，患者易激动、烦躁不安、嗜睡、肌张力增高、抽搐、惊厥、神志昏迷。

（三）摄入量与食物来源

人体中钠的来源主要为食物，成年人适宜摄入量为 2 200 mg/d。钠普遍存在于各种食物中，但是人体钠的主要来源为食盐、酱油、腌渍或腌制肉、酱咸菜类、咸味零食等。常见食物中钠的含量见表2-8。

表2-8　常见食物中钠的含量　　　　　　　　　　　　　　　　mg/100 g

食物名称	含量	食物名称	含量	食物名称	含量
盐	25 127	腊羊肉	8 991	海参	4 967
鸭蛋（咸）	2 706	鲍鱼（干）	2 316	肠（香肠）	2 309
盐水鸭（熟）	1 557	肠（大肉肠）	1 370	方便面	1 144
扒鸡	1 000	午餐肉	981	炸鸡（肯德基）	755
猪肝（卤煮）	674	油条	585	起酥	493
油菜（脱水）	405	冬菜	7 228	什锦菜	4 092

七、铁

铁是人体必需的微量元素中含量最高的一种，总含量为4～5 g，可分为功能性铁和储存铁。功能性铁是铁的主要存在形式，60%～75%存在于红细胞的血红蛋白中。储存铁以铁蛋白和含铁血黄素的形式存在于肝、脾和骨髓中。

（一）主要生理功能

第一，参与氧的运输和储存。红细胞中的血红蛋白是运输氧气的载体，铁是人体合成血红蛋白的重要原料，影响红细胞的形成和成熟。人体肌红蛋白存在于肌肉之中，含有与氧结合的亚铁血红素，是肌肉中的"氧库"，当人体运动时，肌红蛋白中的氧释放并供给肌肉活动所需的氧。

第二，参与能量释放。铁存于细胞线粒体内，而线粒体参与营养物质的氧化供能，因此铁的摄入影响能量的释放情况。

第三，提高机体免疫力。铁是许多酶和免疫系统化合物的成分，可增加中性粒细胞和吞噬细胞的功能，提高机体免疫力。

（二）影响吸收的因素

食物中的铁主要以两种形式存在，一种是结合在血红素中的铁，主要存在于动物性食物中；另一种就是非血红素铁，主要包括植物性食物及肉类中的非血红素铁。

非血红素铁的吸收率受很多因素影响，一般维生素C、有机酸、核黄素可以促进铁的吸收。粮谷和蔬菜中的植酸盐、草酸盐和茶叶、咖啡中的多酚类物质均可降低铁的吸收。胃中胃酸缺乏或过多服用抗酸药物，不利于铁离子的释出，也阻碍铁吸收。

血红素铁吸收时一般不受其他成分影响，但和非血红素铁一样，受到体内铁的需要量和储存量的影响。当体内铁的需要量大、储存量小时，吸收率增加，反之则降低。

（三）缺乏与过量

人体长期摄入铁不足时，合成的血红蛋白就相应减少而发生缺铁性贫血。铁缺乏会导致工作效率降低、学习能力下降、冷漠呆板、烦躁、抗感染抵抗力下降等。

铁摄入过量可致中毒，急性中毒症状为消化道出血，长期过量摄入铁可致肝纤维化、肝硬化、动脉粥样硬化、损伤DNA、诱发基因突变等。

（四）供给量与食物来源

我国成年人铁的适宜摄入量为男性 15 mg/d、女性 20 mg/d。

铁可以被人体反复利用，排出量比较少，从膳食中补充即可。膳食中铁的良好来源为动物肝脏、动物全血、畜禽肉类、鱼类，但牛奶含铁量少。

蔬菜中含铁量不高，且植物性食物中的铁吸收率较动物性食物低，如大米为1%，玉米和黑豆为3%，莴苣为4%，面粉为5%，而动物的肝脏为22%。常见食物中铁的含量见表2-9。

表2-9 常见食物中铁的含量 mg/100 g

食物名称	含量	食物名称	含量	食物名称	含量
精白面粉	2.7	海带	150	猪肉（瘦）	2.4
标准面粉	4.2	紫菜	33.3	牛肉	3.2
稻米	2.4	酵母（干）	13.2	羊肉（瘦）	3.9
糯米	6.7	黑木耳	185	鸡血	25
芝麻	50.0	花生仁	1.9	鸡蛋黄	7.0
黄豆	11.0	西瓜子仁	8.3	猪肝	22.6
赤豆	4.5	核桃仁	3.2	红糖	4.0
绿豆	6.8	莲子	6.4	白砂糖	1.9
鲤鱼	0.8	蛤蜊（秋）	22	牛奶	0.2

八、锌

锌易溶于酸。成年人体内含锌量为 2～2.5 g，锌可分布在人体各组织器官中，以肝、肾、肌肉、视网膜、前列腺的含量居多。约 60% 存在肌肉中，30% 存在骨骼中。血液中 75%～85% 的锌分布在红细胞中，3%～5% 的锌分布在白细胞中，其余则分布在血浆中。

（一）主要生理功能

锌与人体的生长发育、消化吸收、免疫防卫、创伤愈合、生殖生育、认知记忆等一系列生理功能有着密切的关系。

第一，促进人体的生长发育。锌存在于细胞核内，是细胞分裂不可缺少的因素。缺锌时胸腺嘧啶核苷与 DNA 前体结合的比率下降，致使组织中 DNA 含量降低，影响组织细胞正常的生长、修复和繁殖。

第二，减缓脑功能退化。锌是脑细胞生长的关键，摄入充足的锌有利于维持老年人现有的脑功能，减缓脑细胞减少的速度。

第三，维护和改善食欲。锌作为人体唾液中味觉素的组成成分，对味蕾及口腔黏膜具有营养作用，维护味蕾功能，使食物有效接触味蕾而维持正常的味觉。

第四，促进创伤的愈合。创伤组织的修复包括成纤维细胞增生、胶原蛋白合成、胶原纤维成熟及伤口抗张强度增加等一系列病理改变。锌对创伤机体成纤维细胞增生，胶原合成，伤口疤痕组织成熟有促进作用。

第五，构成多种酶的成分或酶的激活剂。锌在体内参与催化多种酶的活性，如乳酸脱氢酶、RNA 聚合酶、DNA 聚合酶等，在调节细胞的分化和基因表达、伤口部位充分的能量供应与组织再生等方面发挥重要作用。

第六，增强人体免疫力。锌促使 T 淋巴细胞正常分化，发挥免疫功能。

第七，促进维生素 A 的吸收。维生素 A 被人体利用，需要锌的参与，才可以将储存在肝脏中的维生素 A 输送到血液中。

（二）影响吸收的因素

抑制锌吸收的因素包括食物中的植酸、鞣酸、膳食纤维以及过多的铜、镉、钙和亚铁离子。锌主要通过肠道、肾和皮肤排出，如夏天炎热多汗或病理性出汗可能导致锌的大量流失，应注意补充。饮酒可妨碍锌吸收。食品加工过程过细，也会导致锌大量流失。

可促进锌吸收的物质包含维生素 D、柠檬酸盐等。

（三）缺乏与过量

1. 缺乏

膳食摄入不足、生理需要量增加、疾病等原因均会引起锌的缺乏。创伤、腹泻、感染、肾病、糖尿病及服用某些利尿药物可促进锌的分解和排出。锌对人体有多方面的生理功能，当缺乏锌时，可能产生各种不良后果，如可引起生长发育迟缓、食欲降低，味觉迟钝，皮肤干燥、粗糙，伤口愈合延迟，免疫功能下降，生殖功能障碍。严重缺乏时，将会导致"侏儒症"和智力发育不良。

锌缺乏影响细胞代谢，妨碍生长激素轴的功能以及DNA和蛋白的合成，致使第二性征与性器官发育不良，智力发育迟缓。缺锌会损害细胞的免疫功能，使人易患感染性疾病，如发生上呼吸道感染、支气管肺炎、反复感冒或腹泻等。缺锌会降低味觉敏感性，使人易发生厌食和异食，甚至患"异食癖"，如喜食墙皮、泥土、煤渣等。另外缺锌也可致口腔溃疡，出现"地图舌"现象。

2. 过量

过量补锌或食用被锌污染的食物，均有可能引起锌过量或锌中毒。成年人一次摄入2 g以上的锌就可导致锌中毒，表现为急性腹痛、腹泻、恶心、呕吐等症状，过量的锌还可干扰铜、铁及其他微量元素的吸收和利用，影响免疫功能。

（四）摄入量与食物来源

中国营养学会提出，成年人锌的膳食推荐摄入量为15 mg/d，最高摄入量为45 mg/d。

锌的食物来源比较广泛，但是一般动物性食物中锌的含量、吸收率高于植物性食物。锌在贝壳类海产品、动物内脏、红色肉类、鱼类中含量丰富，如牡蛎、扇贝、鲈鱼、动物肝脏、瘦猪肉、蛋黄。通常高蛋白食物中含锌也比较丰富，而且动物性蛋白质分解后所产生的氨基酸还能促进锌的吸收。常见食物中锌的含量见表2-10。

表2-10 常见食物中锌的含量　　　　　　　　　　　　　mg/100 g

食物名称	含量	食物名称	含量	食物名称	含量
牡蛎	9.39	鸡蛋黄	3.8	扇贝（鲜）	11.7
鸭肝（母麻鸭）	6.9	羊肝	3.5	猪肾	2.6
生蚝	71.2	小麦胚芽	23.4	蕨菜（脱水）	18.11
山核桃	12.59	扇贝（鲜）	11.69	猪肝	11.2
香菇（干）	8.57	乌梅	7.65	松子（生）	9.02
羊肉（前腿）	7.62	香肠	7.61	咖喱牛肉干	7.61
奶酪	6.79	西瓜子（炒）	6.76	山核桃（干）	6.42
桑椹（干）	6.15	黑芝麻	6.13	羊肉（瘦）	6.06
麸皮	5.98	猪肝	5.78	榛子（干）	5.83

九、碘

人体内含碘 20～50 mg，其中 70%～80% 储存在甲状腺组织中，其余分布在骨骼肌、肺、卵巢、肾、淋巴结、肝、睾丸和脑组织中。碘是甲状腺素的组成成分。甲状腺素是一种激素，负责调节体内基础代谢的速率。

（一）主要生理功能

碘的主要生理功能是参与甲状腺素的合成。

第一，参与人体能量代谢和产热。碘在蛋白质、脂类、碳水化合物的分解代谢中发挥作用，促进能量的转换，增加耗氧量，维持和调节体温。

第二，增强酶的活力。甲状腺素能活化人体内 100 多种酶，如细胞色素酶系、琥珀酸氧化酶系、碱性磷酸酶等，在物质代谢中起作用。

第三，促进生物氧化和代谢。甲状腺素可以促进蛋白质的合成、维生素的吸收与胡萝卜素的转化，加速糖的吸收和利用，促进糖原和脂肪分解氧化，调节血清胆固醇和磷脂浓度，参与胡萝卜素转化为维生素 A 的过程。

第四，促进生长发育。甲状腺激素调控生长发育期儿童的脑发育、骨发育、性发育、肌肉发育及身高体重。

第五，维护中枢神经系统正常功能。碘缺乏引起的甲状腺激素合成减少，会导致人的基本生命活动受损和机能下降。

（二）缺乏与过量

蛋白质和热量不足以及维生素缺乏，会增强碘缺乏和致甲状腺肿的不良效应，导致地方性甲状腺肿的流行。环境中碘的水平受地形、气候、土壤、植被等因素的影响，因此碘缺乏病的流行与地理因素有着极其密切的关系。

碘缺乏造成血液中的碘浓度过低时，会刺激甲状腺细胞增生、肥大，成年人甲状腺增生有时会导致颈部明显肿大，即甲状腺肿。孕妇如果严重缺碘，可殃及胎儿发育，使新生儿智力低下，反应迟钝，虽呆小病。摄入过量的碘也会造成类似甲状腺肿的甲状腺增生。碘摄入过多、过快可导致碘性甲亢。

（三）摄入量与食物来源

中国营养学会建议成年人碘的膳食推荐摄入量为 150 μg/d，最高摄入量为 1 000 μg/d。

海产品的含碘量较高，如每 100 g 海带含碘 24 000 μg，每 100 g 紫菜含碘 1 800 μg，每 100 g 海参含碘 600 μg。陆地动物性食物中碘的量高于植物性食物，其中蛋类、肉类中碘的含量相对高。常见食物中碘的含量见表 2-11。

表 2-11　常见食物中碘的含量　　　　　　　　　　　　μg/100 g

食物名称	含量	食物名称	含量	食物名称	含量
海带（干）	36 240	紫菜	4 323	海苔	289
虾皮	264.5	烤鸭	89.7	海米	82.5
叉烧肉	57.4	红烧鳗鱼	56.8	脆皮香肠	49.6
豆腐干	46.2	海鸭蛋	45.7	香菇片	39.0
葵花籽（熟）	38.5	热狗肠	38.5	开心果	37.9
鹌鹑蛋	37.6	鸡蛋	27.2	山核桃	18.8

十、硒

人体含硒总量为 14～20 mg，硒存在于所有细胞与组织器官中，其浓度在肝、肾、心、脾、牙釉质和指甲中较高；在肌肉、骨骼和血液中浓度次之；在脂肪组织中较低。

（一）主要生理功能

第一，抗氧化作用。硒是谷胱甘肽过氧化物酶等抗氧化酶的组成成分，谷胱甘肽过氧化物酶具有保护细胞和细胞膜免受氧化和损伤、减少脂质过氧化物、阻断活性氧和自由基的作用，从而减缓衰老和预防某些慢性病发生。

第二，保护心血管和心肌的健康。硒缺乏易造成心肌氧化损伤，通过补充亚硒酸钠，可有效降低地方性心肌病（克山病）的死亡率和发病率。

第三，维持正常的脑部功能。硒对脑内信号传递、神经介质的合成和释放造成影响，导致老年人的认知损害。低硒可抑制与抑郁有密切关系的脑内 5- 羟色胺（5-HT）和去甲肾上腺素（NE）的功能发挥。

第四，维护甲状腺正常功能。硒是甲状腺激素合成和代谢过程中的必需物质，硒缺乏会引起甲状腺功能下降。

第五，提高机体免疫功能。硒属于淋巴、肝、脾等器官中的组成成分。

此外，硒还具有抗肿瘤，抗艾滋病，促进生长发育、精子成熟的功能。

> **知识链接**
>
> 硒被称为"抗癌之王"。流行病学调查发现，许多癌症的发病率和环境中含硒量有关，低硒地区癌症的发病率高于富硒地区。美国的一些医学研究人员曾对 8 000 人进行了长达 10 年的补硒追踪研究，结果表明，补硒能使癌症的发病率降低 1/3，患癌后的死亡率降低 1/2。

（二）影响吸收的因素

硒在体内的吸收受到很多因素的影响，但总体而言吸收率较高。

影响硒吸收的因素包括环境因素、饮食习惯、生活习惯等。环境土壤缺硒，导致低硒植物的产生；由于工业污染、酸雨等原因，大量二氧化硫与硒化合物反应，生成难溶硒，外加某些现代化种植方式，使食品链中硒的含量不断下降。高脂肪食物可造成人体中硒的吸收量下降，并降低硒提高免疫力的能力。长期大量饮酒可导致人体缺硒。

（三）缺乏与过量

缺硒会导致克山病。克山病是一种地方性心肌病，主要特点是散发于心肌的多发性局灶性心肌坏死，死亡率高达85%。在低硒地区，克山病的发病率相当高，缺硒时人体血中GSH-PX（谷胱甘肽过氧化物酶）活力明显低于非低硒地区人群。缺硒也被认为是大骨节病的重要原因，该病主要是发生在青少年时期的一种骨关节疾病。

硒摄入过量可引起中毒。中毒症状为头发和指甲脱落、皮肤损伤及神经系统异常（如肢端麻木、抽搐等），严重者可致死亡。

（四）摄入量与食物来源

中国营养学会建议成年人硒的膳食推荐摄入量为50 μg/d，最高摄入量为400 μg/d。

海产品和动物内脏是硒的良好食物来源，如鱼子酱、海参、牡蛎、蛤蜊和猪肾。食物中的含硒量随地域不同而有很大差异，尤其是植物性食物可以相差万倍，主要是植物性食物硒的含量与地表土壤层中硒的元素水平有关。常见食物中硒的含量见表2-12。

表2-12　常见食物中硒的含量　　　　　　μg/100 g

食物名称	含量	食物名称	含量	食物名称	含量
魔芋精粉	350.2	猪肾	156.7	梭子蟹	91.0
墨鱼（干）	104.4	牡蛎	86.8	花蛤蜊	77.1
扇贝（干）	76.4	虾皮	74.4	小麦胚芽	65.2
鲜贝	57.4	鸭肝	57.3	红茶	56.0
松花蛋	44.3	沙丁鱼	49.0	腊羊肉	44.6
猪肝	42.7	生蚝	41.4	龙虾	39.4
蘑菇（干）	39.2	鸡肝	38.6	鲅鱼	51.8

十一、氟

氟在自然界中的分布很广，土壤中的氟化物可溶于水，容易被动物和植物吸收，因此人类可从饮水和饮食中吸收不同程度的氟。正常人体内含氟总量为 2.6 g，主要存在于骨骼和牙齿中，其余则分布在毛发、指甲及其他组织。体内的氟含量与地球环境和膳食中氟的水平有关，高氟地区人群体内的氟含量高于一般地区人群。

（一）主要生理功能

氟对维持骨骼和牙齿结构稳定性具有重要作用，它可部分取代骨骼和牙釉质中羟磷灰石晶体中的羟离子，形成一种溶解度更低、晶体颗粒较大以及更为稳定的、更耐腐蚀的氟磷灰石。氟可抑制糖酵解，减少酸性物质生成，起到防治龋齿的作用。研究证实，氟可改善龋齿并降低龋齿的发病率。

（二）缺乏与过量

缺乏氟可影响骨的形成和引起牙齿发育不全，或增加龋齿发生率。

氟化物通常来自饮用水，长期摄入含氟量高的饮用水可引起中毒。氟斑牙是氟中毒的主要症状，常见表现为牙齿失去光泽，出现白垩色、黄色、棕褐色或黑色斑点，牙面凹陷剥落，牙齿变脆、易于碎落等。氟中毒对骨的危害是引起氟骨症，主要临床表现为腰腿及关节疼痛、脊柱变形、骨软化或骨质疏松等。

（三）推荐量与食物来源

中国营养学会推荐成年人氟的推荐摄入量为 1.5 mg/d，最高摄入量为 3.0 mg/d。

除茶叶、海鱼、海带、紫菜等少数食物中氟的含量较高以外，一般食物的含氟量较低。饮水是氟的主要来源，饮水中氟的含量取决于地理环境中氟元素的含量。

【练一练】

一、单选题

1. 下列组合中均为人体必需微量元素的是（　　）。
   A. 铜、硼、铁　　　　　　　　B. 硒、硅、锌
   C. 碘、氟、镍　　　　　　　　D. 铁、锌、铬
   E. 钼、锡、钒

2. 对非血红素铁的吸收有抑制作用的膳食成分是（　　）。
   A. 维生素 C　　　　　　　　　B. 维生素 B
   C. 植酸盐　　　　　　　　　　D. 肉类
   E. 有机酸

3. 下列选项中属于贫铁食物的是（　　）。
   A. 大豆　　　　　　　　　　　B. 干果
   C. 牛奶　　　　　　　　　　　D. 蛋黄
   E. 肝脏

4. 钙的最佳食物来源是（　　）。
   A. 钙片　　　　　　　　　　　B. 乳及乳制品

C. 鸡蛋　　　　　　　　　　　　D. 鱼肝油

5. 有利于肠道钙吸收的因素有（　　）。
A. 氨基酸、乳糖、维生素 D　　　B. 脂肪酸、氨基酸、乳糖
C. 抗酸药、乳糖、钙磷比　　　　D. 乳糖、青霉素、抗酸药

6. 成年人碘缺乏病的主要特征是（　　）。
A. 脑发育落后　　　　　　　　　B. 甲状腺肿
C. 甲状腺肿瘤　　　　　　　　　D. 生长迟缓

7. 影响钙吸收的草酸主要存在于（　　）。
A. 粮谷类　　　　　　　　　　　B. 蔬菜、水果类
C. 肉类　　　　　　　　　　　　D. 乳类

8. 以下哪种营养素不是微量元素？（　　）
A. 钾　　　　B. 钙　　　　C. 磷　　　　D. 锌

9. 有利于铁吸收的因素有（　　）。
A. 维生素 C、赖氨酸、葡萄糖　　B. 草酸、氨基酸、乳糖
C. 磷酸、乳糖、葡萄糖　　　　　D. 膳食纤维、氨基酸、葡萄糖

10. 食物中铁的存在形式是（　　）。
A. 血红素铁　　　　　　　　　　B. 非血红素铁
C. 血红素铁和非血红素铁　　　　D. 功能性铁

11. 下列食物中，含锌量最高的是（　　）。
A. 胡萝卜、西红柿　　　　　　　B. 畜禽肉类
C. 牡蛎　　　　　　　　　　　　D. 肝蛋类

12. 我国采用食盐加碘来预防碘缺乏的危害，而实际上是在食盐中添加（　　）。
A. 碘　　　　B. 碘化钾　　C. 碘酸钾　　D. 碘酸钠

13. 下列具有抗氧化作用的微量元素是（　　）。
A. 钙　　　　B. 镁　　　　C. 硒　　　　D. 锌

14. 下列哪种元素是谷胱甘肽过氧化物酶的组成成分？（　　）
A. 铜　　　　B. 硒　　　　C. 铬　　　　D. 锌

15. （　　）是葡萄糖耐量因子的重要组成成分。
A. 铁　　　　B. 铬　　　　C. 钙　　　　D. 锰

二、多选题

1. 钙缺乏造成的疾病和症状包括（　　）。
A. 佝偻病　　　　　　　　　　　B. 骨质疏松
C. 肌肉痉挛　　　　　　　　　　D. 生长发育迟缓
E. 精神紧张、脾气暴躁

2. 以下哪些食物是铁的良好来源？（　　）
A. 动物血　　　　　　　　　　　B. 肝脏
C. 瘦肉　　　　　　　　　　　　D. 蛋黄
E. 芝麻酱

3. 钙在人体内的生理功能有（　　）。
A. 抗氧化作用　　　　　　　　B. 构成骨骼和牙齿
C. 参与甲状腺素合成　　　　　D. 促进某些酶活性
4. 下列微量元素中具有降血糖作用的有（　　）。
A. 锌　　　　B. 钙　　　　C. 硒　　　　D. 铬
5. 下列有利于钙吸收的物质有（　　）。
A. 维生素 D　　　　　　　　　B. 铁
C. 某些氨基酸　　　　　　　　D. 乳糖
E. 钙磷化

三、判断题

1. 机体铁缺乏时，红细胞谷胱甘肽氧化酶活性降低。（　　）
2. 类黄酮主要存在于水果和蔬菜的外层及整粒的谷物中。（　　）
3. 减少饮食中钠盐的摄取，并不一定会将血压降到正常值。（　　）
4. 菠菜中的铁含量很高，甚至超过动物肝脏，所以建议多吃菠菜。（　　）

【案例分析】

案例一： 苏大妈平时在家喜欢用豆腐制作菠菜炖豆腐和小葱拌豆腐等菜肴，但钱大妈告诉她这样吃不好。苏大妈感觉很困惑，故前来咨询，希望能得到准确的答案。

案例二： 王大爷，65岁，独自生活，别人说老年人最好吃得清淡，所以王大爷平时不敢吃太多肉，经常吃蔬菜，可还是感觉身体一天不如一天，而且经常感冒，还有轻微贫血和骨质疏松等症状。王大爷想知道他的饮食结构中存在的问题，还想了解骨质疏松可能与哪些营养素缺乏或过量有关。应该怎样帮助王大爷解决这些问题呢？

任务四 老年人水和膳食纤维需要

【知识目标】

◇ 了解水在体内的功能，膳食纤维的特点；
◇ 理解水分平衡，膳食纤维的功能；
◇ 掌握水和膳食纤维的摄入量，膳食纤维的食物来源。

【能力目标】

◇ 运用水和膳食纤维相关知识，初步为老年人提供合理的膳食建议。

【素质目标】

◇ 认识水和膳食纤维摄入的重要性，并引导老年人正确认识膳食纤维。

一、水

（一）水在体内的功能

第一，溶解消化功能。水是体内一切生理过程中生物化学变化必不可少的介质。水作为体内营养物质和代谢废物的介质，几乎能溶解所有的物质，甚至一些脂肪和蛋白质也能在适当条件下溶解于水中，构成乳浊液或胶体溶液。食物进入空腔和胃肠后，依靠消化器官分泌出的消化液，如唾液、胃液、胰液、肠液、胆汁等，才能进行食物消化和吸收。在这些消化液中水的含量高达 90% 以上。

第二，参与代谢功能。水是各种化学物质在体内的正常代谢得以保证的要素。在新陈代谢过程中，人体内物质交换和化学反应都是在水中进行的，水不仅是体内生化反应的介质，也参与体内氧化、还原、合成、分解等化学反应。

第三，载体运输功能。水的溶解性好，流动性强，存在于人体内各个组织器官中，在营养物质的运输和吸收、气体的运输和交换、代谢产物的运输与排泄中，水充当载体，将氧气、维生素、葡萄糖、氨基酸、酶、激素运送到全身各处，再把尿素、尿酸等代谢废物运往肾脏，让它们随尿液排出体外。

第四，润滑与缓冲保护功能。体内关节、韧带、肌肉、膜等处的活动，都由水作为润滑剂。水可使体内摩擦部位润滑，减少体内脏器的摩擦，防止损伤。同时，水还有滋润功能,使身体中的细胞经常处于湿润状态,以保持肌肤的丰满柔软。

第五,调节抑制功能。水的比热高,对机体有调节体温的作用。当人体水分充足时,三大产能营养素可以在水的参与下,利用氧气进行氧化代谢,释放能量,再通过水的蒸发散发能量,避免体温升高;当人体缺水时,多余的能量就难以及时散出,可能引起中暑。另外,水在改善体液组织的循环、调节肌肉张力、维持机体的渗透压和酸碱平衡等方面也发挥着重要作用。

第六,稀释与排毒功能。水有助于将体内代谢废物等排出体外,减少肠道对毒素的吸收,预防有害物质在体内慢性蓄积而引发中毒。

(二)体内的水分平衡

体内总的水分含量受到一种精密平衡机制的调节,可以维持在恒定的范围内。当平衡被打破(如发生脱水或者水中毒)时,人体的调节机制能够尽其所能地恢复平衡。

(三)推荐饮水

在正常的饮食和环境下,成年人每消耗 4.18 kJ 热量就需要补充 1~1.5 mL 水。按此计算,如果一个人每天消耗 8 360 kJ 热量,就需要摄入 2~3 L 水,如果加上出汗等则更多。人们通过进食,可以获得 500~1 000 mL 的水分,机体内每天在产生能量时产生约 300 mL 的内生水,因此,成年人每天需要饮水 1 500~2 000 mL 的水分才能满足机体的基本生理需要,但是这个饮水量只是一个基础量。成年人每天的饮水量还要根据季节、环境、运动量的不同而有所区别,如果在夏季,皮肤中的水分蒸发增加,相应地就应该多饮水。

二、膳食纤维

不能被机体利用的多糖称为膳食纤维。从生理学角度讲,膳食纤维是指在哺乳动物的消化系统内未被酶消化的植物细胞残余物,如纤维素、半纤维素、果胶和木质素,还包括细胞内的多糖(如树胶和胶浆)。

按照是否溶于水划分,膳食纤维分为可溶性和不可溶性两类。可溶性膳食纤维可分散在水中,但不是真正的化学上的可溶性。不可溶性膳食纤维在水中难以分散。

(一)膳食纤维的特性

1. 容水作用

具有吸水性能的膳食纤维就有容水量,不同的膳食纤维的容水量也不同。容水量大的膳食纤维可以增加粪便的体积并加快其运转速度,可以减少其中的有害物质接触肠壁的时间。

2. 黏滞作用

某些膳食纤维能形成高黏度的溶液。其包括果胶、各种树胶、混合键 β-葡聚糖和海藻多糖（如琼脂和鹿角菜中的多糖），能分散在水中形成高黏度的溶液。

3. 细菌发酵作用

膳食纤维易被大肠内的微生物所酵解。可溶性纤维可完全被细菌酵解，而不溶性纤维则不易被酵解。发酵作用后均可生成短链脂肪酸。

4. 结合有机化合物的作用

膳食纤维均具有结合胆酸和中性胆固醇的作用。

5. 阳离子交换能力

体外实验证明，许多纤维物质均有阳离子交换能力，因此有可能在胃肠内与矿物质相结合，如 Fe、Ca、Cu 和 Zn 均可与谷类、玉米中的膳食纤维和其分离出的半纤维素、纤维素、果胶和木质素结合。

（二）主要生理功能

1. 降低血浆和肝中胆固醇

大多数可溶于水的膳食纤维可降低人血浆中胆固醇含量和肝中的胆固醇含量。这类纤维包括果胶、欧车前以及各种树胶。

2. 延缓糖类的消化和吸收

许多研究证明，人食用某些水溶性纤维可降低由于餐后血糖生成和血胰岛素升高所产生的反应。

3. 改善大肠功能

膳食中的纤维影响大肠功能的作用包括缩短通过时间、增加粪便体积和重量及排便次数、稀释大肠内容物，以及为存在于大肠内的正常菌群提供可发酵的底物。膳食纤维的吸水性使粪便变软及体积增大等，促进了肠蠕动，缩短了排便时间和增加排便频率，因此可以改善便秘以及加快肠内容物中有毒物质的排出。

（三）摄入量

1. 食物中膳食纤维含量

食物中可溶性和不可溶性膳食纤维的含量大致如下：谷类食物、鲜豆类食物不可溶纤维的含量约为可溶性纤维的 2 倍；薯类、瓜果类、干豆类、根茎类及叶菜类所含可溶性与不可溶性纤维的比例约为 1∶1。

2. 膳食纤维的适宜摄入量

世界卫生组织建议膳食纤维最低摄入量为 27 g/d，最高摄入量是 40 g/d。中国营养学会提出中国居民摄入的食物纤维量及范围：低能量饮食（1 800 kcal）为 25 g/天；中等能量饮食（2 400 kcal）为 30 g/d；高能量饮食（2 800 kcal）为 35 g/d。

过多摄入膳食纤维会引起腹部不适，如增加肠道的蠕动和增加产气量，影响人体对蛋白质和微量元素的吸收。

【练一练】

一、单选题

1. 以下哪项是膳食纤维的主要特征？（　　）
   A. 提供能量　　　　　　　　　　B. 节约蛋白质作用
   C. 吸水作用　　　　　　　　　　D. 构成细胞和组织成分
2. 以下哪项属于膳食纤维？（　　）
   A. 纤维素、维生素　　　　　　　B. 纤维素、果胶
   C. 糊精、木质素　　　　　　　　D. 淀粉、蔗糖
3. 细胞内的含水量约占体内总量的（　　）。
   A. 2/3　　　　B. 1/3　　　　C. 1/4　　　　D. 3/4
4. 果胶的主链由半乳糖醛酸通过（　　）连接而成。
   A. β-1, 4-糖苷键　　　　　B. β-1, 6-糖苷键
   C. α-1, 4-糖苷键　　　　　D. α-1, 6-糖苷键
5. 通常被消费的膳食纤维有一半在（　　）中被细菌发酵。
   A. 十二指肠　　B. 空肠　　　　C. 回肠　　　　D. 结肠
6. 人体每日摄入膳食纤维的适宜量为（　　）。
   A. 5~10 g　　　B. 10~15 g　　 C. 15~20 g　　 D. 20~30 g

二、多选题

1. 富含膳食纤维的食物有（　　）。
   A. 谷类　　　　　　　　　　　　B. 肉类
   C. 薯类　　　　　　　　　　　　D. 豆类
   E. 蔬菜及水果
2. 过多摄入膳食纤维会导致（　　）。
   A. 肠蠕动增加　　　　　　　　　B. 产气量增加
   C. 影响人体对蛋白质的吸收　　　D. 有利于人体对维生素的吸收
   E. 影响微量元素的吸收
3. 膳食纤维的生理功能包括（　　）。
   A. 降低血浆胆固醇　　　　　　　B. 增加粪便体积
   C. 控制体重和减肥　　　　　　　D. 减缓葡萄糖吸收，降低餐后血糖
   E. 促进胃肠蠕动

三、判断题

1. 膳食纤维含量较高的食物不适合儿童和胃肠道功能不好的老年人。（　　）
2. 无渣饮食就是不含膳食纤维的饮食。（　　）

【案例分析】

老李,65岁,退休工人,平时的饮食过于精细,而且很少活动。老李最近两三天才大便一次,而且每次要很长时间才能完成。他想咨询一下这是由什么原因引起的。

任务五 老年人植物化学物需要

【知识目标】

◇ 了解植物化学物的分类;
◇ 理解植物化学物的功能;
◇ 掌握植物化学物的食物来源。

【能力目标】

◇ 运用植物化学物知识,初步为老年人提供合理的膳食建议。

【素质目标】

◇ 认识植物化学物摄入的重要性,并引导老年人正确认识植物化学物。

一、概述

植物由种类繁多的化学物质组成,根据其代谢产物的产生过程将代谢产物分为初级代谢产物和次级代谢产物。

次级代谢产物是植物的代谢产生的多种低分子量末端产物,可以通过降解或合成变为不再对代谢过程起作用的化合物。这些产物除个别是维生素的前体物外均为非营养成分,现已将它们统称为植物化学物。从广义上讲,植物化学物是生物进化过程中植物维持其与周围环境互相作用的生物活性分子。从化学结构上讲,这些次级代谢产物种类众多;从数量上讲，其与初级代谢产物相比又微乎其微。

植物化学物对植物本身而言具有多种功能，如保护植物不受杂草、昆虫及微生物的侵害，作为植物生长调节剂或形成植物色素，维系植物与其生长环境之间的联系等。

植物化学物对健康具有有益和有害双重作用。在科技水平不发达的年代，人们认为植物化学物在植物性食品中是天然毒素而对人体有害，或因限制某些营养素的利用而被认为是"抗营养"物质。目前，大量调查结果证明，蔬菜和水果中含有的一些植物化学物具有预防诸如心血管疾病和癌症等的作用。

二、分类与来源

植物化学物可按照它们的化学结构或者功能特点进行分类。

（一）类胡萝卜素

类胡萝卜素是水果和蔬菜中广泛存在的植物次级代谢产物，其主要功能之一是使植物显示出红色或黄色。类胡萝卜素通常分成无氧和含氧两种类型，无氧的主要有 α-胡萝卜素和 β-胡萝卜素和番茄红素，有氧的主要有黄体素、玉米黄素和 β9-隐黄素。

不同蔬菜中类胡萝卜素的类型及含量不同。花椰菜、抱子甘蓝和芥蓝等绿色蔬菜含 80%~90% 的叶黄素及环氧类胡萝卜素，而只含有 10%~20% 的 β-胡萝卜素。而胡萝卜、甘薯等蔬菜虽然只含有少量的叶黄素，却含有大量的 β-胡萝卜素、α-胡萝卜素及番茄红素等碳氢类胡萝卜素。番茄含有大量的番茄红素，β-胡萝卜素和其他类胡萝卜素的含量较少。绿叶蔬菜中主要含有 β-胡萝卜素。

（二）植物固醇

植物固醇主要存在于植物的种子及其油料中，种类主要分为 β-谷固醇、豆固醇和菜油固醇。植物固醇进入人体后不能被吸收利用，但可抑制肠道对胆固醇吸收的同时"裹挟"胆固醇，通过排泄将其送出体外，从而减少人体对胆固醇的吸收，对于预防各种心血管疾病大有益处。

研究发现，各种植物中都有植物固醇存在，花椰菜、西兰花、莜麦菜等蔬菜的植物固醇含量较高，冬瓜、茄子、柿子椒等果实类蔬菜中植物固醇含量较低；水果中橙子、橘子、山楂等水果的植物固醇含量较高，而西瓜、香瓜等的植物固醇含量较低。相比较于蔬菜和水果，豆类、坚果类和植物油的植物固醇含量最高。

（三）皂苷

皂苷是一种具有苦味的化合物，可与蛋白质和脂类发生反应生成复合物，在豆科植物中的含量特别丰富。

（四）芥子皂苷

芥子皂苷存在于所有十字花科植物中，其降解产物具有典型的芥末、辣根和花椰菜的味道。

（五）多酚

多酚是所有酚类衍生物的总称，主要可分为酚酸和类黄酮。其中类黄酮主要存在于水果和蔬菜的外层及整粒的谷物中（木聚素）。新鲜蔬菜中的多酚含量可高达0.1%。

（六）蛋白酶抑制剂

蛋白酶抑制剂广泛存在于所有植物中，特别是豆类、谷类等种子中含量更高。哺乳动物肠道中蛋白酶抑制剂的主要作用是阻碍内源性蛋白酶的活性。

（七）单萜类

用作调料的植物中所含的植物化学物主要是典型的食物单萜类质，如薄荷中的薄荷醇、香菜种子中的香芹酮、柑橘油中的柠檬油精。

（八）植物雌激素

植物雌激素是存在于植物中，可结合到哺乳动物体内雌激素受体上并发挥类似内源性雌激素作用的一种成分。异黄酮和木聚素在化学机构上虽然算多酚类物质，但是也属于植物雌激素。异黄酮几乎全部存在于大豆和大豆的制品中，而木聚素在亚麻种子和粮食制品中的含量较高。

（九）硫化物

植物次级代谢产物中的硫化物包括所有存在于大蒜和其他球根状植物中的有机硫化物。大蒜中含有的主要活性物质是二丙烯基二硫化物，亦称蒜素，而蒜素中会有的主要物质是蒜苷。

（十）植酸

植酸又名肌醇六磷酸酯，是存在于谷类和豆类食物中而且富含磷的一种有机化合物。植酸主要存在于种子胚层和谷皮中，具有强烈的螯合能力，能阻止小肠对矿物质的吸收，故在营养学上被视为抗营养因子，但是越来越多的研究表明植酸具有抗癌、抗氧化、抗炎症、降血脂、防肾结石等方面的生理功能。人们也越发关注植酸在癌症、肾结石、糖尿病、心脏病等疾病中发挥的有益作用。

除上述各种植物次级代谢产物外，还有一些植物化学物没有被归属到上述分类中，如植物凝血素、葡萄糖二胺、苯酞、叶绿素和生育三烯酚等。

三、主要生理功能

植物化学物具有多种生理功能，主要表现在以下几个方面。

（一）抗癌

癌症的发生是一个多阶段过程，植物化学物几乎可以在每一个阶段抑制肿瘤的发生。植物化学物中的芥子油苷、多酚、单萜类、硫化物，均可通过抑制Ⅰ相酶和诱导Ⅱ相酶来抑制致癌作用。某些酚酸可以抑制由 DNA 损伤所导致的癌症。现已证实，植物雌激素对人体的激素代谢有一定影响。已知雌激素对某些肿瘤生长有轻度促进作用，且植物雌激素在人体肝脏中可诱导性激素结合球蛋白的合成，这样就可增加雌激素与该种转运蛋白的结合，从而降低雌激素促进肿瘤生长的作用。

（二）抗氧化

癌症和心血管疾病的发病机制与反应性氧分子及自由基的存在有关。现已发现的植物化学物（如类胡萝卜素、多酚、植物雌激素、蛋白酶抑制剂和硫化物等）具有明显的抗氧化作用。

（三）调节免疫功能

免疫系统主要具有抵御病原体的作用，同时也涉及在癌症及心血管疾病病理过程中的保护作用。迄今为止，人们已经进行了很多有关多种类胡萝卜素对免疫系统刺激作用的动物实验和干预性研究，结果表明其对免疫功能有调节作用。还有多数研究表明类黄酮具有免疫抑制作用；而皂苷、硫化物和质酸具有增强免疫力的作用。

（四）抗微生物

某些食用植物和调料植物被用来对抗感染。早期研究已证实球根状植物中的硫化物具有抗微生物作用。如芥子油苷的代谢物异硫氰酸盐和硫氰酸盐具有降低微生物活性的作用。

（五）降胆固醇

研究发现，以皂苷、植物固醇、硫化物和维生素 E 为代表的一些物质有降低血清总胆固醇的作用，血清总胆固醇降低的程度与食物中胆固醇和脂肪含量有关。

【练一练】

一、单选题

1. 下面哪种物质属于植物化学物？（　　）
   A. 维生素　　　　B. 蛋白质　　　　C. 胆固醇　　　　D. 植物固醇
2. 大豆皂苷经酸性水解后，其水溶性组分主要为（　　）。
   A. 氨基酸　　　　B. 糖类　　　　　C. 有机酸　　　　D. 五环三萜类
3. 无氧型和有氧型类胡萝卜素的主要区别在于（　　）。
   A. 分子中含有的氧原子的数目不同　　　B. 与氧结合的形式不同

C. 对热的稳定性不同　　　　　　　　D. 对酸碱的敏感性不同
4. 皂苷是一类具有苦味的化合物，在（　　）中含量特别丰富。
   A. 谷类　　　　B. 豆类　　　　C. 肉类　　　　D. 蔬菜
5. 异硫氰酸盐属于（　　）类植物化学物。
   A. 多酚类　　　B. 含硫化合物　　C. 芥子油苷类　　D. 植物固醇
6. 在植物界分布最广、最多的黄酮类化合物是（　　）。
   A. 儿茶素　　　B. 葛根素　　　C. 槲皮素　　　D. 大豆素
7. 下列哪种物质是国家允许作为食品添加剂放入饮料中的植物化学物是（　　）。
   A. 类胡萝卜素　　B. 多酚　　　C. 皂苷　　　D. 芥子油苷
8. 植物蛋白酶抑制剂在谷类的（　　）中含量更高。
   A. 种子　　　　B. 谷皮　　　　C. 胚乳　　　　D. 胚芽
9. 异黄酮和木聚素属于多酚类物质，但是从生物学作用上讲，它们也属于（　　）。
   A. 硫化物　　　B. 植物凝血素　　C. 植物雌激素　　D. 芥子油苷

二、多选题

1. 下面有关植物化学物的正确说法有（　　）。
   A. 植物化学物是植物的初级代谢产物
   B. 植物化学物属于非营养素
   C. 植物化学物对健康具有有害和有益的双重作用
   D. 植物化学物具有抗癌作用
   E. 维生素 A 也是植物化学物的一种
2. 下面哪些物质属于多酚类植物化学物？（　　）
   A. 槲皮素　　　　　　　　　　B. 吲哚
   C. 儿茶素　　　　　　　　　　D. 大蒜素
   E. 异硫氰酸盐
3. 下面哪些物质本身就具有雌激素活性？（　　）
   A. 大豆异黄酮　　　　　　　　B. 大豆皂苷
   C. 大豆苷　　　　　　　　　　D. 染料木黄酮
   E. 异黄酮
4. 大蒜中含有的维生素主要有（　　）。
   A. 维生素 A　　　　　　　　　B. 维生素 B
   C. 维生素 C　　　　　　　　　D. 维生素 D
   E. 维生素 E
5. 人体血清中的类胡萝卜素主要以（　　）的形式存在。
   A. 有氧型类胡萝卜素　　　　　B. 无氧型类胡萝卜素
   C. β-胡萝卜素　　　　　　　　D. α-胡萝卜素
   E. 番茄红素

三、判断题

1. 类黄酮主要存在于水果和蔬菜的外层及整粒的谷物中。　　　　　　　　　　　（　　）

2. 多酚类化合物主要包括酚酸和类黄酮两大类。（ ）
3. 芥子油苷是主要存在于十字花科植物中的一种植物化学物。（ ）
4. 植物雌激素可发挥雌激素和抗雌激素两种作用。（ ）
5. 类胡萝卜素是水果和蔬菜中广泛存在的植物次级代谢产物。（ ）
6. 黄酮类化合物的许多生物学活性均与其（抗氧化）活性有关。（ ）

项目三 老年人膳食安排

【知识目标】

◇ 了解影响老年人膳食行为的外在因素和内在因素；
◇ 理解中国老年人的膳食安排知识；
◇ 掌握《中国居民膳食指南》和《中国老年人平衡膳食宝塔》中的相关知识。

【能力目标】

◇ 能运用查阅资料或询问方法，分析影响老年人膳食行为的各项因素；
◇ 能根据老年人具体特点，进行健康管理和膳食宣传；
◇ 能正确运用《中国居民膳食指南》和《中国老年人平衡膳食宝塔》来安排老年人的膳食。

【素质目标】

◇ 以关爱之情与老年人沟通；
◇ 以科学态度分析安排老年人的膳食；
◇ 学会团队协作，能与老年管理和服务人员进行沟通合作。

任务一 影响老年人膳食行为因素分析

【知识目标】

◇ 了解影响老年人膳食行为的因素；

◇ 理解不同老年人的膳食行为；
◇ 掌握膳食行为管理的重要性。

【能力目标】

◇ 能针对不同老年人进行膳食行为调查和分析。

【素质目标】

◇ 提高分析问题和解决问题的能力；
◇ 关心老年人，进行友善沟通；
◇ 提高团队协作能力和沟通协调能力。

膳食是人们生存的物质基础，行为是活动的表现，膳食行为则是膳食生活所体现物质和精神现象总和。膳食行为是指受有关食物和健康观念支配的摄食活动。膳食行为因人而异，涵盖各种行为，老年人由于处在特殊的年龄段，有着特定的膳食行为，这些都会影响营养素的摄入，从而对人体健康产生影响。

一、影响老年人膳食行为的因素

任何个体的膳食行为都受到所处时代环境的外在因素和本身内在因素的影响，老年人作为社会成员一部分，他们的膳食行为同样也会受到影响。

（一）外在因素

影响膳食行为的时代环境因素一般包括社会繁荣和稳定程度、经济发展水平、个体所处区域（如城市或农村）、物资供应条件、社会保障体系、文化因素。

（二）内在因素

影响膳食行为的个体本身因素包括性别、年龄、民族、职业、文化程度、婚姻状况、经济状况、宗教信仰、生活方式、膳食习惯、健康状况、牙齿状况和心理状况等。

性别方面如男性老年人有饮酒习惯，女性老年人运动活动较多；世界卫生组织对老年人的划分是：60~74岁的人称为年轻老年人，75岁以上的人才称为老年人，90岁以上的人称为长寿老年人，不同年龄的老年人因体质变化，膳食行为会随之变化；有些民族因文化和习惯导致饮食有所讲究；职业方面，从事体力劳动的老年人，其代谢和摄入总量较高；文化程度越高的老年人，相对来说食品营养卫生知识储备越多，更加注重膳食搭配；婚姻和谐、家人陪伴进餐的老年人，膳食品种更丰富，心情也愉悦；经济状况好的老年人，食物种类多，优质蛋白质和果蔬摄入量丰富；生活有规律、经常参加群体活动和运动的老年人，膳食行为更科学；膳食习惯方面如三餐是否正常，有无科学加餐，饮食偏好等，对膳食行为均有所影响；心理状况方面，保持积极乐观的心态，对膳食也能产生重要的影响。

> **知识拓展**
>
> 在家居生活中,"家人口味"是我国老年人选择食物的首要因素,农村老年人在选择食物时受经济条件影响较大,而城市老年人对食物的选择则已经上升到"营养"和"食品卫生"的高度。

二、老年人膳食行为管理的重要性

膳食行为是决定人们营养状况的重要因素,许多国家的研究结果和实践均显示对膳食行为进行干预可以有效地改善人群的健康状况。我国已于2001年进入老龄化社会,因此老年人的健康问题已经成为老年人问题中最迫切需要解决的问题,对老年人膳食行为进行干预和研究对于提升老年人的生活质量以及改善健康状态有着重要的意义。

我国城市和农村老年人的膳食行为有明显的区别,其身体健康也呈现不同的特点,城市区域的主要营养问题,如膳食结构不合理,营养过剩导致的高血压病、冠心病、糖尿病等慢性病的发病率一般高于农村;农村人口相对分散,在经济不发达地区,部分农民经济收入偏低,营养摄入不足导致的缺铁性贫血、维生素A缺乏等的发病率高于城市区域。

【练一练】

一、单选题

1. 老年人对蛋白质吸收利用率下降,易出现负氮平衡,但过多的蛋白质又增加了肝、肾负担,因此老年人对蛋白质的要求为（   ）。
   A. 质优量少   B. 质优量足且维持氮平衡
   C. 以植物蛋白为主   D. 将蛋白质摄入量减少到成年人的一半
2. 缺乏时可导致味蕾功能减退的矿物质是（   ）。
   A. 锌   B. 铁   C. 锰   D. 硒
3. 下列关于"随着年龄的增长,老年人身体成分会逐渐改变"的描述中错误的是（   ）。
   A. 体脂肪逐渐增加,并呈向心性分布趋势
   B. 体重逐渐减小,主要为肌肉组织细胞量下降
   C. 体内水分减少,因为细胞内、外液均减少
   D. 骨密度降低,尤其是钙的减少
4. 影响健康的自身因素不包括（   ）。
   A. 情绪因素   B. 劳逸因素   C. 饮食因素   D. 自然环境

二、多选题

1. 下列叙述中哪些是正确的?（   ）
   A. 老年人容易缺乏维生素

B. 老年人容易出现骨质疏松症的原因之一是由于维生素 D 的羟化受抑制
C. 叶酸和维生素 B_6 有利于预防老年性贫血
D. 老年人对钙的吸收率低,所以应该尽可能多补钙
E. 对于老年人缺铁性贫血除了摄入一定量吸收率高的血红素铁外,还应有适当的维生素 C 以促进非血红素铁的吸收

2. 下列哪些符合老年营养需要?（　　　）
A. 应大量补钙　　　　　　　　B. 脂肪摄入不宜过多
C. 蛋白质量适而质优　　　　　D. 总热能摄入量应降低
E. 不宜食含蔗糖量高的食物

3. 老年人的膳食调整,主要包括（　　　）。
A. 减少能量的摄入　　　　　　B. 增加优质蛋白质的摄入
C. 增加脂肪的摄入　　　　　　D. 增加钙的摄入
E. 增加维生素的摄入

4. 老年人应摄入足量的维生素 C,因为维生素 C 有（　　　）的功能。
A. 防止血管硬化　　　　　　　B. 降低胆固醇
C. 抗氧化　　　　　　　　　　D. 防止自由基损伤
E. 保持毛细血管弹性

三、判断题

老年人代谢衰退,因此每天的需水量低于青年人。　　　　　　　　　（　　　）

【案例分析】

张大爷,82 岁,半年前妻子去世,仅有一子在国外工作,目前独居,经济状况尚好,但自理能力差。张大爷平时身体健康,半年来体重下降了 5 kg,医院体检示无明显器质性病变。追问平日生活,张大爷自述妻子过世后自己很少外出,食欲有所减退,经常无明显饥饿感,食量减少。张大爷想寻求一些措施来有效改善自己的营养状况。

项目三 老年人膳食安排

任务二
老年人膳食指南知晓

【知识目标】

◇ 了解《中国居民膳食指南》；
◇ 理解老年人膳食指南安排；
◇ 掌握老年人膳食指南的内涵与原则。

【能力目标】

◇ 能科学选用适用于不同老年人的膳食指南。

【素质目标】

◇ 提高分析问题和解决问题的能力；
◇ 培养科学认真，细致的工作态度；
◇ 增强与老年人的沟通协调与工作落实能力。

一、《中国居民膳食指南》概述

（一）发展状况

膳食指南是以科学证据为基础，为促进人类健康而提供的食物选择和身体活动指导，是从科学研究到生活实践的科学共识。各国的膳食指南都是营养专家根据营养学原则，结合国情与人群类别，教育居民用平衡膳食的方式达到促进健康目的的指导性意见。膳食指南的作用一方面在于引导居民合理消费食物，维持身体健康；另一方面可以作为政府发展食物生产及规划并使其满足居民合理的食物消费的依据。

在世界范围内，膳食指南作为公共卫生政策的组成部分已有百年以上历史。它是由早期食物指南，历经膳食供给量和膳食目标等阶段演变而来的。

（二）历史背景

1992 年，世界卫生组织与联合国粮食及农业组织共同在罗马召开的国际营养大会上把推广以食物为基础的膳食指南列为重点工作之一。会议强调推行合理膳食及健康生活方式是消除或明显减少慢性营养不良、微量营养素缺乏及膳食有关疾病的一项适宜的策略。1996年，世界卫生组织与联合国粮食及农业组织共同召开的联合专家会议发表了《编制与应用以食物为基础的膳食指南》，作为各国制定及应用膳食指南的参考和依据。

同年，为实现我国政府在世界营养大会上的承诺，卫生部会同国家计委、国家教委、农业部等14个有关部委制定了《中国营养改善行动计划（1996—2000年）》。

膳食指南的制定和贯彻是落实营养改善行动计划的具体措施。

由此可见，膳食指南的作用一方面在于引导居民合理消费食物，保护自己的健康。另一方面，这些原则可以成为政府发展食物生产及规划食物市场的依据，并使政府可采取相应的政策满足居民合理的食物消费结构的需求。

《中国居民膳食指南》是贯彻营养改善行动计划的主要宣传教育大纲。其核心是倡导平衡膳食和合理营养以达到促进健康的目的。

（三）中国居民膳食指南的沿革

1. 第一版：《中国居民膳食指南》（1989年发布）

1989年10月，中国营养学会常务理事会制定并发布了《中国居民膳食指南》。《中国居民膳食指南》共八条，即食物要多样，饥饱要适当，油脂要适量，粗细要搭配，食盐要限量，甜食要少吃，饮酒要节制，三餐要合理。

2. 第二版：《中国居民膳食指南》（1997年发布）

1997年发布的《中国居民膳食指南》共有八条推荐条目，通用于健康成年人和2岁以上儿童。鉴于特定人群对膳食营养的特殊需要，政府又提出了《特定人群膳食指南》。为了帮助居民在日常生活中实践《中国居民膳食指南》，政府提出了食物定量指导方案，并以宝塔图形表示，它直观地告诉居民食物分类的概念及每天各类食物的合理摄入范围，告诉居民每日应吃食物的种类及相应的数量，对合理调配平衡膳食进行具体指导，故称为"中国居民平衡膳食宝塔"。

3. 第三版：《中国居民膳食指南（2007）》

《中国居民膳食指南（2007）》由一般人群膳食指南、特定人群膳食指南和中国居民平衡膳食宝塔三部分组成。一般人群膳食指南共有十条推荐条目，适合于6岁以上的正常人群。与1997年的《中国居民膳食指南》的条目相比，《中国居民膳食指南（2007）》增加了每天足量饮水、合理选择饮料，强调了加强身体活动、减少烹饪用油和合理选择零食等内容。特定人群膳食指南是根据各人群的生理特点及其对膳食营养需要而制定的。特定人群包括孕妇、哺乳期妇女、婴幼儿、学龄前儿童、儿童青少年和老年人群。

《中国居民膳食指南（2007）》还修订了1997年版的"中国居民膳食宝塔"的内容，增加了饮水和身体活动的图片，还在膳食宝塔第五层增加了食盐的摄入限量。另外，还在膳食宝塔的使用说明中增加了食物同类互换的品种以及各类食物量化的图片，以便为居民合理调配膳食提供可操作性的指导。

4. 第四版：《中国居民膳食指南（2016）》

为了更加切合当前我国居民营养状况和健康需求，自2014年起，国家卫生计生委疾控局委托中国营养学会再次启动膳食指南修订工作。修订过程根据《中国居民营养与慢性病状况报告（2015）》中指出的我国居民面临营养缺乏和营养过剩双重挑战的情况，结合中华民族饮食习惯以及不同地区食物可及性等多方面因素，参考其他国家膳食指南制定的科学依据和研究成果，对部分食物日摄入量进行了调整，提出了符合我国居民营养健康状况和基本需求的膳食指导建议。

《中国居民膳食指南（2016）》（图3-1）由一般人群膳食指南、特定人群膳食指南和中国居民平衡膳食实践三个部分组成。同时推出了中国居民膳食宝塔（2016）、中国居民平衡膳食餐盘（2016）和儿童平衡膳食算盘三个可视化图形，指导居民在日常生活中进行具体实践。

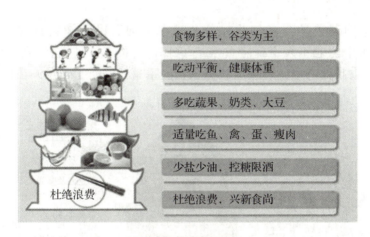

图3-1 《中国居民膳食指南（2016）》

《中国居民膳食指南（2016）》是以居民健康利益为根本，引导食物消费，调整膳食结构，促进平衡膳食模式、合理运动，提倡健康饮食新食尚，以平衡膳食模式和解决公共营养问题为主导，提高了可操作性和实用性，弘扬新饮食文化，兼顾了科学性和科普性。

二、老年人膳食指南

我国于1989年首次发布了《中国居民膳食指南》，但1989年出版的《中国居民膳食指南》是针对整体人群进行编写的，在内容中并没有根据年龄的特点设定饮食标准。而1997版《中国居民膳食指南》仅将儿童、孕妇作为特殊人群进行分类。直到《中国居民膳食指南（2007）》，将老年人群作为特殊人群进行了分类，并在总纲要后单独设立篇幅，对老年人营养膳食进行了具体讲解。《中国居民膳食指南（2016）》中有关老年人膳食内容又作了进一步的阐述和关键推荐。

(一)《中国居民膳食指南(2007)》中有关老年人膳食的内容

《中国居民膳食指南(2007)》指出了十条内容:第一,食物多样、谷类为主、粗细搭配;第二,多吃蔬菜水果和薯类;第三,每天吃奶类、大豆或其制品;第四,常吃适量的鱼、禽、蛋和瘦肉;第五,减少烹调油用量,吃清淡少盐膳食;第六,食不过量,天天运动,保持健康体重;第七,三餐分配要合理,零食要适当;第八,每天足量饮水,合理选择饮料;第九,饮酒应限量;第十,吃新鲜卫生的食物。

除此之外,还补充了四条内容:第一,食物要粗细搭配、松软、易于消化吸收;第二,合理安排饮食,提高生活质量;第三,重视预防营养不良和贫血;第四,多做户外运动,维持健康体重。

(二)中国老年人平衡膳食宝塔

2010年,中国营养学会老年营养分会又在中国居民平衡膳食宝塔(2007)的基础上修订了一版中国老年人平衡膳食宝塔(2010)(图3-2),它结合老年人的生理特点,把老年人膳食指南的原则转换成各类食物的重量,以便于老年人在日常生活中参照使用。

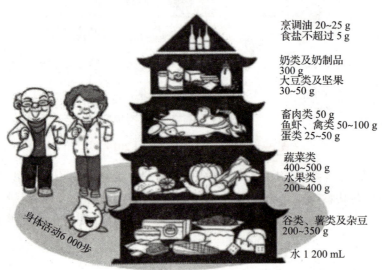

图3-2 中国老年人平衡膳食宝塔(2010)

1. 中国老年人平衡膳食宝塔的结构

中国老年人平衡膳食宝塔(2010)共分五层。谷类、薯类及杂豆位居底层(即第一层),老年人平均每天吃200~350 g。蔬菜和水果居第二层,每天应吃400~500 g蔬菜和200~400 g水果。鱼、禽、肉、蛋等动物性食物位于第三层,每天应吃150 g(其中鱼虾、禽类50~100 g,畜肉50 g,蛋类25~50 g)。奶类及豆类食物合居第四层,每天应吃相当于液态奶300 g的奶类及奶制品,以及大豆类及坚果30~50 g。第五层塔顶是烹调油和食盐,每天应吃烹调油20~25 g,食盐不超过5 g。中国老年人平衡膳食宝塔(2010)特别强调老年人每日至少喝 1 200 mL 水。

膳食宝塔没有建议食糖摄入量，这是因为老年人糖耐量降低，胰岛素分泌减少，血糖调节功能下降，易发生高血糖和糖尿病，故不宜多食糖。老年人水分的摄取较年轻人更重要，可以从多方面来补充水分。其中包括饮食中的牛奶、稀饭、各类菜汤、洁净天然水和多汁的水果和瓜类、淡茶等。要主动、少量、多次饮水，不要等到口渴时再喝水。

运动是健康的基石。老年人每天应进行适量的身体活动，建议每天进行累计相当于步行 6 000 步以上的活动量。

2. 中国老年人平衡膳食宝塔建议的食物量

中国老年人平衡膳食宝塔（2010）建议的各类食物量是一类食物总量。如每日 400 g 蔬菜，既可选择 100 g 菠菜、50 g 胡萝卜、100 g 西红柿和 150 g 圆白菜；也可选择 100 g 大白菜、150 g 韭菜和 150 g 黄瓜。其所标示的各类食物建议量的下限为能量水平 1 600 kcal，上限为能量水平 2 200 kcal。

1）第一层：谷类、薯类及杂豆

谷类包括小麦面粉、大米、小米、荞麦、燕麦、玉米、高粱等及其制品。薯类包括红薯、马铃薯等，可替代部分粮食。杂豆包括大豆以外的其他干豆类，如红小豆、绿豆、芸豆等。建议老年人每日的谷类食物应达到 200～300 g，建议量是以原料的生重计算。另外谷类食物选择应重视多样化，粗细搭配，适量选择一些全谷类制品、杂粮、杂豆及薯类，其中粗粮 50～100 g，薯类 50～100 g。例如早餐可以食用杂豆粥、杂粮馒头、花卷等；中午可以选用米饭和面条；晚餐可以选用能量较低的土豆、红薯、杂豆等作为一部分主食。在食用粗粮时，应注意粗粮细作，以适应老年人的消化功能。

2）第二层：蔬菜和水果

这类食物提供的抗氧化营养素是预防老年人慢性疾病的重要饮食措施。蔬菜包括嫩茎、叶、花菜类、根菜类、鲜豆类、茄果、瓜菜类、葱蒜类及菌藻类。深色蔬菜是指深绿色、深红色、橙红色、紫红色等颜色深的蔬菜，一般含矿物质、维生素、膳食纤维和植物化学物比较丰富。建议老年人每日摄入 400～500 g 新鲜蔬菜，其中深色蔬菜最好占 50% 以上。

水果中含有的矿物质、维生素、膳食纤维、植物化学物比较多，例如多糖、抗氧化物等。由于不同植物化学物有不同的保健作用，应保证摄入尽可能多的植物化学物，以发挥延缓衰老、预防疾病、增进健康的作用。建议老年人平均每天吃 2～3 种新鲜水果，总量达 200～400 g。蔬菜和水果各有优势，不能完全相互替代。

3）第三层：肉、禽、鱼、蛋

肉、禽、鱼、蛋均属于动物性食物，是老年人优质蛋白、脂类、脂溶性维生素、B族维生素和矿物质的良好来源，也是老年人平衡膳食的重要组成部分。红肉包括猪、牛、羊、马、驴等家畜的肌肉、内脏及其制品。畜肉脂肪含量较高，应尽量选择瘦畜肉。动物内脏因胆固醇含量较高，老年人不宜过多食用。建议每日的摄入量为 50 g。白肉一般指禽类及水产品类的食物，宜将鱼肉、禽肉作为老年人的首选肉品，因为它们的脂肪含量低，肌纤维短、细、软，更易消化吸收。建议每日的摄入量为 50～100 g。有条件的老年人可以多选择食用一些海鱼和虾，以增加优质蛋白和 ω-3 系列多不饱和脂肪酸的摄取。

每周也可适量食用一次全血制品（如鸭血等），它含一定量铁元素。

蛋类的营养价值较高，建议每日摄入量为25~50 g，相当于半个至1个鸡蛋。蛋黄虽含胆固醇，但其中丰富的维生素与卵磷脂却是老年人不可缺少的营养品。大多数老年人每天可吃一个鸡蛋，胆固醇异常者每周可吃3~4个鸡蛋。老年人最好吃煮鸡蛋，少吃油煎鸡蛋，应尽量不吃或少吃咸蛋和松花蛋。

4）第四层：奶类、豆类及其制品

奶类是老年人优质蛋白质、钙等的重要来源。奶制品包括奶粉、酸奶、奶酪等，但不包括奶油。建议老年人每天饮300 g鲜牛奶或相当量的奶制品，对于高血脂和有超重肥胖倾向者，应选择低脂奶、脱脂奶及其制品。

大豆包括黄豆、黑豆、青豆，其常见的制品包括豆腐、豆浆、豆腐干及千张等，它们可提供优质蛋白质、钙、多不饱和脂肪酸、磷脂等。坚果则是蛋白质、不饱和脂肪酸、维生素E等的良好来源，包括花生、瓜子、核桃、杏仁、榛子等。老年人每天都应进食一次豆制品，推荐每日摄入30~50 g大豆类及坚果，如果以它们提供蛋白质的量计算，40 g干大豆相当于80 g豆腐干、120 g北豆腐、240 g南豆腐和650 g豆浆。有条件的老年人可吃5~10 g坚果仁替代相应量的大豆。豆浆是一种很好的饮品，但其含钙量仅相当于牛奶的1/10，所以用豆浆来替代牛奶补钙是不妥当的。

5）第五层：烹调油和食盐

烹调油包括各种烹调用的动物油和植物油，植物油包括花生油、大豆油、菜籽油、山茶油、葵花油、橄榄油、玉米胚芽油、芝麻油、调和油等；动物油包括猪油、牛油、黄油等。老年人每天烹调油的建议摄入量为20~25 g，血脂异常、肥胖或者有肥胖家族史的老年人每天用油量要降到20 g左右。在烹调时少用油炸、油煎、爆炒，多选用蒸、煮、炖、清烩、拌等。建议几种油交替搭配食用，尽量选用多种植物油。

老年人每天食盐（包括酱油和其他食物中的食盐）的建议摄入量不超过5 g。一般20 mL酱油中含3 g食盐，10 g黄酱中含1.5 g盐，10 g腌芥菜头含1.9 g盐，10 g酱萝卜含1.8 g盐，10 g榨菜含1.1 g盐，10 g腌雪里蕻含0.85 g盐，100 g香肠或火腿含4 g盐。老年人应尽量减少摄入含食盐量较高的调味品，如酱油、黄酱、甜面酱、辣椒酱、味精、鸡精、虾酱、鱼露、蚝油等，以及含盐较高的食品，如酱菜、泡菜、腌菜、酱豆腐（豆腐乳）、韭菜花、腊肉、咸鱼、火腿等，偶尔摄入时，应减少食盐用量。可用各种酸味或醋来降低食盐的用量，烹饪时也不宜过多加糖。

知识拓展

为了让老年人容易记住平衡膳食的原则，可将其简单地概括为"10个拳头原则"，即"肉∶粮∶奶豆∶苹果=1∶2∶2∶5"（以重量比计）。

拳头总在人们的身边，可以将它作为一个非常方便的"量具"，建议经常根据拳头的大小来粗略估计每天各类食物的进食量（指生食量）：

(1)不超过：1个拳头大小的肉类（包括鱼、禽、蛋、肉）。
(2)相当于：2个拳头大小的谷类（各种主食，包括粗粮、杂豆和薯类）。
(3)要保证：2个拳头大小的奶制品、豆制品。
(4)不少于：5个拳头大小的蔬菜和水果。

（三）《中国居民膳食指南（2016）》中有关老年人膳食的内容

《中国居民膳食指南（2016）》推出了六条核心条目：第一，食物多样，谷类为主；第二，吃动平衡，健康体重；第三，多吃水果、奶制品、豆制品；第四，适量吃鱼、禽、蛋、瘦肉；第五，少盐少油，控糖限酒；第六，杜绝浪费，兴新食尚。

《中国居民膳食指南（2016）》对老年人膳食关键的推荐：少量多餐细软、预防营养缺乏；主动足量饮水，积极做户外活动；延缓肌肉衰减；维持适宜体重；摄入充足食物；鼓励陪伴进餐。

三、老年人膳食指南知晓

（一）老年人膳食指南知晓情况

很多专家和学者都对中国居民对于《中国居民膳食指南》及相关营养知识知晓情况进行了调研分析，跟踪数据变化，分析知晓状况对于居民膳食及营养素摄入情况的影响。成年居民对《中国居民膳食指南》的知晓率呈现逐年增长的趋势，但整体仍处在较低水平，估计总体不超过30%；同时，知晓《中国居民膳食指南》的人群在营养知识、膳食及营养素摄入等方面均优于不知晓的人群。

鉴于老年人的生活和学习特点，很多调查也指出，60岁以上老年人群对《中国居民膳食指南》的认知相对较少。另外，由于各种因素的影响，也有一部分老年人表示《中国居民膳食指南》不能对自己的日常饮食起到指导作用。这些问题的存在也说明了目前社会对老年人营养知识宣传教育和指导程度还不足。

（二）影响老年人膳食指南知晓的因素

1. 老年人群营养膳食知识获取途径单一

随着科技的快速发展以及信息化技术的快速普及，人们获取信息的渠道越来越多，但老年人仍然是一个特殊的群体，即便计算机电算化已经普及了多年，但对于大多60岁以上老年人而言，电视、广播仍然是现阶段他们获取信息的重要手段。

目前老年人不开拓其他渠道获取信息的主要原因分为两个方面，一方面，如果以当前60岁为年龄界限，大部分老年人在工作时期还没有普及计算机技术；另一方面，有一部分老年人已经熟练掌握计算机和智能手机的操作，但他们却质疑网络信息来源的可靠性。

2. 宣传教育的方式需要改进加强

1）加大"中国老年人平衡膳食宝塔"的推广力度

目前中国65岁以上人口的平均文化水平较低，很难通过较强的理论依据以及冗长的内容对其进行健康教育，"中国老年人平衡膳食宝塔"仅是一张图表，可以帮助老年人口较容易地搭配营养膳食，所以非常有必要加大"中国老年人平衡膳食宝塔"的推广力度。

从其他发达国家提高全民膳食营养的经验来看，以最简单、最易懂的内容推广营养膳食最为奏效。他们的做法是，定期向居民免费发放"居民膳食宝塔图表"，并监督其贴在厨房中，这不仅可以帮助居民较好地理解膳食宝塔的内容，还可以在制作食物的过程中时刻提醒老年人口要注意营养膳食。

政府可以将"中国居民平衡膳食宝塔"和"中国老年人平衡膳食宝塔"的发放工作与日常的控盐和控油结合在一起（图3-3），在推进全民控盐控油的健康教育工作中，适时地扩大营养膳食的概念，让被教育人群可以结合日常营养膳食的要求去看待控盐控油的作用，以加速营养膳食在整体人群中的普及。

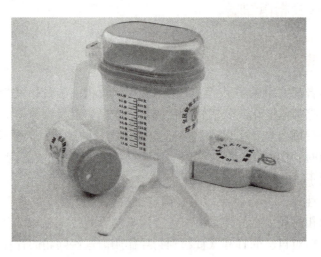

图3-3 限盐勺和控油壶

2）宣传或传播方式

我国65岁以上人口对电子产品的接受度比较低，而通过电视开展老年人群营养膳食很难做到时刻提醒，老年人群的记忆力往往较差，特别是很多偏远地区的老年人并不习惯按时段收看电视节目。

书籍和报纸并非老年人主要的信息获取渠道，主要原因有两个方面：一方面，60岁以上老年人群视力下降较快，浏览书籍和报纸的时间不能过长；另一方面，书籍和报纸的信息传递速度过低。

3）老年人管理和服务人群教育

目前也有部分老年人群在家庭中基本不承担做饭工作或居住在养老院，对这部分老年人群实施营养膳食健康教育时，其受教育对象不能是本人，而是家庭中的儿女以及照顾他们的人员。这些受教育群体既应该是老年人群本身，更应该是为老年人群提供饮食起居服务的人员等。

【练一练】

一、单选题

1. 《中国居民膳食指南（2016）》提出了（　　）核心推荐。
   A. 10 条　　　B. 8 条　　　C. 6 条　　　D. 12 条
2. 关于《中国居民膳食指南（2016）》表述错误的是（　　）。
   A. 杜绝浪费，兴新食尚　　　B. 少盐少油，限糖禁酒
   C. 吃动平衡，健康体重　　　D. 食物多样，谷类为主
3. 下列关于一日三餐的分配比例，合理的是（　　）。
   A. 早餐 25%～30%，午餐 30%～40%，晚餐 10%～20%
   B. 早餐 55%～40%，午餐 30%～40%，晚餐 30%～40%
   C. 早餐 25%～30%，午餐 30%～40%，晚餐 30%～40%
   D. 早餐 25%～30%，午餐 30%～60%，晚餐 30%～40%
4. 膳食宝塔共分五层，第二层为（　　）。
   A. 谷类、薯类及杂豆　　　B. 蔬菜和水果
   C. 鱼、禽、肉、蛋类　　　D. 乳类、大豆和坚果
   E. 烹调油和盐
5. 轻体力活动的成年人每天至少饮水（　　）mL。
   A. 1 200～1 400　　　B. 1 300～1 500
   C. 1 400～1 600　　　D. 1 500～1 700
   F. 1 600～1 800
6. 推荐每人每天至少进行相当于快步走（　　）步的身体活动。
   A. 3 000　　　B. 4 000
   C. 5 000　　　D. 6 000
   E. 7 000
7. 护士小张给妈妈设计了一份午餐食谱，有蒸米饭、红烧鲫鱼、葱炒鸡蛋，你认为添加下列哪项后食谱会更合理？（　　）
   A. 牛奶　　　B. 排骨汤
   C. 素炒豆角　　　D. 小米粥
   E. 小葱拌豆腐

二、多选题

1. 平衡膳食模式的重要特征为（　　）。
   A. 食物多样，谷类为主　　　B. 吃动平衡，健康体重
   C. 多吃蔬果、奶类、大豆　　　D. 适量吃鱼、禽、蛋、肉
   E. 少盐少油，控糖限酒

2. 老年人的膳食调整方式主要包括（　　　　）。
   A. 减少能量摄入　　　　　　　　B. 增加优质蛋白质摄入
   C. 增加脂肪摄入　　　　　　　　D. 增加钙摄入
   E. 增加维生素摄入
3. 老年人合理膳食安排的基本原则是（　　　　）。
   A. 提供符合老年人营养需要的平衡
   B. 食品多样化
   C. 少吃或不吃荤油、肥肉、油炸食品、胆固醇含量较高的食品
   D. 防止能量过剩引起肥胖
   E. 不盲目节制饮食
4. 下列有关老年人膳食指南的说法中正确的是（　　　　）。
   A. 老年人能量摄入应以维持标准体重为原则，必须获得足够的完全蛋白质、钙、铁和各种维生素
   B. 老年人膳食对食物的选择应多样化，做到荤素搭配，以素为主，而且每天应吃不同类型富含膳食纤维的食物，如粗粮、豆类、蔬菜、水果等
   C. 老年人饮食要清淡，忌吃过多的油脂，特别是动物脂肪
   D. 积极参加适度体力劳动，保持能量平衡

三、判断题

1. 在自然界，任何一种食物都不可能提供人体所需的所有营养物质，只有由多种食物相互搭配构成的膳食，营养素才可能齐全。（　　）
2. 如果膳食营养比例失调，不但不能满足生理需要，还会对人体健康造成不良影响。因此现代营养学要求力争达到合理搭配，膳食平衡。（　　）
3. 三类生热营养素各占总能量的百分比：按中间值计算，蛋白质占15%，脂肪占25%，碳水化合物占60%。（　　）
4. 根据全日能量需要量计算每餐需要量。三餐分配比例：早餐占20%，午餐占30%，晚餐占50%。（　　）
5. 粮食是为我国居民提供热能的主要食品。每成年人每天摄入250～400 g，粮食品种应在3种以上。（　　）
6. 蔬菜一日三餐不能缺少，一般成年人每日应吃约500 g的新鲜蔬菜。（　　）

【案例分析】

案例一： 有些老年人如果早晨不吃早餐，上午就往往会头晕、心慌、注意力不集中等。这样会影响身体健康。下面是一分较为合理的食谱：一块面包、一杯鲜牛奶、少量蔬菜和水果。

请分析回答：
（1）出现上述症状的原因是什么？
（2）结合《中国居民膳食指南》评价该早餐食谱。

案例二： 某老年公寓邀请你去给公寓里的老年人宣传《中国居民膳食指南》与"中国居民平衡膳食宝塔"的相关知识，请撰写宣教方案。

案例三： 某老年公寓食堂设计星期一的早、午、晚餐食谱见表 3-1。请问：如果食用此膳食一段时间，该食谱结构存在什么主要问题？

表 3-1 某老年公寓食堂食谱（星期一）

时间	早餐	午餐	晚餐
星期一	稀饭 油条 炸荷包蛋 咸菜	米饭 黄焖鸡翅 炒三片 番茄鸡蛋汤	包子 玉米面糊 香干芹菜炒胡萝卜 酱豆腐 八宝菜

任务三 老年人合理膳食安排

【知识目标】

◇ 了解老年人膳食安排的意义与价值；
◇ 理解老年人膳食安排的科学原则；
◇ 掌握老年人膳食安排的方法。

【能力目标】

◇ 能针对不同老年人进行膳食安排和指导。

【素质目标】

◇ 提高分析问题和解决问题的能力；
◇ 培养科学、认真、规范的工作态度；
◇ 提高与人沟通协调和工作落实能力。

老年人除身体功能有不同程度的衰退外，基本营养需求与成年人相似，因此《中国居民膳食指南》中的内容也适合老年人。

现阶段，老年人对《中国居民膳食指南》的认知相对较少，因此应加强对老年人饮食的宣传教育和指导，做好适合老年人的膳食安排和指导，帮助老年人更好地适应身体功能的改变，努力做到合理膳食、均衡营养，降低疾病发生的概率并延缓疾病的发展，延长健康生命时间。

一、老年人合理膳食安排的重要性

截至 2019 年，我国总人口数量达 140 005 万，其中 65 周岁及以上人口为 17 603 万，占总人口比例的 12.57%。随着年龄的增加，老年人的器官功能出现渐进性的衰退，如牙齿脱落、消化液分泌减少、消化吸收能力下降、心脑功能衰退、视觉和听觉及味觉等感官反应迟钝、肌肉萎缩、瘦体组织数量减少等。这些改变均可明显影响老年人摄取、消化和吸收食物的能力，使老年人营养缺乏和慢性非传染性疾病发生的风险增加。因此，老年人若要实现成功老龄化，则需要有正确的营养指导。

二、老年人合理膳食安排

（一）根据自己的能量水平确定食物需要

老年人膳食能量推荐摄入量——60岁年龄组：轻体力活动男1 900 kcal，女1 800 kcal；中体力活动男2 200 kcal，女2 000 kcal。70岁年龄组：轻体力活动男1 900 kcal，女1 700 kcal；中体力活动组男2 100 kcal，女1 900 kcal。

"中国居民平衡膳食宝塔"建议的每人每天各类食物适宜摄入量的范围适用于一般健康老年人，按照6个能量水平分别建议了10类食物的摄入量，见表3-2，应用时要根据自身的能量需要进行选择。建议量均为食物可食部分的生重量。

表3-2 按照6个不同能量水平建议的食物摄入量   g

能量水平	1 400 kcal	1 600 kcal	1 800 kcal	2 000 kcal	2 200 kcal	2 400 kcal
谷类	200	225	250	300	300	350
大豆类	300	30	30	40	40	40
蔬菜	300	350	400	450	500	500
水果	200	200	200	300	350	400
肉类	25	50	50	50	50	75
乳类	300	600	300	300	300	300
蛋类	25	25	25	25	50	50
水产品	50	50	50	75	100	100
烹调油	20	20	25	25	25	30
食盐	5	5	5	5	5	5

（二）保证各层食物种类

老年人应用"中国居民平衡膳食宝塔"时，应按照食物多样、同类互换的原则来调配一日三餐。所谓同类互换是以粮换粮、以豆换豆、以肉换肉，还包含同种食物用不同烹饪方法。每一类食物的品种应每日有所更新，每天进食膳食宝塔每层中的各类食物，每日摄入食物品种宜保持在15~20种，要提倡吃得杂一些、广一些，菜肴避免单一品种，杂合的食法更可取。不同颜色的食物对人体的作用也不一样，每日食谱中应注意合理搭配各种颜色的食物。长期食用种类齐全、丰富多彩的平衡膳食，能促进老年人身体健康，预防慢性病的发生。

（三）老年人膳食指南的具体实践

1. 少量多餐

不少老年人牙齿缺损，消化液分泌减少，胃肠蠕动减弱，容易出现食欲下降和早饱现象，以致食物摄入量不足和营养缺乏，因此，老年人膳食更需要相对精准，不宜随意化。进餐次数可采用三餐两点制或三餐三点制；每次正餐提供的能量占全天总能量的20%~25%，每次加餐的能量占5%~10%，且宜定时定量用餐。

2. 制作细软食物

将食物切小切碎，或延长烹调时间；肉类食物可切成肉丝或肉片后烹饪，也可剁碎成肉糜制作成肉丸食用；鱼虾类可做成鱼片、鱼丸、鱼羹、虾仁等；坚果、粗杂粮等坚硬食物可碾碎成粉末或细小颗粒食用；多选嫩叶蔬菜，质地较硬的水果或蔬菜可粉碎榨汁食用；蔬菜可制成馅、碎菜，与其他食物一同制成可口的饭菜（如菜粥、饺子、包子、蛋羹等），混合食用；多采用炖、煮、蒸、烩、焖、烧等进行烹调，少以煎炸、熏烤等方法制作食物。高龄和咀嚼能力严重下降的老年人，饭菜应煮软烧烂，如制成软饭、稠粥、细软的面食等；有咀嚼吞咽障碍的老年人可选择软食、半流质或糊状食物，液体食物应适当增稠。老年人细软食物图例如图3-4所示。

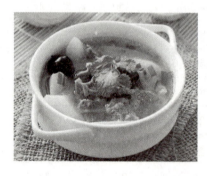 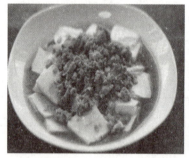

图3-4 老年人细软食物图例

3. 预防老年人营养缺乏

老年人常因生理机能减退以及食物摄入不足等缘故，出现某些矿物质和维生素的缺乏，引发钙、维生素D、维生素A、维生素C缺乏以及贫血，体重过低等问题。这些问题可通过合理利用营养加以纠正：日常膳食中，合理利用营养强化食品或营养素补充剂来弥补食物摄入的不足；对于有吞咽障碍的老年人和80岁以上老年人，可选择软食，进食过程中要细嚼慢咽、预防呛咳和误吸；出现贫血，钙和维生素D、维生素A、维生素C等营养缺乏的老年人，在营养师和医生的指导下，选择适合自己的营养强化食品或营养素补充剂；少饮酒和浓茶，避免影响营养素的吸收；服用药物时，要注意相应营养素的补充。

4. 主动足量饮水

饮水不足可对老年人的健康造成明显影响，而老年人对缺水的耐受性下降，因此要主动足量饮水，养成定时和主动饮水的习惯。

正确的饮水方法是少量多次、主动饮水，每次 50~100 mL，如在清晨喝一杯温开水，睡前 1~2 h 喝一杯水，运动前后也需要喝点水，不应在感到口渴时才饮水。老年人每天的饮水量应不低于 1 200 mL，以 1 500~1 700 mL 为宜。饮水首选温热的白开水，根据个人情况，也可选择饮用矿泉水、淡茶。

5. 积极参加户外活动

适量的户外活动能够让老年人更好地接受紫外光照射，有利于体内维生素 D 合成，延缓骨质疏松和肌肉衰减的发展。老年人的运动量应根据自己的体能和健康状况即时调整，量力而行，循序渐进。一般情况下，每天进行户外锻炼 1~2 次，每次 30~60 min，以轻度的有氧运动（慢走、散步、太极拳等）为主；身体素质较强者可适当提高运动的强度，如快走、跳广场舞、进行各种球类运动等，活动量均以轻微出汗为度或每天活动折合至少 6 000 步。

每次运动要量力而行，强度不要过大，运动持续时间不要过长，可以分多次运动，每次不低于 10 min，要有准备和整理活动。

6. 吃动结合，延缓肌肉的衰减

肌肉是身体的重要组成部分，延缓肌肉衰减对维持老年人自理能力、活动能力和健康状况极为重要。延缓肌肉衰减的有效方法是吃动结合，即一方面，要增加摄入富含优质蛋白质的食物；另一方面，要进行有氧运动和适当的抗阻运动。

①常吃富含优质蛋白的动物性食物，尤其是红肉、鱼类、乳类及大豆制品；②多吃富含 n-3 多不饱和脂肪酸的海产品，如海鱼和海藻等；③注意蔬菜水果等含抗氧化营养素食物的摄取；④增加户外活动时间，多晒太阳，适当增加摄入维生素 D 含量较高的食物，如动物肝脏、蛋黄等；⑤适当增加日常身体活动量，减少静坐或卧床。如条件许可，还可以进行拉弹力绳、举沙袋、举哑铃等抗阻运动 20~30 min，每周 3 次以上。进行运动时应注意量力而行，动作舒缓，避免碰伤、跌倒等事件发生。

7. 保证每天能获得足够的优质蛋白质

吃足量的肉。鱼、虾、禽肉、猪/牛/羊肉等动物性食物都含有消化吸收率高的优质蛋白以及多种微量营养素。天天喝牛奶，多喝低脂奶及其制品，有高脂血症和超重肥胖倾向者应选择低脂奶、脱脂奶及其制品；乳糖不耐受的老年人可以考虑饮用低乳糖牛奶、舒化牛奶或酸牛奶。每天吃大豆及其豆制品，老年人每天应该吃 30~50 g 大豆及其豆制品。若以蛋白质的含量来折算，40 g 干大豆相当于 86 g 豆腐干、115 g 北豆腐、225 g 南豆腐或 778 g 豆浆，不同豆制品对比见表 3-3。

表 3-3　不同豆制品对比

食物名称	黄豆（大豆）	豆腐干（均值）	豆腐（北）	豆腐（南）	豆浆
生重 /g	40	86.42	114.75	225.81	777.78
蛋白质 /g	14	14	14	14	14

续表

食物名称	黄豆（大豆）	豆腐干（均值）	豆腐（北）	豆腐（南）	豆浆
水分 /g	4.08	56.35	91.8	198.48	749.78
能量 /kJ	600.8	506.42	470.49	537.42	458.89
脂肪 /g	6.4	3.11	5.51	5.65	5.44
碳水化合物 /g	13.68	9.94	2.3	5.87	8.56
膳食纤维 /g	6.2	0.69	0.57	0.45	8.56
钙 /mg	76.4	266.17	158.36	261.94	77.78
磷 /mg	186	235.93	181.31	203.23	233.33
钾 /mg	601.2	120.99	121.64	347.74	373.33

注：碳水化合物中包含膳食纤维。

8. 保持适宜体重

老年人胖瘦要适当，体重过高或过低都会影响健康，所以不应过度苛求减重，"千金难买老来瘦"的传统观点必须要纠正。

体重是否适宜，可根据自己的 BMI（身体质量指数）来衡量。BMI 的计算方法是体重（kg）除以身高（m）的平方。从降低营养不良风险和死亡风险的角度考虑，老年人的 BMI 最好不低于 20.0，最高不超过 26.9，鼓励通过营养师的个性化评价来指导和改善。

老年人应经常监测体重变化，使体重保持在一个适宜的稳定水平。如果没有主动采取减重措施，与自身一段时间内的正常体重相比，体重在 30 天内降低 5% 以上，或 6 个月内降低 10% 以上，则应该引起高度注意，应到医院进行必要的体检。

9. 摄入充足的食物

不同食物的营养各有特点，食物多样才能营养全面。食物多样是平衡膳食的基本原则，只有一日三餐食物多样，才有可能达到平衡膳食。若量化一日三餐的食物"多样"性，其指标建议为：谷类、薯类、杂豆类的食物品种数平均每天 3 种以上，每周 5 种以上；蔬菜、菌藻和水果类的食物品种数平均每天 4 种以上，每周 10 种以上；鱼、蛋、禽肉、畜肉类的食物品种数平均每天 3 种以上，每周 5 种以上；奶、大豆、坚果类的食物品种数平均每天 2 种以上，每周 5 种以上。

老年人每天应至少摄入 12 种食物，每周达到 25 种以上（表 3-4），烹调油和调味品不计算在内。按照一日三餐食物品种数的分配，早餐至少摄入 4~5 种食物，午餐摄入 5~6 种食物，晚餐摄入 4~5 种食物，加上零食 1~2 种。采用多种方法增加食欲和进食量，吃好三餐。如早餐宜有 1~2 种主食、1 个鸡蛋、1 杯牛奶，另有蔬菜或水果。中餐、晚餐宜有 2 种以上主食、1~2 个荤菜、1~2 种蔬菜、1 种豆制品。饭菜应少盐、少油、少糖、少辛辣,以食物自然味来调味,色香味美,温度适宜。65岁以上老年人每日食物推荐摄入量见表3-5。

表3-4 建议摄入的主要食物品类数

食物类别	平均每天品种数	每周至少品种数
谷类、薯类、杂豆类	3	5
蔬菜、水果类	4	10
畜、禽、鱼、蛋类	3	5
奶、大豆、坚果类	2	5
合计	12	25

表3-5 65岁以上老年人每日食物推荐摄入量

食物类别	推荐摄入量/($g \cdot 日^{-1}$)	食物类别	推荐摄入量/($g \cdot 日^{-1}$)
谷类	200~250	坚果(/周)	50~70
全谷杂豆	50~150	畜禽肉	40~50
薯类	50~75	蛋类	40~50
蔬菜	300~450	水产品	40~50
水果	200~300	油	25~30
乳类	300	盐	<6
大豆(/周)	105		

10. 积极交往,愉悦生活

良好的沟通与交往是促进老年人心理健康、增进食欲、改善营养状况的良方。老年人应积极主动参与家庭和社会活动、主动参与烹饪,常与家人一起进餐;独居老年人可去集体用餐点或多与亲朋好友一起用餐,以便摄入更多丰富的食物。对于生活自理有困难的老年人,家人应多陪伴,采用辅助用餐、送餐上门等方法,保障食物摄入和营养状况。社会和家人也应对老年人更加关心照顾,陪伴交流,注意其饮食和体重变化,及时发现和预防疾病的发生和发展。

三、老年人食谱编制案例

情境导入:林爷爷,男性,63岁,身高为168 cm,体重为74 kg,无糖尿病史,血脂水平正常。目前,林爷爷退休在家,主要从事一些日常的家务劳动。

任务描述:请根据上述情境,为林爷爷编制一日营养食谱。

（一）食谱编制分析

1. 营养需求分析

老年人对营养素的需求要点包括：适当控制热能的供给；提供足够的优质蛋白质；脂肪的摄入量要适当；注意碳水化合物的食物来源；注意补充矿物质；维生素的摄取要充足；提供丰富的膳食纤维。

2. 老年人的膳食特点

老年人的膳食特点包括：食物多样化；多吃新鲜蔬菜水果；常吃大豆或其制品；适量食用动物性食品；经常食用海产品；每天饮用牛奶或食用乳制品；饮食清淡少盐，选用油少的烹调方法；合理安排餐次，每天4~5餐，每餐吃七八分饱。

3. 营养食谱编制的理论依据

营养食谱编制的理论依据包括：中国居民膳食营养素参考摄入量，编辑营养食谱时，首先需要以各营养素的推荐摄入量为依据确定需要量，如果与推荐摄入量相差不超过10%，说明编制的食谱合理可利用，否则需要加以调整；《中国居民膳食指南》和"中国居民平衡膳食宝塔"；"食物成分表"；营养平衡理论。

膳食中的三种产能营养素需要保持一定的比例平衡，优质蛋白质与一般蛋白质保持一定的比例，饱和脂肪酸、单不饱和脂肪酸和多不饱和脂肪酸之间保持平衡。

4. 营养食谱编制的原则

营养食谱编制的原则包括：保证营养平衡，膳食应满足人体需要的能量、蛋白质、脂肪，以及各种矿物质和维生素，各营养素之间的比例要适宜，食物的搭配要合理，膳食制度要合理；照顾饮食习惯，注意饭菜的口味；考虑季节和市场供应情况，兼顾经济条件。

（二）用营养成分计算法编制食谱

1. 确定全日能量供给量

（1）参照膳食营养素参考摄入量中能量的推荐摄入量确定能量供给量，根据劳动强度、年龄、性别等确定老年人一日三餐的能量供给量。

（2）根据理想体重确定能量供给量。

第一，计算理想体重。

男性成年人体重（kg）= 身高（cm）-105

女性成年人体重（kg）=［身高（cm）-100］×0.9

林爷爷的理想体重（kg）=168（cm）-105=63（kg）

第二，确定体型。

根据BMI确定体型。

第三，确定每日每千克标准体重所需的能量。

不同人群每日每千克体重所需能量［kcal/（kg·d）］见表3-6。

表 3-6　不同人群每日每千克体重所需能量　　　kcal/（kg·d）

体型	休息状态	轻体力劳动	中体力劳动	重体力劳动
正常	16~20	26~30	35	40
消瘦	21~25	35	40	45~50
肥胖/超重	15	20~25	30	35

第四，确定全日能量供给量。

总能量 = 理想体重（kg）× 每千克理想体重所需的能量

确定林爷爷全日能量供给量 =63（kg）× 25 kcal/（kg·d）=1 575（kcal/d）

2. 确定三大营养素全日应提供的能量

已知林爷爷每日能量需要量为 1 575 kcal，三种产能营养素占总能量的比例取中等值分别为蛋白质占 15%，脂肪占 25%，碳水化合物占 60%，则三种能量营养素应提供的能量分别如下：

蛋白质：1 575 kcal × 15%=236.25 kcal

脂肪：1 575 kcal × 25%=393.75 kcal

碳水化合物：1 575 kcal × 60%=945 kcal

3. 计算三大营养素每日需要量

食物中产能营养素产生能量的多少按如下关系换算：1 g 碳水化合物产生能量为 16.7 kJ（4.0 kcal），1 g 脂肪产生能量为 37.6 kJ（9.0 kcal），蛋白质产生能量为 16.7 kJ（4.0 kcal）。根据三大营养素的能量供给量及能量折算系数可求出每日蛋白质、脂肪、碳水化合物的需要量。

如根据上一步的计算结果，可算出三种营养素的需要量如下：

蛋白质：236.25 kcal ÷ 4 kcal/g ≈ 59 g

脂肪：393.75 kcal ÷ 9 kcal/g ≈ 44 g

碳水化合物：945 kcal ÷ 4 kcal/g ≈ 236 g

4. 计算三大营养素每餐需要量

一般三餐能量的适宜分配比例为：早餐 30%、午餐 40%、晚餐 30%。

根据上一步的计算结果，按照三餐供应比例，早中晚三餐需要摄入的营养素如下：

早餐：蛋白质 59 g × 30% ≈ 18 g

　　　脂肪 44 g × 30% ≈ 13 g

　　　碳水化合物 236 g × 30% ≈ 71 g

午餐：蛋白质 59 g × 40% ≈ 24 g

　　　脂肪 44 g × 40% ≈ 18 g

　　　碳水化合物 236 g × 40% ≈ 94 g

晚餐：蛋白质 59 g × 30% ≈ 18 g

　　　脂肪 44 g × 30% ≈ 13 g

碳水化合物 236 g × 30% ≈ 71 g

5. 确定主食的品种和数量

以林爷爷的午餐为例说明：

午餐：蛋白质需要 24 g；脂肪需要 18 g；碳水化合物需要 94 g。

在计算林爷爷午餐的主食供给量时，可以先将午餐的蔬菜（200 g）和水果（100 g）类固定，估计碳水化合物 15 g。剩下的碳水化合物由主食供给。

如主食选择馒头（标准粉），查"食物成分表"得知，每 100 g 馒头含碳水化合物 48.3 g，则主食馒头的需要量 =（94–15）÷（48.3/100）≈ 164（g）。

6. 确定副食的品种和数量（以午餐为例）

以林爷爷的午餐为例，计算步骤如下：

第一步计算主食中含有的蛋白质质量。

午餐主食馒头需 164 g，再以 164 g 馒头为基数计算蛋白质和脂肪的量。查"食物成分表"知：每 100 g 馒头含蛋白质 7.8 g，脂肪约 1 g。

蛋白质含量为：7.8 × 164/100 ≈ 13（g）

脂肪含量为：1 × 164/100 ≈ 2（g）

第二步用应摄入的蛋白质重量减去主食中的蛋白质质量，即为副食应提供的蛋白质质量：

副食应提供的蛋白质质量 =24–13=11（g）

第三步设定副食中蛋白质的 2/3 由动物性食物供给，1/3 由豆制品供给，据此可求出各自的蛋白质供给量：

动物性食物应含蛋白质质量 =11 × 2/3 ≈ 7（g）

豆制品应含蛋白质质量 =11 × 1/3 ≈ 4（g）

第四步查表并计算各类动物性食物及豆制品的供给量：

动物性食物和豆制品分别选择鲈鱼和豆腐干（香干），查"食物成分表"可知，每 100 g 鲈鱼中蛋白质含量为 18.6 g，每 100 g 豆腐干（香干）的蛋白质含量为 15.8 g，则：

鲈鱼重量 =7 ÷（18.6/100）≈ 38（g）

豆腐干（熏）重量 =4 ÷（15.8/100）≈ 25（g）

第五步设计蔬菜、水果的品种和数量：

林爷爷的午餐，蔬菜可以选择芹菜 100 g、油菜 100 g；水果选择苹果 100 g（加餐）。

7. 确定纯能量食物的量（以午餐为例）

查"食物成分表"可知：每 100 g 馒头含脂肪约 1 g；每 100 g 鲈鱼中脂肪含量为 3.4 g；每 100 g 豆腐干（香干）的脂肪含量为 7.8 g。

主食馒头的脂肪含量为：164 × 1/100 ≈ 2（g）

鲈鱼的脂肪含量为：38 × 3.4/100 ≈ 1（g）

豆腐干的脂肪含量为：25 × 7.8/100 ≈ 2（g）

午餐植物油的需要量 =18–2–1–2=13（g）

8. 确定一日食谱

一日食谱案例可以根据营养成分计算法获得，其中一种见表3-7。

表3-7　一日食谱案例

餐次	食物名称	原料	用量/g
早餐	牛奶	鲜牛奶	250
	玉米饼	玉米面	50
	拌豆芽	绿豆芽	100
	煮鸡蛋	鸡蛋	50
加餐	苹果	苹果	100
午餐	清蒸鲈鱼	鲈鱼	40
		植物油	3
	香干炒芹菜	香干	25
		芹菜	100
		植物油	5
	素炒油菜	油菜	100
		植物油	5
	馒头	馒头	160
加餐	香蕉	香蕉	100
晚餐	青椒肉片	青椒	100
		猪肉（里脊）	30
		植物油	5
	蒸米饭	米饭（蒸，粳米）	200
	蒸干薯	甘薯	50

（三）用食物交换法编制食谱

食物交换法是将常用食物按其所含营养素量的近似值归类，计算出每类食物每份所含的营养素值和食物质量，然后将每类食物的内容列出表格供交换使用，最后根据不同能量需要，按蛋白质、脂肪和碳水化合物的合理分配比例，计算出各类食物的交换份数和实际质量，并按每份食物等值交换表选择食物的一种方法。食物交换法比营养计算法简单、方便、快捷。

1. 食物分类

根据膳食指南及平衡膳食宝塔对食物进行归类，按常用食物所含营养素的特点划分食物种类，将食物分为四大组，共八小类：①谷薯组：谷薯类；②蔬果组：蔬菜类、水果类；③肉蛋组：大豆类、奶类、肉蛋类；④热能组：坚果类、油脂类。

2. 各类食物的每单位交换代量表

谷薯组：主要提供碳水化合物和膳食纤维；蔬果组：主要提供矿物质、维生素和膳食纤维；肉蛋组：主要提供蛋白质；热能组：主要提供脂肪。

各类食物的每单位交换代量表具体见表3-8~表3-15。

表3-8 每一交换份食品的产能营养素含量

组别	食品类别	每份质量/g	能量/kcal	蛋白质/g	脂肪/g	碳水化合物/g	主要营养素
谷薯组	1. 谷薯类	25	90	2.0	—	20.0	碳水化合物、膳食纤维
蔬果组	2. 蔬果类	500	90	5.0	—	17.0	矿物质、维生素、膳食纤维
	3. 水果类	200	90	1.0	—	21.0	
肉蛋组	4. 大豆类	25	90	9.0	4.0	4.0	蛋白质
	5. 奶类	160	90	5.0	5.0	6.0	
	6. 肉蛋类	50	90	9.0	6.0	—	
热能组	7. 坚果类	15	90	4.0	7.0	2.0	脂肪
	8. 油脂类	10	90	—	10.0	—	

注：食品交换份分为四大类（八小类），表中列出了有关名称和三大产能营养素。

表3-9 谷薯类食品的能量等值交换份

食品名称	质量/g	食品名称	质量/g
大米、小米、糯米、薏米	25	干粉条、干莲子	25
高粱米、玉米渣	25	油条、油饼、苏打饼干	25
面粉、米粉、玉米面	25	烧饼、烙饼、馒头	35
混合面	25	咸面包、窝头	35
燕麦片、莜麦面	25	生面条、魔芋生面条	35
荞麦面、苦荞面	25	马铃薯	100
各种挂面、龙须面	25	湿粉皮	150
通心粉	25	鲜玉米（1个，带棒心）	200
绿豆、红豆、芸豆、干豌豆	25		

注：每份谷薯类食品提供蛋白质2 g，碳水化合物20 g，能量376 kJ。根茎类一律以净食部分计算。

表3-10 蔬菜类食品的能量等值交换份

食品名称	质量/g	食品名称	质量/g
大白菜、圆白菜、菠菜、油菜	500	白萝卜、青椒、茭白、冬笋	400
韭菜、茴香、茼蒿	500	倭瓜、南瓜、菜花	350
芹菜、苤蓝、莴笋、油菜苔	500	鲜豇豆、扁豆、洋葱、蒜苗	250
西葫芦、番茄、冬瓜、苦瓜	500	胡萝卜	200
黄瓜、茄子、丝瓜	500	山药、荸荠、藕、凉薯	150
芥蓝、瓢菜	500	慈姑、百合、芋头	100
蕹菜、苋菜、龙须菜	500	毛豆、鲜豌豆	70
鲜豆芽、鲜蘑、水浸海带	500		

注：每份蔬菜类食品提供蛋白质5 g、碳水化合物17 g、能量376 kJ，每份蔬菜一律以净食部分计算。

表3-11 肉、蛋类食品能量等值交换份

食品名称	质量/g	食品名称	质量/g
火腿、香肠	20	鸡蛋（1大个，带壳）	60
肥、瘦猪肉	25	松花蛋（1大个，带壳）	60
熟叉烧肉（无糖）、午餐肉	35	鹌鹑蛋（6个带壳）	60
熟酱牛肉、熟酱鸭、大肉肠	35	鸡蛋清	150
瘦猪肉/瘦牛肉/瘦羊肉	50	带鱼	80
带骨排骨	50	草鱼、鲤鱼、甲鱼、比目鱼	80
鸭肉	50	大黄鱼、黑鲢、鲫鱼	80
鹅肉	50	对虾、青虾、鲜贝	80
兔肉	100	蟹肉、水发鱿鱼	100
鸡蛋粉	15	水发海参	350

注：每份肉类食品提供蛋白质9 g、脂肪6 g、能量376 kJ。除蛋类为食品质量，其余一律以净食部分计算。

表 3-12　大豆类食品能量等值交换份

食品名称	质量/g	食品名称	质量/g
腐竹	20	北豆腐	100
大豆	25	南豆腐（嫩豆腐）	150
大豆粉	25	豆浆	400
豆腐丝、豆腐干、油豆腐	50		

注：每份大豆及其制品提供蛋白质 9 g、脂肪 4 g、碳水化合物 4 g、能量 376 kJ。

表 3-13　奶类食品能量等值交换份

食品名称	质量/g	食品名称	质量/g
奶粉	20	牛奶	160
脱脂奶粉	25	羊奶	160
乳酪	25	无糖酸奶	130

注：每份奶类食品提供蛋白质 5 g、碳水化合物 6 g、能量 376 kJ。

表 3-14　水果类食品能量等值交换份

食品名称	质量/g	食品名称	质量/g
柿子、香蕉、鲜荔枝	150	李子、杏	200
梨、桃、苹果	200	葡萄	200
橘子、橙子、柚子	200	草莓	300
猕猴桃	200	西瓜	500

注：每份水果提供蛋白质 1 g、碳水化合物 21 g、能量 376 kJ。每份水果一律按食品质量计算。

表 3-15　油脂类食品能量等值交换份

食品名称	质量/g	食品名称	质量/g
花生油、香油（1 汤匙）	10	猪油	10
玉米油、菜油（1 汤匙）	10	牛油	10
豆油（1 汤匙）	10	羊油	10
红花油（1 汤匙）	10	黄油	10

注：每份油脂类食品提供脂肪 10 g、能量 376 kJ。

3. 确定食物交换份数和食谱

首先,根据膳食宝塔建议的不同能量的各种食物需要量,参考食物交换代量表,确定食物交换份数。

例如,轻体力劳动的林爷爷全天能量需求量约为 1 600 kcal,根据中国居民平衡膳食宝塔,1 600 kcal 需要摄入谷类 225 g、蔬菜 300 g、水果 200 g、肉类 50 g、蛋类 25 g、鱼虾类 50 g、豆类及豆制品 30 g、奶类及奶制品 300 g、油脂 20 g,相当于 9(225/25)份谷薯类食物交换份、1~2 份果蔬类交换份、4 份肉蛋奶等动物性食物交换份、1 份豆类食物交换份、2 份油脂类食物交换份。

其次,根据不同能量膳食食物份数分配表确定所需的食物交换份数,具体见表 3-16。

表 3-16 不同能量需要所需的各组食品交换份数

能量 /kcal	交换份	谷薯组	蔬果组	肉蛋组	热能组
1 200	13.5	6	2	4	1.5
1 300	14.5	7	2	4	1.5
1 400	16	8	2	4	2
1 500	17	9	2	4	2
1 600	18	10	2	4	2
1 700	19	11	2	4	2
1 800	20	12	2	4	2
1 900	21	12.5	2	4	2.5
2 000	22	13.5	2	4	2.5
2 100	23.5	14.5	2	4.5	2.5
2 200	24.5	15.5	2	4.5	2.5
2 300	25.5	16	2.5	4.5	2.5
2 400	27	17	2.5	4.5	3
2 500	28	18	2.5	4.5	3
2 600	29	19	2.5	4.5	3
2 700	30	19.5	2.5	4.5	3
2 800	31	20	3	4.5	3.5

例如,轻体力劳动的林爷爷全天能量需求量约为 1 600 kcal,全天膳食总交换单位为 18 份,其中谷薯类食物 10 交换份、果蔬类 2 交换份、肉蛋奶等动物性食物 4 交换份、油脂类食物 2 交换份,将其按照早餐 30%、午餐 40%、晚餐 30% 的能量分配到一日三餐中即可。

将 18 个交换份的食物分配到一日三餐中，早餐为 5 交换份，午餐为 8 交换份，晚餐为 5 交换份，具体食谱可以做如下安排：

早餐：窝头 70 g（谷类 2 份）、凉拌黄瓜豆腐丝（黄瓜 125 g/蔬菜 0.25 份、豆腐丝 50 g/豆类 1 份）、牛奶 300 g（乳制品 2 份）；

加餐：桃 100 g（果蔬类 0.5 份）；

午餐：酱牛肉 35 g（肉蛋类 1 份）、素炒丝瓜 250 g（蔬菜 0.5 份）、米饭 125 g（谷类 5 份）；

加餐：葡萄 100 g（果蔬类 0.5 份）；

晚餐：杂豆米饭 50 g（谷类 2 份）、番茄炒蛋（鸡蛋 1 个/蛋类 1 份、番茄 125 g/蔬菜 0.25 份）、煮鲜玉米 1 个（谷类 1 份）。

全日烹调用油 20 g。

知识拓展

中国居民体内膳食宝塔已倾斜

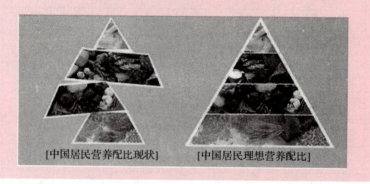

[中国居民营养配比现状] [中国居民理想营养配比]

【练一练】

一、单选题

1. 老年人每天钙的适宜摄入量是（　　）mg。
   A. 600　　　　　　B. 800　　　　　　C. 1 200　　　　　　D. 1 000

2. 流行病学调查表明，世界上所有国家和地区的高血压病发病率均与（　　）的摄入量有关。
   A. 食盐　　　　　　B. 味精　　　　　　C. 醋　　　　　　D. 酱油

3. 引起老年人巨幼红细胞贫血的主要原因是（　　）。
   A. 铁摄入不足　　　　　　　　　　B. 锌摄入不足
   C. 维生素 B_{12} 缺乏　　　　　　D. 维生素 B_6 缺乏

4. 饱和脂肪酸与冠心病的发病密切相关，可增加中老年人患心血管疾病的风险。以下富含饱和脂肪酸的食物有（　　）。

A. 豆油　　　　　B. 花生油　　　　C. 葵花籽油　　　　D. 椰子油

5. 提倡老年人应多吃些鱼，主要是因为鱼（　　）。

　　A. 热量含量高　　　　　　　　　B. 饱和脂肪酸较多

　　C. 不饱和脂肪酸较多　　　　　　D. 口感好，且易消化

6. 根据中国膳食营养素参考摄入量，老年人膳食维生素 D 摄入量为 10 μg/ 天，这相当于多少国际单位（IU）？（　　）

　　A. 200 IU　　　B. 300 IU　　　C. 400 IU　　　D. 600 IU

7. 有些老年人进食牛奶后发生腹泻、腹痛等症状，这是因为消化道内缺乏一种酶，这种酶是（　　）。

　　A. 胰蛋白酶　　　B. 降钙素　　　C. 乳糖酶　　　D. 碱性磷酸酶

8. 老年人膳食中钙供给不足容易患（　　）。

　　A. 骨质疏松症　　B. 老年痴呆　　C. 帕金森病　　D. 牙周炎

二、多选题

1. 有关人体能量的消耗，正确的说法是（　　）。

　A. 基础代谢是能量消耗的主要方面之一

　B. 食物特殊动力作用相当于基础代谢的 30%

　C. 肥胖者只要能量的消耗低于能量的摄入就可以减肥

　D. 老年人随着年龄的增加，基础代谢所消耗的能量下降

　E. 由于受内分泌系统影响，女性的基础代谢率高于男性

2. 老年人易患骨质疏松症，主要原因是（　　）。

　A. 含钙丰富的食物如牛奶摄入不足

　B. 胃酸分泌降低，影响对钙的吸收和利用

　C. 户外活动减少，维生素 D 合成不足

　D. 肾功能降低，羟化酶活性降低

　E. 体力活动减少降低骨骼钙的沉积

3. 老年人骨密度的高低主要由以下哪几种因素决定？（　　）

　A. 骨成熟期所能达到的峰值骨密度

　B. 血清碱性磷酸酶浓度

　C. 达到峰值后骨质丢失的速度

　D. 血清钙浓度

　E. 尿钙浓度

三、判断题

1. 为了保证老年人的营养，膳食中应保证足量的肉、动物内脏以补充脂肪。（　　）

2. 充足合理的钙和维生素 D 是防治骨质疏松症的中心内容。（　　）

3. 老年性骨质疏松症主要与老龄化有关，多见于 70 岁以上的老年人，男女比例约为 2∶1。（　　）

4. 老年人蛋白质、维生素的需要量应低于成年人。（　　）

5. 老年人的能量需要和年轻时是一样的。（　　）

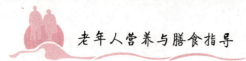

6. 老年人补充过量的蛋白质不会损害肾脏。 （   ）

【案例分析】

案例一：李奶奶（今年 70 岁）的一日食谱见表 3-17。

表 3-17 李奶奶的一日食谱

早餐		午餐		晚餐	
食谱	食物质量 /g	食谱	食物质量 /g	食谱	食物质量 /g
豆浆油条	黄豆 20 面粉 50	米饭	粳米 150	馒头	面粉 100
	油 5	土豆青椒、炸带鱼	土豆 100 青椒 100 带鱼 100 酱油 10 盐 5 油 20	山药炖排骨、蛋花汤	猪大排 100 山药 100 鸡蛋 50 酱油 10 盐 5 油 10

李奶奶想知道她目前的膳食是否合理。

案例二：65 岁的万大爷现赋闲在家，以前身体一直很好，最近随着年龄的增加，他感觉身体不如以前。为了继续维持身体健康，他想知道平时在饮食方面应注意哪些问题。

项目四 健康老年人膳食指导

【知识目标】

◇ 了解食品卫生知识；
◇ 理解适合老年人的食品选购原则；
◇ 掌握老年人食品选购和膳食指导原则。

【能力目标】

◇ 能运用食品卫生知识，进行食品卫生管理和食品污染防控；
◇ 能根据老年人特点，指导老年人食品选购；
◇ 能根据老年人特点，进行四季膳食指导。

【素质目标】

◇ 以关爱之情与老年人沟通；
◇ 以科学态度处置食品卫生和食品选购。

任务一 老年人膳食卫生指导

【知识目标】

◇ 了解食品卫生的重要性；
◇ 理解食品污染的途径；

◇ 掌握食品卫生防控与管理相关知识。

【能力目标】

◇ 能分析引发食品卫生问题的原因，并能进行科学防控。

【素质目标】

◇ 提高分析问题和解决问题的能力；
◇ 提高知识综合运用能力；
◇ 提高科学分析能力和解决能力。

一、食品卫生与污染

食品是构成年人类生命和健康的三大要素（水与空气、食物）之一。食品一旦受污染，就要危害人类的健康。食品污染是指人们吃的各种食品，如粮食、水果、蔬菜、鱼、肉、蛋等，在生产、运输、包装、储存、销售、烹调过程中混进了有害、有毒物质或者病原菌。防止食品污染，不仅要注意饮食卫生，还要从生产、运输、加工、储存、销售等各个环节着手。只有这样，才能从根本上解决问题。

食品污染分为生物性、化学性及物理性污染三类。生物性污染是指有害的病毒、细菌、真菌以及寄生虫污染食品。化学性污染是由有害有毒的化学物质污染食品引起的，各种农药是造成食品化学性污染的主要原因。物理性污染通常指食品生产加工过程中的杂质超过规定的含量，或食品吸附、吸收外来的放射性核素所引起的食品质量安全问题。

（一）生物性污染

1. 生物性污染的危害

生物性污染是指有害的微生物（细菌与细菌毒素、霉菌与霉菌毒素）、寄生虫（包括虫卵，指患者或病畜的粪便间接或直接污染食品）、昆虫（甲虫、蛾、苍蝇）、病毒（肝炎病毒、脊髓灰质炎病毒、口蹄疫病毒）等污染食品。

属于微生物的细菌、真菌是人的肉眼看不见的。鸡蛋变臭、蔬菜烂掉，主要是细菌、真菌在起作用。细菌有许多种类，有些细菌如变形杆菌、黄色杆菌、肠杆菌可以直接污染动物性食品，也能通过工具、容器、洗涤水等途径污染动物性食品，使食品腐败变质。真菌的种类很多，有 5 万多种。最早为人类服务的霉菌就是真菌的一种。但其中百余种菌株会产生毒素，毒性最强的是黄曲霉毒素。食品被这种毒素污染以后，会引起动物原发性肝癌。据调查，食物中黄曲霉素较高的地区，肝癌发病率比其他地区高几十倍。英国科学家认为，乳腺癌可能与黄曲霉毒素有关。我国华东、中南地区气候温湿，黄曲霉毒素的污染比较普遍，主要污染在花生、玉米上，其次是大米等食品。污染食品的寄生虫主要有蛔虫、绦虫、旋毛虫等，这些寄生虫一般都是通过患者、病畜的粪便污染水源、土壤，然后再使鱼类、水果、蔬菜受到污染，人吃了以后会引起寄生虫病。

霉菌及其产生的毒素对食品的污染多见于南方多雨地区，毒素的毒性也不同。与食品的关系较为密切的霉菌毒素有黄曲霉毒素、赭曲毒素、杂色曲毒素、岛青霉素、黄天精、桔青霉素、层青霉素、单端孢霉素类、丁烯酸内酯等。霉菌和霉菌毒素污染食品后，引起的危害主要有两个方面，即霉菌引起的食品变质和霉菌产生的毒素引起人类的中毒。霉菌污染食品可使食品的食用价值降低，甚至完全不能食用，造成巨大的经济损失。据统计，全世界每年平均有2%的谷物由于霉变不能食用。霉菌毒素引起的中毒大多通过被霉菌污染的粮食、油料作物以及发酵食品等引起，而且霉菌中毒往往表现为明显的地方性和季节性。

影响霉菌生长繁殖及产毒的因素是很多的，与食品关系密切的有水分、温度、基质、通风等条件，因此，控制这些条件可以减少霉菌及其产生的毒素对食品造成的危害。

2. 生物性污染的途径

细菌对食品的污染通过以下几种途径：一是对食品原料的污染：食品原料品种多、来源广，细菌污染的程度因不同的品种和来源而异；二是对食品加工过程中的污染；三是在食品储存、运输、销售过程中对食品造成的污染。食品的细菌污染指标主要有菌落总数、大肠菌群、致病菌等几种。常见的易污染食品的细菌有假单胞菌、微球菌和葡萄球菌、芽孢杆菌与芽孢梭菌、肠杆菌、弧菌和黄杆菌、嗜盐杆菌、乳杆菌等。

（二）化学性污染

1. 化学性污染的危害

化学性污染是由有害有毒的化学物质污染食品引起的。各种农药是造成食品化学性污染的一大来源，还有含铅、镉、铬、汞、硝基化合物等有害物质的工业废水、废气及废渣。食用色素、防腐剂、发色剂、甜味剂、固化剂、抗氧化剂、食品添加剂，作为食品包装用的塑料、纸张、金属容器等也会引起食品污染。如用废报纸、旧杂志包装食品，这些纸张中含有的多氯联苯就会通过食物进入人体，从而引起病症。多氯联苯是200多种氯代芳香烃的总称，当今世界生产和使用这种有机物的数量相当大。有资料证明，在河水、海水、水生物、土壤、大气、野生动植物以及人乳、脂肪，甚至南极的企鹅、北冰洋的鲸体内，都发现了多氯联苯的踪迹。在食品加工过程中，经常加入一些食用色素可保持其鲜艳色泽，但是有些人工合成的食用色素具有毒性。

2. 化学性污染的途径

化学物质对食品的污染造成的食品质量安全问题即为食品的化学性污染。相关化学物质包括来自生产、生活和环境中的污染物，如农药、兽药、有毒金属、多环芳烃化合物、N-亚硝基化合物、杂环胺、二噁英、三氯丙醇等；食品容器、包装材料、运输工具等溶入食品的有害物质；非法食品添加物；食品加工、储存过程中产生的物质，如酒中有害的醇类、醛类等；掺假、造假过程中加入的物质。

目前危害最严重的是化学农药、有害金属、多环芳烃类如苯并（a）芘、N-亚硝基化合物等化学污染物，滥用食品加工工具、食品容器、食品添加剂、植物生长促进剂等也是引起食品化学污染的重要因素。

常见的食品的化学性污染有农药的污染和工业有害物质的污染。按其用途可分为杀虫剂、杀菌剂、除草剂、植物生长调节剂、粮食熏蒸剂等；按其化学成分可分为有机氯、有机磷、有机氟、有机氮、有机硫、有机砷、有机汞、氨基甲酸酯类等。另外，还有氯化苦、磷化锌等粮食熏蒸剂。农药除了可造成人体的急性中毒外，绝大多数会对人体产生慢性危害，并且都是通过污染食品的形式造成。农药污染食品的主要途径有以下几种：一是为防治农作物病虫害使用农药喷洒作物而直接污染食用作物；二是植物根部吸收；三是从空中随雨水降落；四是食物链富集；五是运输储存中混放。几种常用的、容易对食品造成污染的农药品种有有机氯农药、有机磷农药、有机汞农药、氨基甲酸酯类农药等。

随着现代工业技术的发展，工业有害物质及其他化学物质对食品的污染也越来越引起人们的重视。工业有害物质及其他化学物质主要指金属毒物（如有甲基汞、镉、铅、砷、N–亚硝基化合物、多环芳族化合物）等。工业有害物质污染食品的途径主要有环境污染，食品容器、包装材料和生产设备、工具的污染，食品运输过程的污染等。

（三）物理性污染

1. 物理性污染的危害

食品的物理性污染通常指食品生产加工过程中的杂质超过规定的含量，或食品吸附、吸收外来的放射性核素所引起的食品质量安全问题。虽然有的污染物可能并不威胁消费者的健康，但是它会严重影响食品应有的感官性状和/或营养价值，使食品质量得不到保证。

2. 物理性污染的途径

物理性污染主要来源于复杂的多种非化学性的杂物，主要有：①来自食品产、储、运、销的污染物，如粮食收割时混入的草籽、液体食品容器池中的杂物、食品运销过程中的灰尘及苍蝇等；②食品的掺假使假，如粮食中掺入的沙石、肉中注入的水、奶粉中掺入大量的糖等；③食品的放射性污染，如放射性物质的开采、冶炼、生产、应用及意外事故造成的污染。

如小麦粉生产过程中，混入磁性金属物，就属于物理性污染。其另一类表现形式为放射性污染，如天然放射性物质在自然界中分布很广，它存在于矿石、土壤、天然水、大气及动植物的所有组织中，特别是鱼类、贝类等水产品对某些放射性核素有很强的富集作用，使食品中放射性核素的含量显著地超过周围环境中存在的该核素比放射性。放射性物质的污染主要是通过水及土壤污染农作物、水产品、饲料等，经过生物圈进入食品，并且可通过食物链转移。放射性核素对食品的污染有三种途径：一是核试验的降沉物的污染；二是核电站与核工业废物排放的污染；三是意外事故泄漏造成的局部性污染。

二、老年人膳食卫生指导

（一）食材新鲜干净

适量储备耐储存的食材（如根茎类果蔬等），尽量不囤积易腐烂的食材（如绿叶蔬菜等）。避免接触活畜禽，远离野味。生食水果和蔬菜，要清洗干净后食用。不吃超过保质期的食品。

（二）生熟食物分开

处理生食和熟食的用具（如砧板、刀，非一次性碗、盘、筷子等）一定要分开。

（三）烹调过程清洁卫生

在家做饭之前、期间和之后，都要用流动的水洗净双手。厨房用具用后要及时清洗或消毒。

（四）食物烧熟煮透

加工禽、肉、蛋、奶等食物时，要充分烧熟煮透。尽量少制作凉拌菜。

（五）高危人群多注意

老、弱、病、孕产妇和免疫力低下者都属于高危人群，更要注意饮食安全和膳食营养。

【练一练】

一、单选题

1. 烧焦的鱼中含有的极强致癌物质是（　　）。
A. α-苯并芘　　B. 二噁英　　C. 黄曲霉毒素　　D. 亚硝胺
2. 下列操作中不适宜保存蔬菜中维生素的是（　　）。
A. 洗菜：要先洗后切
B. 浸泡：切好的菜要浸泡，以除去农药残余
C. 切菜：要随切随炒，切忌切好后久置
D. 烹饪：烹调蔬菜时适当加点醋，可以减少维生素 C 的损失
3. 烹调胡萝卜科学的方法是用油炒至油色变为金黄色出锅，目的是（　　）。
A. 让胡萝卜充分炒熟　　　　　　　B. 让油溶性的类胡萝卜素充分溶出
C. 灭菌　　　　　　　　　　　　　D. 使菜肴颜色更漂亮
4. 煎炸食物时油温不宜过高的主要原因是（　　）。
A. 油温过高容易使油产生"哈喇味"　　B. 油温过高使油产生对人体有害的物质

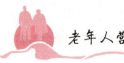

C. 容易使被煎炸食物的口感不好　　D. 以上说法均正确

5. 鱼的最佳食用时间是（　　）。

A. 活时　　B. 刚死时

C. 僵直期刚过时　　D. 存放很久后

6. 下列哪项不属于细菌性食物中毒的预防措施？（　　）

A. 控制细菌繁殖　　B. 隔离中毒患者

C. 防止食品污染　　D. 执行《中华人民共和国食品卫生法》

二、多选题

1. 合理膳食的基本要求包括（　　）。

A. 无毒、无致病微生物或有毒物质污染

B. 保证供应必需的热能与营养素，且比例恰当

C. 合理加工烹调，提高消化吸收率

D. 感官性状良好，能满足饱腹感

E. 有合理的膳食制度，三餐定时定量，比例合适

2. 正确使用冰箱是确保食品安全的重要措施，下列关于使用冰箱的说法中，正确的是（　　）。

A. 不要将冰箱塞满，将冰箱塞得过满会导致冰箱内温度不均

B. 将不同的食品分开包装，以避免其中的细菌交叉感染；先食用在冰箱里放置较久的食品

C. 建议在食用食品时才将其从冰箱中取出

D. 至少每3个月对整个冰箱进行清洁消毒。在清理过程中，将食品放在恒温袋里，不要把已经化了的食品重新放入冰箱

3. 下列防范食品污染采取的正确措施是（　　）。

A. 饮用洁净的水，把水烧开了再喝

B. 买消毒牛奶，不食用未经加工的牛奶

C. 菜刀、菜板用前都应清洗干净，先切生食，后切熟食

D. 尽量用封闭的容器装食物

三、判断题

1. 食品安全卫生的监管应该是"从农田到餐桌"全过程的监管。（　　）

2. 牛奶如果出现胀包、结块或者分层等现象，但是还没有过包装上标注的保质期，还是可以食用的。（　　）

3. 蜂蜜中有部分结晶析出时说明蜂蜜已经开始变质。（　　）

4. 在食品中按照国家有关标准规定正确选择和适量使用食品添加剂并不会对人体健康造成伤害。（　　）

5. 引起沙门氏菌食物中毒的常见食品有被其污染的肉类、鱼类、蛋类和乳类，其中以肉类占多数。感染型食物中毒的症状表现为急性胃肠炎症状。（　　）

6. "米猪肉"是指患有囊虫病的死猪肉，这种肉对人体健康有极大的危害性。（　　）

7. 反复烧开的水含亚硝酸盐，不宜饮用。（　　）

8. 食品污染包括化学污染、物理污染和土壤污染。　　　　　　（　　）

【案例分析】

　　王奶奶去菜场买豆芽时，发现有的商家卖的豆芽个体均匀、粗而且长、没有根须，非常好看；有的商家卖的豆芽芽体细长、根须较多，且水分含量足。王奶奶不知道买哪种好，特向你寻求帮助，请提供购买建议。

任务二　老年人食品选购指导

【知识目标】

◇ 了解老年人食品选购的意义；
◇ 理解老年人食品选购的注意事项；
◇ 掌握老年人食品选购的要素。

【能力目标】

◇ 能根据老年人特点，进行正确的老年人食品选购或指导。

【素质目标】

◇ 提高分析问题和解决问题的能力；
◇ 提高知识综合判断能力；
◇ 提高科学分析能力和决定能力。

　　无论哪类人群，最科学的食品选购方式是按照《中国居民膳食指南》进行食品选购。老年人在选购食品时也有一些注意事项。

一、老年人选购食品四要素

(一) 要看保质期

老年人一般比较节约,如果食物没吃完,就不舍得扔,即便过期了仍会继续食用,所以,不要买接近保质期的食品。食品生产日期和有效期标示如图4-1所示。

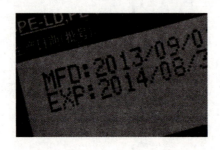

图4-1 食品生产日期和有效期标示

(注:MFD是食品生产日期,EXP是有效期)

知识拓展

食品的保质期和保存期虽然只有一字之差,却有着根本的区别,往往被大部分消费者所忽略,有的甚至将二者混为一谈。保质期是最佳食用期,保存期是推荐的最后食用日期,二者不能混淆。保质期是厂家向消费者作出的保证,保证在标注时间内食品的质量是最佳的,但并不意味着过了时限,食品就一定会发生质的变化。超过保质期的食品,如果色、香、味没有改变,仍然可以食用。但保存期则是硬性规定,是指在标注条件下,食品可食用的最终日期。超过了这个期限,质量会发生变化,不再适合食用,更不能出售。

(二) 要看食物营养成分表

少买或不买含油脂、糖、盐过多的食物,如糕点等。

(三) 不要随便买保健品

如果老年人感觉自己营养不良、虚弱、体质差,要去门诊咨询营养师或专业医生,而不要迷信保健品。

(四) 购买专门针对老年人的食品

老年人牛奶、无糖食品、糊状食品(如黑芝麻糊等)、粗粮食品等,这些食品是针对老年人的生理特点和营养需求设计的，理论上很适合老年人吃。

二、老年人选购食品注意事项

（一）糊状食品不适合血糖高的老年人

藕粉、黑芝麻粉、核桃粉等粉糊状的食物经过初步加工制作，口感较好，容易吸收，能补充人体所需的部分营养素，但是目前市场上的糊状食品，它的原料可能并不一定是真实的藕、黑芝麻、核桃等，而是一些成本低、营养价值低的替代原料；配料中添加了大量的含糖物质，比如麦芽糊精，其会使老年人血糖上升。一些消化较差、牙口不好的老年人可以适当食用粉糊食品，但是不能用它代替正餐。血糖较高、肥胖的老年人则并不适合食用。选购的时候应在正规超市、商场里选择大品牌，查看食品配料表的主要成分，确保原料真实。

（二）降糖食品大多"忽悠"人，无糖食品也要悠着点吃

无糖食品一般不含蔗糖，通常使用木糖醇等低热量的甜味剂。食用后血糖不会升得过快，也易消化吸收。但无糖饼干、无糖面包中主料是粮食，吃下去也会在体内转化成葡萄糖而导致血糖升高。所谓的"降糖食品"，说法并不科学，并不能代替降糖药。患有糖尿病的老年人可以适量食用无糖食品，如果食用无糖食品后明显发现血糖升高，应减少或停止食用，不要选购降糖食品。

（三）粗粮吃太多容易伤肠胃

粗粮饼干、粗粮速溶饮品等食品，因携带方便、营养成分保留充分而成为热门营养食品。但目前不法商家炒作概念，滥用"纯天然、全谷物"作为宣传噱头，只在精白米面中加了点麦麸，或者用等级较差的谷物为原料，其实膳食纤维含量并不高。此外，粗粮食品并不太容易消化，尤其是老年人消化能力较弱，把它作为全天候的食物，会造成肠胃问题，且影响其他食物中营养物质的摄取，造成营养不均衡。平时以精细粮、肉类食物为主的老年人，可以适当将它作为加餐食品。平时以素食为主，粗粮摄入充分的老年人，或者消化功能较差的老年人以及慢病患者，应少食用粗粮食品。

（四）代餐粉缺乏统一标准管理

代餐粉是指用来代替正餐的食物，但它难以界定，且不同代餐粉添加的营养物质差距较大，有些营养素并不全面。若完全以代餐粉代替正餐，过多摄取，会造成营养失衡。目前，我国对于代餐粉没有明确的标准，建议少量食用，能够吃主食还是以主食为主。

（五）老年蛋白粉补营养不如天然食物效果好

蛋白粉多为大豆蛋白等的提纯物，缺乏天然富含蛋白质的食物中所含的生物活性因子，所起到的作用也不能和天然食物媲美。选择蛋白粉的时候要慎重。身体较健康的老年

人，建议每天通过鱼肉、牛奶、鸡蛋、瘦肉等日常膳食获取优质蛋白。口腔不好，或者有肾病、尿酸高的老年人，不建议食用蛋白粉。

（六）高钙的牛奶或饼干，老年人不一定能吸收

牛奶本身钙含量较高，且其中的钙元素易被人体吸收、利用。向牛奶中添加大量钙，制成高钙牛奶，其中的钙元素并不一定能全部被人体吸收。高钙牛奶或高钙饼干中的添加成分是否物有所值，也值得质疑。要解决老年人钙流失严重的问题，应不光有意识地从牛奶中摄取，还需要配合运动，多晒太阳。其实，老年人并不需要过度、多重补充钙，否则易导致肾结石等问题。

（七）购买中老年奶粉时要看成分表，尽量选择大品牌

微量的营养素、维生素等在中老年奶粉中会有所强化。如某些中老年奶粉会考虑乳制品的脂肪过高，制成脱脂奶粉。对于本身身体虚弱、日常进食偏向于清淡的老年人，脱脂奶粉并不适用。建议购买中老年奶粉时查看产品的成分表，如果相对一般奶粉并没有营养成分的改变，可以放弃选购；注意奶粉中的蛋白质、脂肪含量，尽量选择大品牌的产品。

【练一练】

一、单选题

1. 食品标签是（　　）。
   A. 向消费者宣传食品作用的工具
   B. 食品企业根据自己的需要印制在食品包装上的文字
   C. 食品包装上的文字、图形、符号及一切说明物统称为食品标签
   D. 指食品包装上的所有文字内容

2. 某食品标签的配料如下：红枣、麦芽糖浆、葡萄糖、蜂蜜、柠檬酸、山梨酸钾。该食品中含量比例最高的是（　　）。
   A. 红枣　　　　　　　　　　B. 麦芽糖浆
   C. 山梨酸钾　　　　　　　　D. 葡萄糖

3. 食品标签中食品配料一般的排列方式为（　　）。
   A. 按加入量比例的多少由小到大　　B. 按加入量比例的多少由大到小
   C. 按汉字笔画由少到多　　　　　　D. 按汉字笔画由多到少

4. 食品标签中强制标示内容是（　　）。
   A. 批号　　　　　　　　　　B. 食用方法
   C. 营养素含量　　　　　　　D. 质量等级

5. 某饼干的配料为：小麦粉、植物起酥油、葡萄糖、麦芽糊精、香葱、食用盐、浓缩乳清蛋白粉、食用香精、膨松剂、焦亚硫酸钠、酶制剂。该饼干中含量最低的配料是（　　）。
   A. 小麦粉　　　　　　　　　B. 膨松剂

C. 焦亚硫酸钠 D. 酶制剂

6. 营养声称是指一个食物（　　）。
A. 营养特性的说明 B. 与其他食物比较的声称
C. 原料营养特性的声称 D. 可口状态的声称

二、多选题

1. 下列关于食品名称的叙述中正确的有（　　）。
A. 食品名称是清晰地反映食品真实属性的专用名称
B. 不允许标示"奇异名称""音译名称"以及"地区俚语名称"
C. 应使用不使消费者误解或混淆的常用名称或通俗名称
D. "橙汁饮料"中的"橙汁"和"饮料"应使用同一字号
E. 为避免消费者误解或混淆食品中的真实属性、物理状态或制作方法，可以在食品名称前或食品名称后附加相应的词或短语，如"复原乳"

2. 食品原料配方中各种原料的标注不正确的是（　　）。
A. 食品配料以加入量比例的多少由大到小排列
B. 在食品制造或加工过程中加入的水不必在配料清单中标示
C. 可食用的包装物也应在配料清单中标示
D. 在终产品中起工艺作用的食品添加剂应一一标示
E. 如果某种配料为复合配料，只要标注复合配料的名称就可以了

3. 下列描述中正确的有（　　）。
A. 营养标签是向消费者描述一种食物的营养特性
B. 营养标签包括营养成分说明和辅助的营养信息
C. 营养成分说明就是对某种食物营养成分的一种标准化说明或列表
D. 营养素参考值仅用于食品营养标签
E. 食品营养标签的使用可以促进食品正常贸易和公平竞争

4. 一般的食品标签描述了食品的（　　）。
A. 质量特性 B. 安全特性
C. 健康作用 D. 食用说明
E. 治疗作用

三、判断题

1. 营养标签附加营养信息是对食品营养特性的描述，以便增加消费者对食物营养价值的理解。（　　）
2. 营养声称只适用于具有营养素参考值的成分。（　　）
3. 食品营养成分的数值常常需要经过修饰后再标在标签上。（　　）
4. 食品的普通标签就是食品的营养标签。（　　）
5. NRV 是专用于食品营养标示的营养素日需要量参考值。（　　）

【案例分析】

王大爷拿来一包某人送给他的中老年奶粉,请帮他分析奶粉的营养特点并告诉他是否可以饮用。奶粉的食品标签标注内容见表4-1。

表4-1 奶粉的食品标签标注

项目	每100 g含量	NRV/%
能量	1 804 kJ	21
蛋白质	30.0 g	50
脂肪	3.4 g	6
亚油酸	2.9 g	—
α-亚麻酸	520 mg	—
碳水化合物	44.8 g	15
钠	200 mg	10
钙	640 mg	80
镁	50 mg	17
维生素A	390 μg 视黄醇当量(RE)	49
维生素E	12.0 mg α-生育酚当量(α-TE)	86
维生素 D_3	4.7 μg	94

高钙,降低脂肪,添加维生素A+E,富含多不饱和脂肪酸。

钙是人体骨骼和牙齿的主要组成成分,许多生理功能也需要钙的参与,维生素A有助于维持暗视力,维生素D可促进钙的吸收,维生素E有抗氧化的作用。

配料:脱脂奶粉、低芥酸菜籽油、鲜牛奶、玉米油、碳酸钙、大豆磷脂、维生素E、维生素A、维生素 D_3。

任务三 老年人四季膳食指导

【知识目标】

◇ 了解四季特点与老年人膳食；
◇ 理解不同季节老年膳食选择依据；
◇ 掌握四季膳食的选择与指导。

【能力目标】

◇ 能根据四季特点，进行正确的老年膳食选购或指导。

【素质目标】

◇ 提高分析问题和解决问题的能力；
◇ 提高知识综合运用能力；
◇ 培养关怀和理解素质。

随着年龄的增长，老年人的身体机能逐渐下降，因此他们的饮食不能和年轻人一样，需要根据不同季节来调整。

一、老年人春季饮食原则

春季由寒转暖，气温变化较大，细菌、病毒等活力增强，容易侵犯人体。由此导致的口角炎、舌炎和某些皮肤病都是春季常见病。

首先，春季应摄取足够的维生素和微量元素。比如，常吃小白菜、油菜、青椒、西红柿等新鲜蔬菜以及柑橘、柠檬等富含维生素C的水果增强免疫功能；常吃胡萝卜、苋菜等黄绿色蔬菜富含胡萝卜素，可以在体内转化为维生素A，有助于保护上呼吸道黏膜与肺部的上皮细胞，同时，还能增强黏膜抵御外界异物的能力。

其次，早春时节仍比较寒冷，营养结构应以高热量为主，除谷类外，还应适当吃些黄豆、芝麻、花生、核桃，以便及时补充能量物质；蛋、鱼、虾、牛肉、鸡肉、豆制品等优质蛋白质也必不可少。

最后，老年人容易"春困"，不妨吃一些土豆、胡萝卜、瘦肉、豆制品等富含各类维生素的食物，可增强糖代谢，改善脑组织的能量供应状况，消除疲劳感。草莓作为"春季第一果"，不应被人们忘记。美国俄亥俄州州立大学的研究显示，草莓富含铁元素、果糖、苹果酸、柠檬酸等物质，可辅助治疗春季易发的嗓子疼、咳嗽等疾病。

在烹饪技法上，春季饮食宜清淡可口，忌油腻、生冷及刺激性食物，因此不推荐采取煎炸、辣炒等做法。尤其老年人的消化吸收能力下降，清淡、温和的饮食能让胃肠适应从寒冷向温暖变化的过程。

二、老年人夏季饮食原则

在炎热的夏季，人体的消耗很大，老年人的营养代谢功能会受到一定的影响。此时人体对蛋白质、水、维生素及微量元素的需求量有所增加。夏季盛产各类水果和蔬菜，老年人可通过多吃果蔬来调整饮食和生理机能。一般来说，有清热去暑功效的食物有苦瓜、苋菜、茄子、鲜藕、绿豆芽、丝瓜、黄瓜、冬瓜、西瓜等。专家特别推荐西瓜和番茄，它们既可生津止渴，又能起到滋养作用。

许多老年人在夏季吃不下饭，对大鱼大肉更是毫无胃口。但夏季出汗多，体内分解代谢旺盛，更需适当增加蛋白质的摄入量。

老年人在夏季应以清淡爽口的饮食为主，利用食物天然的颜色，通过食材色、香、味的搭配来增加食欲。比如，香芒草菇牛柳这道菜，有金黄的芒果、米色的草菇、红色的牛柳，让人食欲大增，而且一道菜就能满足蛋白质、微量元素、膳食纤维以及部分维生素的需要。老年人可以适当吃一些凉拌菜，如小葱拌豆腐、蔬菜沙拉等，但要注意卫生，切菜时生熟分开，以防病从口入。做凉菜时加少许醋，可增加食欲。

三、老年人秋季饮食原则

秋季气候宜人，有利于调养生息，为人体进补的季节。秋季应选用银耳、百合等食品。银耳含有糖类、脂肪、蛋白质及磷、铁、镁、钙等，有滋阴、润肺、养胃、生津的补益作用，可用水浸泡后煮烂，加糖服用。百合有养肺阴、滋肺燥、清心安神的功效。

应选用健补脾胃的食品，如莲子、茭白、南瓜、桂圆、黑芝麻、红枣、核桃、山药、扁豆等。通过食补可使人保持健康的体魄、旺盛的精力，从而达到减少疾病和延缓衰老的目的。秋季空气湿度小，风力大，人体汗液蒸发较快，皮肤容易干燥，汗液还会丢失一部分水溶性维生素。因此，在秋季应重视机体水分和维生素摄入充足，多吃新鲜蔬菜、水果。

秋天忽冷忽热，秋雨连绵，中老年人不适应这种气候的急剧变化，易患伤风感冒，应用食物增强身体抵抗力。用山药、大枣煮粥，加蜂蜜，每天早晨空腹喝1~2碗。山药含有脂肪、蛋白质、维生素等营养成分，有强壮、助消化作用。神经衰弱、慢性咳嗽、腰腿酸痛的人，将核桃仁捣烂，加蜂蜜，用瓷瓶装好密封，每天两次，每次一匙，用温开水送服。核桃有补脑、补肾、抗疲劳的作用。体弱的中老年人，宜用糯米、白糖、葡萄干、核桃仁、瓜子仁、白果仁、莲子、桂圆肉、红豆沙、熟山药、小红枣、青梅等蒸熟成八宝饭，每天早晨空腹食一碗。也可将鲜麦芽或干麦芽加面粉混煮，加糖适量，每次食麦芽糊

1~2碗。麦芽含维生素B_1、维生素B_2、维生素E及铜、镁、锌、铁等微量元素，能提高人体免疫功能，增强耐力，延缓衰老，防治失眠，防止记忆力减退。

四、老年人冬季饮食原则

冬季气候寒冷，阴盛阳衰，因此，提高中老年人的耐寒能力和免疫功能很重要。冬天的营养应以增加热能为主。供给蛋白质，如瘦肉、鸡蛋、鱼类、乳类、豆类等，这些食物所含蛋白质不仅便于人体消化吸收，而且富含必需氨基酸，营养价值较高，可增强人体的耐寒和抗病能力。冬天绿叶菜少，但甘薯、马铃薯等薯类则含较多的胡萝卜素。除吃大白菜外，还应选用圆白菜、"心里美"萝卜、白萝卜、胡萝卜、黄豆芽、绿豆芽、油菜这些蔬菜，经常调换食用，合理搭配，可以补充人体维生素的需要。冬天容易缺乏钾、钙、钠、铁，因此，应常食虾米、虾皮、芝麻酱、猪肝、香蕉。如有低钠者，做菜时口味可偏咸，以便补充。

冬天进补，应顺应自然，注意养阳，提高人体耐寒能力。

狗肉和羊肉是中老年人冬季滋补佳品。常食炖母鸡、蹄筋，饮牛奶、豆浆。牛肉切小块，加黄酒、葱姜，用砂锅炖烂，食肉喝汤。

羊肉与萝卜同煮，食羊肉饮汤。冬季阳气收藏，人体吸收营养成分储存于体内，以增强抗病能力。患有高脂血症、冠心病、高血压病的人可以经常服用黑芝麻桑葚糊。将黑芝麻、桑葚、大米放入药碾碾烂，加白糖放入瓦锅内煮熟服用。患高血压病的中老年人，取黑木耳、柿饼、冰糖煮烂食用。患风寒咳嗽，用萝卜切片、生梨切片和生姜加冰糖、蜂蜜煮熟服用。

【练一练】

一、单选题

1. 三伏天暑湿较重，宜食用（　　）。
   A. 香菜　　　　　　　　　　B. 冬瓜
   C. 百合　　　　　　　　　　D. 绿豆
   E. 萝卜

2. 对老年人膳食的要求，下面的叙述中错误的是（　　）。
   A. 应增加适宜的饮水量　　　B. 应适当减少热能的供给
   C. 应多供给优质蛋白质　　　D. 应多供给糖类

3. 提倡老年人应多吃些海鱼，主要是因为海鱼（　　）。
   A. 蛋白质含量高　　　　　　B. 饱和脂肪酸较多
   C. 不饱和脂肪酸较多　　　　D. 口感好，且易消化

4. 中医认为正确的四季养生方式是（　　）。
   A. 春秋养阳　　　　　　　　B. 夏季养阴
   C. 秋冬养阳　　　　　　　　D. 春秋养阴
   E. 春夏养阳

5. 以下食物属于热性的是（　　）。

A. 银耳　　　　　　　　　　B. 韭菜

C. 猪肉　　　　　　　　　　D. 带鱼

E. 香菇

6. 枸杞子属于（　　）。

A. 补气药　　　　　　　　　B. 补阳药

C. 养血药　　　　　　　　　D. 滋阴药

E. 以上都不是

二、多选题

1. 属于补益类的中药是（　　）。

A. 人参　　　　　　　　　　B. 鹿茸

C. 虫草　　　　　　　　　　D. 党参

E. 茯苓

2. 饮食养生强调（　　）。

A. 食养　　　　　　　　　　B. 食节

C. 食忌　　　　　　　　　　D. 食味

E. 食禁

3. 下列属于补气中药的是（　　）。

A. 黄精　　　　　　　　　　B. 当归

C. 党参　　　　　　　　　　D. 山药

E. 黄芪

4. 老年人的合理膳食措施应该包括（　　）。

A. 以优质蛋白质为主

B. 荤素合理搭配

C. 多吃奶类鱼类蛋白

D. 碳水化合物以淀粉为主，重视膳食纤维和多糖类物质的摄入

E. 多吃新鲜蔬菜水果，增加抗氧化营养素的摄入

5. 可能有预防肿瘤作用的营养素有（　　）。

A. 膳食纤维　　　　　　　　B. 维生素 E

C. β-胡萝卜素　　　　　　　D. 维生素 C

E. 硒

三、判断题

1. 一般而言，凡是温热的、活动的、上升的、外在的、功能的均属"阳"的范畴。
（　　）

2. 所谓"发物"是指可动风生痰，助邪发毒，容易诱发旧病，加重新病之品。
（　　）

3. 饮食调补学主要包括食养、食疗、食忌、食节四方面的内容。（　　）

4. 一般而言，凡寒凉的、沉静的、下降的、外在的、物质的，均属"阴"的范畴。

5. 食物的四性,是指食物具有寒、热、温、凉四种不同的性质。（ ）

6. 津液是体内正常水液的总称,既包括各脏腑组织器官内的体液,又包括机体各种分泌物。（ ）

7. 中医所谓"用寒远寒、用热远热",其意思是:在寒冷的冬季,不要食用性质寒凉的食品;在炎热的夏季,不要食用性质温热的食品。（ ）

8. 水果因含大量水分,故性质均属阴寒之性。（ ）

9. 甘味食品多含有糖类和氨基酸,具有较好的补益及抗衰老作用,故多量食用。（ ）

10. 寒凉食物多具有清热、泻火及养阴作用,但阳热体质的人不宜多食。（ ）

11. 性质温热的食品具有温中散寒、补阳益气的作用。（ ）

【案例分析】

案例一:胡奶奶给自己安排的三日食谱见表 4-2,她想知道这样的膳食安排对她来说是否合适。

表 4-2 胡奶奶给自己安排的三日食谱

餐次	周一	周二	周三
早餐	山药粥、发糕、卤蛋	红枣粥、椒盐卷、咸鸡蛋、咸菜	红薯、玉米糁粥、馒头、香肠、酱豆腐
午餐	米饭、砂锅豆腐、素炒圆白菜、桃	米饭、香菇炖鸡、炒胡萝卜丝	水饺、拌菜心
加餐	牛奶、面包	牛奶、面包	牛奶、饼干
晚餐	鸡蛋挂面汤、葱油花卷、胡萝卜炒肉丝、烧白菜	玉米糁粥、馒头、海米木耳烧菜心	米饭、番茄炒鸡蛋、素炒三丝

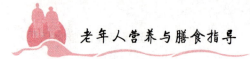

案例二： 胡老伯想通过日常的饮食来促进身体健康，因此前来寻求一些老年人的饮食养生规则。

案例三： 李奶奶，70岁，目前身体状况还好，平时注重饮食保健，但缺乏系统的饮食保健知识，特来寻求帮助，想获得合理的、易记的饮食保健知识。

项目五　老年人营养缺乏病诊断与膳食指导

【知识目标】

◇ 了解营养缺乏病的概念、发病原因、临床症状、诊断程序、治疗通则；
◇ 理解蛋白质能量营养不良症、维生素缺乏病、矿物质缺乏病发病的原因，对老年人健康的危害；
◇ 掌握蛋白质－能量营养不良症的临床症状和诊断流程、常见维生素缺乏病的临床症状和诊断流程、常见矿物质缺乏病的临床症状和诊断流程。

【能力目标】

◇ 运用营养学的相关知识，初步解决患蛋白质－能量营养不良症的老年人群的膳食安排；
◇ 运用营养学的相关知识，初步解决患常见维生素缺乏病老年人的膳食安排；
◇ 运用营养学的相关知识，初步解决患常见矿物质缺乏病老年人的膳食安排。

【素质目标】

◇ 提升自己发现问题、分析问题和解决问题的能力；
◇ 增强与老年人沟通协调的能力；
◇ 培养团队合作能力。

任务一 老年人营养缺乏病认知

【知识目标】

◇ 了解营养缺乏病的概念；
◇ 理解营养缺乏病的病因、临床症状；
◇ 掌握营养缺乏病的诊断程序和治疗通则。

【能力目标】

◇ 运用营养缺乏病的相关知识，初步解决工作中营养缺乏患者的诊断和治疗。

【素质目标】

◇ 提升发现问题、分析问题和解决问题的能力。

一、营养缺乏病的定义

营养缺乏病是指长期缺乏一种或多种营养素而造成严重的营养低下，并表现出各种相应的临床病症。

二、老年人营养缺乏病的发病原因

老年人营养缺乏病的发病原因有原发性和继发性两类，原发性病因是指单纯摄入不足，可以是综合性的各种营养素摄入不足，也可以是个别营养素摄入不足，而以前者为多见。继发性病因指由于其他疾病过程而引起的营养素不足，除摄入不足外，还包括消化、吸收、利用、需要等因素的影响。临床上所见到的各种营养素缺乏绝大多数成为疾病过程的综合表现的一部分。按营养素在体内的代谢途径，营养缺乏病的病因可以分为以下几个。

（一）食物供给不足

主要表现为原发性营养缺乏病的发病原因，由社会、政治或经济因素或人口增长、资金缺乏引起，常是综合性缺乏，但在表现上则以蛋白质-热能营养不良为主。

（二）食物摄入不足

食物摄入不足的原因可以是原发性的，也可以是继发性的。原发性主要表现为食物选择不当，如食物品种单一、偏食、素食、禁食等可引起某种营养素缺乏；食物因加工烹调不合理而导致某些营养素流失或破坏较多，虽其摄入量并不少，但亦可发生缺乏，如食用精白米面和丢弃米汤常是脚气病的主要原因，蔬菜先切后洗、烫漂捞挤将使大部分维生素C遭受破坏；继发性原因是食欲不振、昏迷、精神失常或神经性厌食、口腔及颌面手术后、其他疾病等原因导致食物摄入不足。

（三）营养素吸收不良

原发性的主要表现为食物搭配不当引起营养素之间的不平衡而导致某些营养素的吸收不良、老年人消化系统的吸收功能不断衰退；继发性的主要表现为某些药物的服用及相关疾病影响营养物质的吸收。其中以胃肠道功能障碍最为重要，较常见的有各种慢性腹泻、慢性胰腺炎、小肠吸收不良、炎症性肠病、胃肠道术后等。

（四）营养素的利用减少

主要由继发性原因引起，表现为营养素拮抗剂的药物在服用后影响体内营养素的功用、肝脏疾病使营养素的利用率或储备能力下降等。

（五）营养素的损耗增加

主要表现为长期发热、代谢机能亢进，各种癌症及其他消耗性疾病如糖尿病、结核病等均会明显地增加体内各种物质的消耗。创伤、大手术、大面积烧伤等促使组织分解代谢加剧的情况使大量氮从尿液中及创面丢失，代谢率也显著增加。消化道瘘、肾脏病也是蛋白质损耗较大并容易发生营养缺乏的疾病。总之，一切引起代谢加速及营养素丢失的疾患都应密切注意，及早治疗。

三、老年人营养缺乏病的临床表现

营养缺乏病的发病过程是缓慢的，按其程度和时间可分为轻度、中度和重度及急性、亚急性和慢性。其病理变化则经历了储存不足、生化病变、功能变化和形态改变四个阶段，到了形态改变阶段，往往会形成一些不可逆的病变，从而使病程再进一步恶化。在功能变化阶段以前，患者主诉或体检不易发现明显异常，因此属于亚临床缺乏。老年人长期营养缺乏有以下临床表现。

（一）代谢调节异常

营养缺乏所致的生物活性物质功能和合成降低影响到整个代谢的调节。体内重要的酶类和激素都是由各种营养素组成，或其生理功能都需要某些营养素促进。正常人体构成恒定的内环境，各种物质代谢保持着平衡。营养缺乏病打破了这一恒定的内环境，异常的代谢反应成为许多临床表现的内在原因。

（二）抗感染能力下降

人体在营养素缺乏时对感染的抵抗能力明显降低，现已证明许多营养素都和人体免疫机能有关，有的是细胞免疫，有的是体液免疫。有时营养不良和感染成为相互影响的因素，形成恶性循环。

（三）组织再生和恢复延缓

营养素缺乏时代谢率下降，蛋白质合成率降低，组织的再生和其功能的恢复明显延缓。手术后的创面愈合、综合治疗后的康复时间都反映出营养素缺乏的程度与组织再生和恢复的能力。

（四）并发症较易发生，死亡率增加

营养素缺乏作为原发性疾病的临床表现之一，也是预测并发症和死亡率的一个指标。营养素缺乏如果不及时纠正，必将导致许多并发症发生，使原发性疾病更加严重而难于治疗。患者对治疗措施的反应能力下降，使死亡更为迅速。

四、老年人营养缺乏病的诊断

老年人营养缺乏病的诊断须依赖于膳食史和疾病史的调查、体检、生化检查和治疗实验。

（一）膳食史和疾病史的调查

根据膳食情况，了解食物摄入不足史及影响机体消化吸收的疾病史。有经验的营养师及临床医师询问了解患者的膳食习惯及每天的摄取量就能基本上判断各类营养素是否缺乏。如能取得患者及家属的配合，记录三天的摄入食物量，则以此计算所得的数据，核对询问结果，更加可靠。

（二）体检

体检包括人体体格测量、临床症状检查和生理功能检查。

1. 人体体格测量

进行身高、体重、皮脂厚度等相关体格指标的测量，根据测量结果利用体质指数、身体肥胖度判定公式和皮脂厚度评价标准进行评价。

2. 临床症状检查

营养缺乏病的临床症状有特异性的和非特异性的。不同的营养素缺乏病在身体不同部位有相应的临床表现。根据患者的脸色、体重、精神状态可以对其营养状态有一个初步估计，然后详细检查头发、眼、唇、口腔和皮肤等方面出现的症状，进一步确定何种营养素缺乏。

(三)生化指标检查

营养缺乏病的临床症状往往合并出现,且同一症状可能是几种营养素的缺乏表现,故鉴别诊断必须依靠生化检查。生化检查方法基本分为下列几种:测定血液中营养成分的浓度;测定营养成分经尿排出的速率;测定血或尿中的营养素的代谢产物;测定与营养素有关的酶活性的改变;给予大剂量后测定尿中排出量,即饱和实验;测定毛发和指甲中特定营养素的成分。

(四)治疗实验

临床症状难以确定诊断,而生化检查一时无条件进行者可采用治疗实验。让患者接受某种营养素的补充,观察其临床症状有无好转。如果治疗采取的是综合措施,那就很难确诊,而由于其原因不能确定,治疗后仍可反复发作。

五、老年人营养缺乏病的治疗通则

各种营养素缺乏病治疗的一般原则如下。

(一)治疗应针对病因进行

继发性缺乏应注意主要病因的治疗,原发性缺乏也要考虑解除影响摄入不足的因素,为补充食物或营养素创造条件。营养治疗要成为整体治疗方案的组成部分,与其他治疗措施相辅相成,相互促进和补充。

(二)治疗所采用的补充剂量要适宜

营养素缺乏病治疗所采用的补充剂量要适宜,不必要使用过高的治疗量或维持量,尤其对于有毒性副作用的营养素更应注意。对于不同年龄、不同情况的患者,要区别对待。最好根据临床症状和生化检查结果来决定。

(三)治疗方案的制定应全面考虑营养素之间的相互关系

营养素缺乏病治疗时不能只考虑主要缺乏的营养素,而应全面从营养素之间的相互关系来考虑治疗方案,以期达到患者恢复到具有合理营养状况的健康水平。例如,蛋白质营养不良治疗的同时,除补充蛋白质外,还应相应补充热能和维生素,否则蛋白质不能被有效地利用。

(四)治疗应循序渐进

营养素缺乏病的治疗应循序渐进,如不宜突然用高热能蛋白质膳食治疗重度蛋白质热能营养不良,原因在于机体长期缺乏蛋白质后胃肠道和其他器官的功能处在萎缩和减低状态,不能适应一时的超负荷。

（五）治疗一般应充分利用食物

营养素缺乏病的治疗应充分利用食物来配制适合疾病特点的治疗膳食。当患者摄食困难或神志不清时，才考虑匀浆膳或要素膳的应用。当要素膳仍不能满足其需要时，才考虑静脉高营养。在患者病情好转以后，尽早恢复正常的膳食治疗。

（六）治疗一般需要坚持一段时间

营养素缺乏病的治疗因见效缓慢，一般需要坚持一段时间。效果应以患者营养状况的全面恢复、临床与亚临床症候消失、抵抗能力增强等客观指标为依据。

> **知识链接**
>
> 正常人体所需的营养素摄入过多或不足均会导致营养不良。营养不良包括营养过剩和营养缺乏。营养缺乏病是由于摄入营养素不足而在临床上引起各种症状表现的疾病，故是营养不良的一类，但并不完全等同。近年来，由于营养素的功能性检查方法日趋完善，各种亚临床的营养缺乏已受到重视，因此，营养素缺乏病也包括这一部分。

任务二
老年人蛋白质-能量营养不良症诊断与膳食指导

【知识目标】

◇ 了解蛋白质-能量营养不良症的发病现状和临床分类；
◇ 理解蛋白质-能量营养不良症的发病原因、临床症状；
◇ 掌握蛋白质-能量营养不良症的诊断程序和治疗原则。

【能力目标】

◇ 运用蛋白质-能量营养不良症的相关知识，初步解决工作中蛋白质-能量营养不良症人群的诊断和治疗。

【素质目标】

◇ 提升发现问题、分析问题和解决问题的能力；
◇ 增强与老年人沟通协调的能力。

蛋白质－能量营养不良症是食物供应不足或因某些疾病等因素所引起的一种营养不良症，在世界各地都有发生。蛋白质－能量营养不良往往伴有其他营养素缺乏病（如维生素和矿物质缺乏等）。老年人的轻、中度蛋白质－能量营养不良一般不易被发觉，但在食物供应不足的地区常有发生，常表现为身体虚弱无力、不喜欢活动、劳动效率下降。从流行病学观点看，蛋白质－能量营养不良症是由于蛋白质－能量在细胞中的水平不足以及身体内外环境因素交织在一起而引起的一种疾病。

一、发病原因

蛋白质－能量营养不良发生是一个复杂的病理生理过程，根据发病原因可分为原发性和继发性两种。当食物中能量或蛋白质长期供应不足时，机体在开始阶段，通过生理机能的调节来降低组织器官对营养素的需要，使之适应低营养的内环境而生存。但当蛋白质和能量继续缺乏而导致生理机能失调和适应机能衰竭时，机体则可能死亡。

（一）原发性蛋白质－能量营养不良症

原发性蛋白质－能量营养不良症是因食物蛋白和能量的摄入量不能满足身体生理的需要而发生的。其主要原因有食物缺乏，如多发生在荒年、经济因素或战争年代；食物摄取不足，多因老年人消化系统功能衰退而胃口变差、偏食、素食或心理因素等引起。

（二）继发性蛋白质－能量营养不良症

继发性蛋白质－能量营养不良多与其他疾病并发，主要由于食欲下降，吸收不良，分解代谢亢进，消耗增加，合成代谢障碍以及大量流血、渗出等使摄入的蛋白质和能量不能满足身体的需要而发生的。在临床上常见的合并蛋白质－能量营养不良的疾病有癌症、贫血、肾病、失血、发烧、心脏功能代偿不全、慢性胃肠炎、结核病、肝硬化、腹水、中毒性甲状腺肿、糖尿病、寄生虫病、神经病及某些外科手术后等。

二、临床表现

蛋白质－能量营养不良症的临床表现及体内成分改变常因蛋白质和能量营养不良的程度和时间、患者特点、生活环境及产生原因而异。其在临床上一般可分为浮肿型、消瘦型与混合型三种；根据缺乏程度分为轻、中、重三种；根据发病过程又分为急性、亚急性和慢性三种。单纯性蛋白质或能量营养不良症极少见，多数病例表现为蛋白质和能量同时缺乏，即混合型的蛋白质－能量营养不良症。

(一)消瘦型

老年人由于能量摄入严重不足所致,消瘦为其特征,严重者为"皮包骨",皮下脂肪消失,骨骼肌显著消耗,出现无脂肪"舟状腹"、胀气"蛙状腹"等症状,(图5-1);皮肤干燥松弛,多皱纹,失去弹性和光泽;头发纤细松稀,干燥易脱落。突出表现为消瘦无力,常并发干眼症(维生素A缺乏病)、腹泻、厌食、呕吐、脱水等。脱水、酸中毒及电解质紊乱常为死亡原因。尸检时可见周身组织器官萎缩,未见水肿和脂肪肝的发生。

(二)浮肿型

浮肿型为老年人急性严重蛋白质缺乏所致,周身水肿为其特征。体内脂肪未见减少,肌肉松弛,眼睑肿胀,身体低垂部位水肿且皮肤明亮,如图5-2所示。其他部位皮肤干燥萎缩,角化脱屑或有不对称性大片融合色素沉着,头发脆弱易断和脱落,周身软弱无力,表情淡漠,严重病例呆板无表情,无食欲,肝肿大,常有腹泻或大量水样便,有腹水,常伴有维生素A和维生素B族缺乏的症状。支气管炎合并肺水肿、败血症、胃肠炎及电解质紊乱等常为死因。尸检可见周身水肿、内脏及肌肉萎缩、严重脂肪肝、骨髓萎缩等。

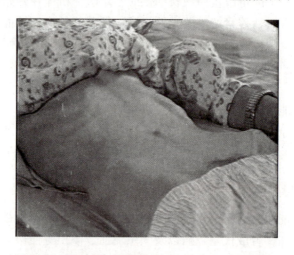

图5-1 蛋白质-能量营养不良引起的"舟状腹"

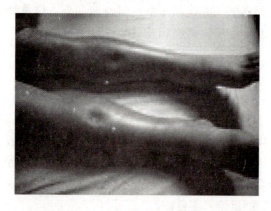

图5-2 蛋白质-能量营养不良引起的"凹陷性水肿"

三、诊断程序

蛋白质-能量营养不良症由于病程和临床类型的不同,有时诊断比较困难。急性严重病例临床症状明显,根据症状、体征和病史一般可以进行初步诊断,而慢性轻度病例,临床症状多不明显和典型,故常需要使用综合方法进行诊断。

(一)疾病史与膳食史调查

食物摄取不足是蛋白质-能量营养不良症发生的主要原因,因此,可以采用回顾法了解患者的发病情况与饮食关系,估算一日蛋白质和能量摄取量,为诊断提供重要参考价值。

(二)体格检查

体格检查包括人体测量、临床症状的检查和形态学评价。人体测量是诊断的重要手段,如果蛋白质和能量供给不足,会影响生长发育。体重在人体测量中是比较有意义的指标,在临床诊断上常被采用。当食物中的能量不足时,皮下脂肪转为能量供给机体需要,皮褶厚度减小。常测量部位为上臂三头肌、背部肩胛下和腹部脐旁的皮褶厚度,一般消瘦型患者的皮褶厚度明显降低;蛋白质-能量营养不良症患者在临床上都有一定的症状和体征,可以通过病史和临床检查对典型病例进行初步诊断。

(三)生化检查

当患有蛋白质-能量营养不良症时,体内物质代谢发生变化,可以利用这个特点进行早期或亚临床患者的诊断。和蛋白质-能量营养不良相关的生化指标有血浆蛋白含量、血清氨基酸水平、尿素/肌酐比值、尿中羟脯氨基酸排出量、3-甲基组氨酸排出量。

(四)综合诊断

蛋白质-能量营养不良症是一个复杂的临床综合征,目前尚无简便可靠的方法对其各种类型(尤其是亚临床类型)进行诊断。因此,在进行蛋白质能量营养不良的判断时,需要先综合查体结果和个人病史资料,然后根据表现出的蛋白质营养不良的症状与体征进行正确判断。

蛋白质-能量营养不良症评价的可能诊断指标见表5-1。

表5-1 蛋白质-能量营养不良症评价的可能诊断指标

营养评价	可能诊断指标(必须包括一个或更多)
个人史	先天性营养不良;吸收不良;疾病或残疾;服用影响食欲的药物
食物/营养史	报告或观察:长期食物摄入不足;饥饿;拒食;偏食或素食
人体测量	皮褶厚度减少;BMI<18.5

续表

营养评价	可能诊断指标（必须包括一个或更多）	
	消瘦型	水肿型
体检结果或临床症状	明显消瘦，肌肉重量减少，肌萎缩；皮肤干燥松弛，多皱纹；毛发稀少；腹泻	凹陷性水肿；肝脏肿大；皮肤干燥，毛发稀少；色素沉着；精神萎靡，反应冷淡
生化数据，临床检验	血红蛋白浓度、人血白蛋白、血清运铁蛋白、血清甲状腺素结合前白蛋白等指标下降	

四、治疗

根据病情，蛋白质-能量营养不良症患者可分为急救期和恢复期两个阶段进行治疗。

（一）急救期治疗

感染、电解质紊乱及心衰是重度蛋白质能量营养不良的老年人死亡的主要原因，应首先予以处理，但必须在医生的介入下进行。同时还要进行营养治疗，由医生和临床营养师共同完成。营养治疗原则是：蛋白质和能量的摄入应高于正常需要量；补充液体，脱水和发烧时尤为重要；矿物质的补充应为低钠、足量的钾和镁及适量的铁；维生素应补充多种维生素，尤其应注意维生素A和维生素C的补充；饮食摄入量应从小量开始，随着生理机能的适应和恢复逐渐增加，并应少量多餐；根据患者的年龄及病情可采用流质、半流质或软食等，饮食最好经口供给；否则，应采用肠外营养。

（二）恢复期治疗

供给营养素完全的混合食物，以满足身体恢复期的需要。蛋白质和能量要维持到急救后期时的较高水平。恢复期时，要使患者逐渐开始体力活动，逐渐锻炼心肺功能。体内蛋白质和能量的恢复需12周左右的时间，主要取决于体内缺乏的程度及治疗方法。患者经过治疗，一般均可恢复。其主要表现有全身状况好转，食欲恢复，体重增加，水肿消退等。患者出院后，应进行定期随访，对其进行饮食指导并监测其体重，观察其恢复情况。

五、预防

主要是供应合理的营养，注意卫生及早期治疗等综合预防措施。

（一）供应合理的营养

供应合理的营养，保证身体的需要是预防老年人患蛋白质-能量营养不良症的关键。

主要有：发展农业和食品生产，供应优质食物和蛋白质；宣传营养知识，提高全民摄取合理的营养和采用科学烹调方法的自觉性；按老年人的生理需要，为其提供足够的食物和营养；研究各类住院患者的营养需要量及食品或营养补充剂，医生在治疗时，应注意能量和蛋白质的供应，必要时采用肠外营养或经肠营养的方式来补充患者所需要的营养。

（二）注意卫生

注意个人卫生，减少发病诱因，是预防措施中不可忽略的环节：改善环境质量，预防急、慢性传染病的发生；加强食品卫生管理，预防胃肠道的传染病；预防寄生虫病的发生。

（三）早期治疗

早期发现、早期治疗是消灭蛋白质－能量营养不良症的重要措施：通过营养调查，发现问题，及时采取预防措施；医院门诊、卫生防疫单位应注意发现亚临床患者，并给予治疗；急慢性传染病、胃肠道疾病以及其他外科和手术后的患者，应及早注意营养支持，防止此病的发生或发展。

> **知识链接**
>
> 老年人体内的分解代谢大于合成代谢，每天必需的损失又是持续的，加之蛋白质的合成能力差，而且对蛋白质的吸收利用率降低，如果摄入不足，不可避免地会出现负氮平衡；另外，由于老年人肝、肾功能降低，摄入过多蛋白质可增加肝、肾负担。因此，蛋白质的摄入量应质优量足且应以维持氮平衡为原则。一般认为每日按每千克体重供给 1.0~1.2 g 蛋白质比较适宜，由蛋白质提供的能量以占总能量的 12%~14% 较合适。豆类及其制品、水产类、乳类、蛋类是老年人优质蛋白质的良好来源，确保每餐有适量的优质蛋白与粮谷类蛋白搭配。

【练一练】

一、单选题

1. 蛋白质－能量营养不良症发生的原因是（　　　）。
   A. 能量过剩　　　　　　　　B. 食物摄入量不足
   C. 暴饮暴食　　　　　　　　D. 缺乏日照
2. 机体蛋白质缺乏的体征是（　　　）。
   A. 消瘦　　　　B. 水肿　　　　C. 体重减轻　　　　D. 身高突增
3. 机体能量缺乏时，可导致（　　　）。
   A. 水肿型营养不良症　　　　B. 消瘦型营养不良症
   C. 佝偻病　　　　　　　　　D. 夜盲症
4. 下列关于消瘦型营养不良症的描述中正确的是（　　　）。

A. 能量基本满足，但蛋白质严重缺乏　　B. 能量与蛋白质都严重缺乏

C. 蛋白质满足，但能量缺乏　　　　　　D. 能量过少引起

5. 消瘦型营养不良症是因为（　　）严重缺乏所致。

A. 能量　　　　B. 蛋白质　　　　C. 脂肪　　　　D. 维生素

二、多选题

1. 消瘦型营养不良的临床表现有（　　）。

A. 肌肉萎缩无力，皮肤黏膜干燥萎缩，皮下脂肪消失

B. 生长发育迟缓，消瘦无力，贫血，无水肿，抵抗力下降，容易由于感染其他疾病而死亡

C. 常见腹部、腿部，也可能全身水肿

D. 心率缓慢，心音低钝，呼吸浅表

E. 头发细软、稀少、变色、变脆、易脱落

2. 机体蛋白质缺乏可通过检查（　　）等指标进行判定。

A. 血脂　　　　　　　　　　　　B. 尿中尿素排出量

C. 运铁蛋白水平　　　　　　　　D. 血浆白蛋白水平

3. 能量摄入不足可出现（　　）等表现。

A. 体重轻　　　　　　　　　　　B. 水肿

C. 消瘦无力　　　　　　　　　　D. 身高偏低

4. 机体缺乏蛋白质可引起（　　）等表现。

A. 水肿　　　　　　　　　　　　B. 腹泻

C. 生长迟缓　　　　　　　　　　D. 皮肤过度角化

5. 蛋白质营养生化指标包括（　　）等。

A. 血清总蛋白　　　　　　　　　B. 血浆视黄醇结合蛋白

C. 尿氨基酸　　　　　　　　　　D. 金属硫蛋白

6. 造成蛋白质–能量营养不良症产生的原因有（　　）。

A. 食物缺乏　　　　　　　　　　B. 长期缺乏蛋白质

C. 低能量膳食　　　　　　　　　D. 肿瘤

E. 胃肠道疾病

7. 水肿型营养不良症的临床表现有（　　）。

A. 贫血

B. 情绪低落

C. 常见腹部、腿部，也可能全身水肿

D. 心率缓慢，心音低钝，呼吸浅表

E. 头发细软、稀少、变色、变脆、易脱落

8. 过量摄入蛋白质的危害有（　　）。

A. 加重肝肾负担　　　　　　　　B. 脱水、脱钙

C. 泌尿系统结石　　　　　　　　D. 动脉硬化

E. 痛风

9. 发挥食物中蛋白质互补的作用时，进行互补的食物（　　　）。
   A. 同时食用最好　　　　　　　B. 隔日食用最好
   C. 次数越多越好　　　　　　　D. 次数越少越好
   E. 每周食用一次最好
10. 一般在人体内不提供能量的营养素是指（　　　）。
    A. 蛋白质　　　　　　　　　　B. 膳食纤维
    C. 脂肪　　　　　　　　　　　D. 维生素
    E. 水

三、判断题

1. 蛋白质－能量营养不良症主要发生在经济发达地区。（　　）
2. 蛋白质－能量营养不良症人群的膳食中的蛋白质越多越好。（　　）
3. 水肿型营养不良人群应增加能量的摄入量。（　　）
4. 成年人比婴儿更容易患蛋白质－热能营养不良症。（　　）
5. 蛋白质－能量营养不良症仅是由食物摄入不足引起的。（　　）

【案例分析】

一位76岁的男性患者，四年前脑出血，目前因后遗症长期卧床，2年前做过心脏介入手术，之后身体开始变得瘦弱。2个月前，由于呛咳引起肺炎，经反复治疗后，身体极度消瘦。询问家属老年人平时在家能不能吃饭，都吃什么。家属回顾本来老年人吃水饺、面条等半流质食物没有问题，但听信一名中医大夫的指导，说牛奶、鸡蛋、肉类和米饭等都不好消化，只给老年人喝一些蔬菜和水果榨的汁。眼看老年人逐渐消瘦，故特来进行营养咨询。病历显示营养相关的生化指标如下：总蛋白50（正常>65）、白蛋白30（正常>40）、血红蛋白89（正常>110），低蛋白血症、贫血、低钾……但患者精神状态尚可，排便基本正常，稍微有些干硬。请问该患者目前存在的主要营养问题是什么？应给予其怎样的营养膳食指导？

任务三 老年人维生素缺乏病诊断与膳食指导

【知识目标】

◇ 了解不同维生素缺乏病的发病现状；
◇ 理解不同维生素缺乏病的发病原因、临床症状；
◇ 掌握维生素缺乏病的诊断程序和治疗原则。

【能力目标】

◇ 运用学到的维生素缺乏病相关知识，初步解决不同维生素缺乏病患者的诊断和治疗问题。

【素质目标】

◇ 提升发现问题、分析问题和解决问题的能力；
◇ 增强与老年人沟通协调的能力。

维生素是维持机体正常生命活动过程中所必需的一类微量低分子有机化合物，在体内不能合成或合成量不足，虽然机体的需要量很小，但必须由食物供给在日常生活中的各种原因都可能导致维生素缺乏。

一、维生素 A 缺乏病

世界卫生组织公认维生素 A 缺乏病是世界上四大营养缺乏病之一。在亚洲、非洲与拉丁美洲等发展中国家，由于维生素 A 缺乏病引起的干眼病而致盲的患者高达 1 000 余万人，患病率为总人口的 20%～30%。

（一）发病原因

1. 食物摄入不足

食物中维生素 A 与胡萝卜素摄取量不足是导致原发性维生素 A 缺乏病的重要原因。

2. 影响消化吸收的因素

一些常见的消化道疾病（如急性肠炎、痢疾等）和寄生虫病（如蛔虫病等）干扰了小肠对维生素 A 的吸收；胰腺炎造成胰腺管堵塞，胆石症形成胆道堵塞，使胰酶、胆汁的分泌减少或停止，影响胡萝卜素与维生素 A 的吸收。另外，维生素 A 与胡萝卜素是脂溶性维生素，所以它们的吸收与膳食中的脂肪有密切关系。若膳食中脂肪含量较低，则可明显影响机体对维生素 A 和胡萝卜素的吸收。

3. 影响储藏、利用与排泄的因素

人体内 90%～95% 的维生素 A 储藏在肝脏中，所以肝脏疾病如肝寄生虫病、肝炎、肝硬化可使肝的体积缩小，机能减退，从而减少维生素 A 在肝脏内的储存而造成缺乏。一些消耗性传染病如肺炎、肺结核等都会使体内储存的维生素 A 减少：一方面是由于患者高烧，促使分解代谢增加，使肝中的维生素 A 分解和消耗；另一方面是由于高烧导致患者食欲不振及消化吸收发生障碍而使维生素 A 的摄入量不足。

（二）临床表现

维生素 A 在人体的代谢功能中有非常重要的作用，而且在生理生化过程中参与很多反应。因此它的缺乏会影响很多生理功能并导致不少病理变化。此外，上皮组织的代谢也需要维生素 A，而维生素 A 缺乏时上皮组织会发生各种病变。

1. 皮肤

维生素 A 缺乏的初期表现是上皮组织干燥，从而导致柱状上皮细胞转换成角状、分层的上皮细胞，这一病理变化称为组织转化，由于细胞角化，所以又称角质化。初期的皮肤症状为干燥、粗糙和脱屑，继而发生丘疹，多见于上臂与大腿的内侧，然后逐渐向臂、腹、背及颈部蔓延。这种丘疹是毛囊肥厚而突出的角化物所形成。同时因角化物堵塞皮脂腺的排泄管，使皮脂腺的分泌受抑制，因此使皮肤干燥并伴有皱纹。因其外表与蟾蜍的皮肤相似，所以又称蟾皮病。病情较重时皮肤皱纹明显，有如鱼鳞，必须与鱼鳞癣患者区别开来。单有皮肤症状而无夜盲与眼部症状的患者不能诊断为维生素 A 缺乏病，只有经治疗诊断，然后服用大量维生素 A 以后，皮肤症状消失，才能认为此皮肤症状为维生素 A 缺乏所致。

2. 眼部

1）夜盲症

夜盲症是在维生素 A 缺乏时眼部最早出现的症状，此症状是功能性的，摄入一定量的维生素 A 后即能恢复正常。维生素 A 是眼视网膜杆状细胞中视紫红质形成的主要来源，而视紫红质是维持暗视力所必需的。视紫红质在强光漂白下还原成视黄醛（即维生素 A 醛）与暗视蛋白质。在暗淡的光线下，又需要新的维生素 A 被还原成视黄醛，与暗视蛋白结合而生成视紫红质，才能看清物体。

2）干眼症

干眼症在眼的结膜部分发生较早与较常见。典型症状是脂肪性干燥，使结膜因变厚而产生皱纹，在眼角处尤为明显。此时，结膜失去正常的光泽，变为油脂样混浊。

3）毕脱氏斑

毕脱氏斑是我国维生素 A 缺乏病的常见症状，因此诊断价值较大。此斑位于角膜缘外侧，在结膜中间，呈银白色泡沫状白斑，初期为椭圆形，后变为三角形。此斑不能被泪液润湿，如图 5-3 所示。

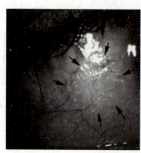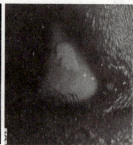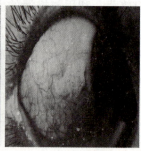

图 5-3　维生素 A 缺乏引起的毕脱氏斑

4）角膜软化症

维生素 A 缺乏严重时会使角膜干燥、变粗、混浊，对触觉不敏感，即角膜软化症。再发展下去，角膜表面会发生浸润性溃疡或小型糜烂，严重时则溃疡扩大，前房积脓，角膜穿孔并使虹膜脱出，晶体消失，然后患者失明。

3. 呼吸系统

当维生素 A 缺乏时，人体气管及支气管的上皮细胞中间层的细胞增殖，变成鳞状然后角化，导致上皮细胞的纤毛折断脱落，失去上皮组织应有的正常保护功能，极易导致呼吸系统感染。

4. 泌尿系统

维生素 A 缺乏能使泌尿器官内的上皮发生角化并脱屑，使其形成一个中心病灶。钙化物则以此为中心不断沉积而形成尿结石。

维生素 A 缺乏的临床症状汇总见表 5-2。

表 5-2　维生素 A 缺乏的临床症状汇总

部位	症状
眼部	眼干燥症：结膜出现皱纹，失去正常光泽，眼睛干燥、怕光、流泪、发炎、疼痛； 毕脱氏斑：眼角与眼球中间的眼白部位有不规则的白色斑点突起； 夜盲症：暗光时看不清东西； 角膜软化：初始时角膜干燥、角化、无光泽，严重时角膜会软化、溃疡、穿孔
皮肤	蟾皮症：皮肤角化过度的毛囊性丘疹，皮干起皱
骨骼系统	儿童骨组织生长停滞，发育迟缓，齿龈增生角化，牙齿生长缓慢
生殖系统	精子减少，性激素合成障碍
免疫系统	细胞免疫低下，呼吸道易感染和腹泻

（三）诊断

维生素 A 缺乏后，只要诊断和治疗及时，预后较为良好，所以诊断在预防与治疗维生素 A 缺乏病中非常重要。

1. 生化诊断

1）血浆中维生素 A 含量的测定

体内维生素 A 主要储存在肝脏中，肝脏内维生素 A 占体内总量的 90%～95%，因此肝脏是储藏、调节、维持血内维生素 A 达到正常水平的重要器官。若服用大量的维生素 A，由于其很快的运入肝脏中储藏，因此血浆中维生素 A 含量也不会大量升高。在肝脏内维生素 A 储藏量丰富，即使几个月不摄入，肝脏也能源源不断地输出维生素 A，使血液中维生素 A 不致减少。但在长期维生素 A 缺乏，肝脏内维生素 A 含量减少的情况下，血浆中的维生素 A 含量也会减少。

2）维生素 A 耐量曲线的测定

可以反映肝脏内维生素 A 的储藏情况。

2. 生理或功能评价诊断方法

1）暗适应

暗适应是测定在暗淡光线下的视力功能。在维生素 A 亚临床状态如夜盲发生前或轻度夜盲，则暗适应的功能会降低。

2）生理盲点的测定

生理盲点是反映维生素 A 缺乏的一个较灵敏的指标。当维生素 A 供给不足时，血浆中维生素 A 含量一直在 50 IU/mL 一组，盲点扩大一倍。每日摄取 2 000 IU 维生素 A，盲点虽有缩小，但还没有正常。每日摄取 3 000 IU 以上则能恢复正常，且摄取越多，恢复越快。生理盲点扩大的一组，若给予大剂量维生素 A，24 h 后即缩小至正常范围。因此，生理盲点是判断人体维生素 A 营养状况的一个较为灵敏的指标。

综上所述，维生素 A 缺乏病的诊断是综合性的，即首先采用生理或功能性评价方法，观察其夜视力（即暗适应能力）有无减退或生理盲点有无扩大，这在缺乏中最早发生。其次是绘制维生素 A 耐量曲线，观察其肝中维生素 A 的储藏情况。待血中维生素 A 的水平下降，则表明体内储藏已经相当缺乏，至于发生临床症状（如眼部毕脱氏斑与角膜软化），则说明已到了缺乏晚期，必须立即进行治疗。

维生素 A 缺乏的可能诊断指标见表 5-3。

表 5-3　维生素 A 缺乏的可能诊断指标

营养评价	可能的诊断指标（必须包括一个或更多）
个人史	吸收不良；其他代谢疾病或消化疾病；服用影响维生素 A 吸收的药物或食物

续表

营养评价	可能的诊断指标（必须包括一个或更多）
食物/营养史	报告或观察：长期富含维生素A的食物摄入不足；脂肪摄入不足；节食和/或限制食物类别、偏食；食物选择不当和/或不良的膳食行为
体检结果	夜盲症、毕脱氏斑；干眼症；皮肤干燥、增生、毛囊角化过度；毛发干燥易脱落
生化数据和临床检验	血清视黄醇<0.70 μmol/L；生理盲点 >1.8 cm^2

（四）治疗

维生素A缺乏病的治疗比较简单，而原发性维生素A缺乏病的预后是良好的，关键要及时发现与及时治疗。若病变已发展到不可逆的程度，如干眼病已发展到角膜穿孔，则再治疗也无用。若维生素A缺乏是由于胃肠道吸收的干扰，则用水溶性维生素A更为有利。寄生虫感染、痢疾、慢性腹泻、胆囊炎、呼吸道感染等疾病继发的维生素A缺乏病，则除补充维生素A以外，还需进行治疗。当维生素A缺乏与恶性蛋白质–能量营养不良有关时，则补充蛋白质的同时必须补充维生素A。单补充蛋白质会使维生素A的需要量增加并促使肝中少量储存维生素A，因此形成更严重的维生素A缺乏。

（五）预防

最有效的预防方法是保证膳食中有丰富的维生素A或胡萝卜素的来源。因为维生素A大量储存在肝脏中，因此只要不超过中毒剂量，有时多摄取一点储存在体内，以备食物中维生素A不足时的调节使用，也是预防维生素A缺乏的一种方法。维生素A最好的来源是动物性食品，如黄油、蛋类、肝与其他动物内脏。另外，应注意摄取富含胡萝卜素的蔬菜，如番茄、胡萝卜、辣椒、红薯、空心菜、苋菜等。还应注意公共卫生与环境卫生，如防止寄生虫感染、痢疾、肝炎、胃肠道炎症、肺炎、呼吸道炎症、长期慢性腹泻等，以避免疾病干扰维生素A的吸收、储存、利用与加速维生素A的消耗。另外，定期做膳食调查与了解一个时期的膳食摄取情况，如发现有一较长时期的膳食中缺乏维生素A与胡萝卜素，即应补充。若平时眼睛无疾病，却经常眨眼或时常用手擦眼，即应考虑干眼症。夜间视物模糊或看不见，应考虑夜盲。皮肤干燥，发生角化则应考虑皮肤干燥症。在此情况下，应作进一步的生化与功能性诊断。

> **知识链接**
>
> 维生素A为脂溶性维生素，过量摄入可引起中毒。正常成年人的推荐剂量水平为男性800 μgRE/d、女性700 μgRE/d。若成年人多次或一次性摄入超过可耐受

的最高水平（UL=3 000 μgRE/d）可发生中毒。急性中毒主要症状有恶心、呕吐等胃肠道反应；慢性中毒症状主要有疲倦、嗜睡、毛发脱落、指甲变脆等，故不能盲目服用维生素 A 补充剂。

二、维生素 D 缺乏病

在机体的钙、磷代谢过程中，维生素 D 起重要的调节作用，所以老年人维生素 D 缺乏病的发生与钙、磷代谢有密切的关系，对机体的影响是全方位的，其突出的表现是发生骨质软化症。

（一）发病原因

维生素 D 缺乏病主要发生在受日光照射不足而且缺少食物维生素 D 来源的人群中。从老年人的生活习惯、饮食营养、生理功能状态及健康情况来看，维生素 D 缺乏病的存在同样是不容忽视的。

1. 日光照射不足

人体内维生素 D 的主要来源是食物供给与体内合成。由于在天然食物中，除少数食品外，维生素 D 的含量都很有限，因此维生素 D 主要来自体内合成。在体内利用胆固醇代谢后沉积在皮下的 7-脱氢胆固醇在紫外线的作用下合成维生素 D。因此，日光照射不足现在仍是世界各地的人们患维生素 D 缺乏病的主要原因。日光照射情况与地理条件、季节和大气环境有密切的关系。

2. 食物供给不足

在日光照射不足的条件下，食物维生素 D 的供给量与维生素 D 缺乏病的发生有密切的关系。一般天然食品中维生素 D 含量很少，动物性食品中的含量虽然较多，但普通膳食中维生素的含量也难以满足机体所需。因此，当日光照射不足时，必须适当摄入一些强化维生素 D 的食品或维生素 D 补充剂。另外，维生素 D 缺乏病的发生不仅与食物中的维生素 D 的供给量有关，与食物中的钙、磷含量和比例及其他成分也有关。维生素 D 的主要作用是促进肠钙的吸收、骨质的生成。

3. 肠道吸收障碍

胃肠道疾病和肝病都能引起维生素 D 缺乏。另外，肠道 pH 值对维生素 D 的吸收也有影响，酸度增加有利于维生素 D 的吸收，而碱性环境对维生素 D 的吸收不利。

（二）临床表现

对于老年人而言，维生素 D 缺乏的主要症状是骨质软化症，进一步发展为骨质疏松症和骨质增生症。最常见的症状是骨痛、肌无力和骨压痛。重度患者脊柱有压迫性弯曲、身材变矮、骨盆变形等现象，但肌痉挛及手足抽搐现象的发生并不常见。在发病初期，骨痛往往是模糊的，痛的部位不固定，常在腰背部或下肢，并且其发作也没有一定规律，但通常在活动时加重。因为没有明显的体征，其往往被认为是风湿或神经官能症。肌无力（包括近体部位的大肌肉）是维生素 D 缺乏的一个重要表现。开始时，患者的感觉是上楼梯或从座位上站起来时很吃力；而当病情加重后，患者甚至完全不能行走。在骨痛与肌无力同时存在的情况下，患者步态特殊，被称为"鸭步"或"企鹅步态"。

（三）诊断

对于维生素 D 缺乏病需要根据病史、症状、体征、化验及 X 光检查作出全面的诊断。首先进行膳食史与疾病史的调查，判断体内维生素 D 是否不足；进行体格测量和临床症状的检查。如还不能准确诊断，则需借助生化指标检查进行判断，可以测定血液中 25-OH-D_3 水平是否 < 20 mmol/mL、血清碱性磷酸酶活性是否升高，或观察 X 光检查是否发生改变，最终根据各方面的结果进行综合判断。

维生素 D 缺乏病的判断要点见表 5-4。

表 5-4 维生素 D 缺乏病的判断要点

营养评价	判断要点（必须包括一个或更多）
个人史	吸收不良；其他代谢疾病或消化疾病；服用影响维生素 D 和钙吸收的药物或食物；骨质疏松、骨质软化、骨折次数；日光照射不足；生育次数
食物/营养史	报告或观察：富含维生素 D 或钙的食物长期摄入不足；食物选择不当和/或不良的膳食行为
人体测量	身高是否有改变
体检结果和临床症状	手足痉挛症：抽搐、惊厥；骨痛、肌无力、骨压痛；X 光检查改变
生化数据，临床检验	低血钙、低血磷、维生素 D：25-OH-D_3<20 mmol/mL；血清碱性磷酸酶活性升高

（四）防治

在老年人维生素 D 缺乏病的防治方面，重点应做好以下几点：调查发病情况，分析病因，及时制定防治方案；建立和健全卫生保健组织，做好系统管理工作；只要条件允许，鼓励老年人每天进行 30 min 以上的户外活动，使机体得到充分的日光照射，这是预防维生素 D 缺乏病最简便有效的方法。另外，还应注意饮食营养，根据情况及时摄入强化维生素 D 的食品或维生素 D 补充剂，同时还应每天摄入一定量的乳制品。

> **知识链接**
>
> 骨质疏松是严重危害老年人健康的慢性退行性疾病。骨骼的强度和密度与钙等矿物质的含量密切相关。当老年人的骨钙大量丢失以后,骨骼的坚实程度就会下降,造成骨质疏松。骨质疏松的影响因素包括年龄、性别、体力活动、蛋白质、钙、维生素D等。维生素D能促进小肠对钙的吸收,还可以促进骨胶原的合成,加速骨骼的形成,因此在预防骨质疏松方面具有重要作用。短期大量多次摄入大剂量的维生素D可导致维生素D中毒。临床表现早期是食欲减退、厌食、精神不振、恶心、呕吐等症状;长期慢性中毒可出现骨骼、肾、血管、皮肤钙化,严重的可致死。预防措施主要是宣传切勿滥用维生素D补充剂。

三、维生素 B_1 缺乏病

维生素 B_1 缺乏病是机体由于维生素 B_1(又称硫胺素)不足或缺乏所引起的全身疾病,临床上习惯将其称为脚气病。该病以多发性神经炎、肌肉萎缩、组织水肿、心脏扩大、循环失调及胃肠症状为主要特征,多发生在以白米为主食的地区,若治疗及时则可完全康复。

(一)发病原因

脚气病发病率最高的地区是膳食主要成分为研磨米或其他精制的谷类食物的我国南方地区。这些地区是以大米为主食,且气候炎热潮湿,是发病多的主要原因之一。产米区比产麦和产杂粮的地区发病多,其主要原因是米中硫胺素比小麦和杂粮中少,再加上南方气候因素,粮食易于变质,故可使米中的硫胺素更少。维生素 B_1 缺乏病的发病原因如下。

1. 维生素 B_1 摄入不足

长期食用精白米面、烹调方法不当,特别是煮稀饭时为了黏稠和松软加入少量的食用碱、偏食等都可导致维生素 B_1 摄入不足。此外,疾病引起进食减少也可造成维生素 B_1 摄入不足。

2. 维生素 B_1 的需要量增加

维生素 B_1 需要量增加分生理状态和病理状态两种情况:生理状态有剧烈劳动导致能量摄入增多和夏季流汗过多导致维生素 B_1 的流失增多等;病理状态有患有代谢率增加的疾病,如甲状腺功能亢进及一些慢性消耗性疾病等,都会导致对维生素 B_1 需要量的增加。

3. 吸收或利用障碍

慢性酒精中毒、食物中含有抗硫胺素因子、长期腹泻或经常服用泻剂以及胃肠道梗阻均可造成吸收不良。肝、肾疾病影响 TPP 的合成,也可造成维生素 B_1 缺乏。

（二）临床表现

不同的个体缺乏维生素 B_1 的症状可能不同，主要有以下几种。

1. 前驱症状

主要表现为下肢软弱无力，常有沉重感。肌肉酸痛，尤以双侧腓肠肌压痛明显。常有厌食、体重下降、消化不良和便秘等症状。此外，可有头痛、失眠、不安、易怒、健忘等症状。

2. 神经系统症状

常有上行性对称性周围神经炎，表现为运动和感觉障碍。早期腿酸无力、下肢沉重。肌肉有明显的压痛。随着缺乏继续下肢症状加重，同时，足趾的背屈动作受阻。跟腱和膝反射异常，即初期增强，后减弱，最终消失。随后，向上发展至腿伸、屈肌受累，出现足和趾下垂。重者手臂肌肉也可同样受累。感觉障碍远端严重，初期表现为过敏，继之疼痛和触感消失。病程长者，肌肉萎缩，共济失调，可出现异常步态。

3. 循环系统症状

多有心悸、气动过速和水肿现象。有循环障碍者，可出现端坐呼吸和发绀。常出现心界扩大，以右心较为明显，有收缩期杂音，舒张压多降低。心电图所见有窦性心动过速。

4. 水肿及浆膜腔积液

水肿为湿型脚气病最显著的症状。水肿多起于下肢，可遍及全身。浆膜腔积液可发生在心包腔、胸腔和腹腔。由于维生素 B_1 缺乏而死亡者，约有 60% 的人有心包积液。

在临床上以神经型为主的称为干型脚气病，以水肿和心脏症状为主的称为湿型脚气病，以急性心脏病变为主者称脚气性心脏病。若以心力衰竭为主要症状，伴有膈神经和喉返神经瘫痪症状，进展较快，也称暴发型。有上述两种类型以上的患者，称为混合型。

（三）诊断

依靠病史、临床症状和体征、心电图、实验室检查和实验性维生素 B_1 治疗等可作出可靠诊断。

1. 疾病史与膳食史

患者居住的地区是否长期以稻米为主食，稻米碾磨的程度、食量及有无偏食；有无饮酒的历史和酒量；有无妨碍吸收和利用的疾病，如慢性消耗疾病、胃肠道疾病、肝胆系统疾病等；患者是否存在维生素 B_1 需要量增加的因素，如发烧及甲状腺功能亢进等。

2. 临床特点

有无周围神经炎的表现、腓肠肌压痛、肌肉萎缩、感觉异常、足垂、跟腱及膝反射异常；有无进行性上升性水肿；有无心界扩大、心率增加、脉压加大；有无其他营养缺乏的征象。

3. 实验室检验

4 h 尿负荷实验：检查尿中的维生素 B_1 排出量是常用的营养状况评价和诊断手段。

对于正常老年人，可经口给予维生素 B_1 5 mg，收集 4 h 尿，分析其中维生素 B_1 排出量，<100 μg 为缺乏；而生病的老年人通常维生素 B_1 吸收不良，其具体方法是皮下注射维生素 B_1 1 mg，收集 4 h 尿，<100 μg 即可诊断为维生素 B_1 缺乏病。

血液生化检查：血液中维生素 B_1 含量的测定，正常范围为 3.1~9.2 μg/100 mL 全血，<3 μg/100 mL 全血者为维生素 B_1 缺乏病。因正常范围较大，不足以表示早期缺乏的情况，且血中含量较稳定，仅临床症状显著时才降低，故该指标很少应用。

红细胞转酮酶活性（E-TKA）：E-TKA 的测定是评价机体维生素 B_1 营养状况的有效指标。它是一种表示机体维生素 B_1 营养状况是否适当的功能实验，可在维生素 B_1 临床缺乏症状出现前进行诊断，故称亚临床诊断或称边缘状态的检查。该方法比采用尿中维生素 B_1 排出量的方法评价机体营养状况更为灵敏、准确。

4. 实验性治疗

给以足够的维生素 B_1 或维生素 B 族后，有迅速而明显的疗效，也有助于诊断。

5. 鉴别诊断

对于有神经炎者需要与铅、砷中毒和白喉等病的症状加以区分。患者有这些疾病的接触史和感染史时，还有其他临床症状可帮助鉴别。临床检验尿常规及血浆蛋白的测定也有助于鉴别。心力衰竭者需要与其他类型的心脏病患者区别。实验性的维生素 B_1 治疗也有助于与其他心脏病患者相区分。

维生素 B_1 缺乏的判断要点见表 5-5。

表 5-5　维生素 B_1 缺乏的判断要点

营养评价	判断要点（必须包括一个或更多）
个人史	摄入不足，吸收障碍；其他代谢疾病或消化疾病；服用影响维生素 B_1 吸收的药物或食物
食物/营养史	报告或观察：长期富含维生素 B_1 的食物摄入不足；节食和/或限制食物类别、偏食；食物选择不当和/或不良的膳食行为
体检结果	肌肉酸痛，尤以双侧腓肠肌压痛明显；肌肉萎缩、感觉异常、足垂、跟腱及膝反射异常；心悸、气动过速和水肿现象；心界扩大、心率增加、脉压加大
生化数据，临床检验	血液中维生素 B_1 含量测定：<3 μg/100 mL；尿负荷实验：4 h 尿液中维生素 B_1 含量 <100 μg；红细胞转酮醇酶活性系数：>25%

（四）治疗

宜用含维生素 B_1 丰富的高蛋白低盐饮食。蛋白质每日 100~150 g，但碳水化合物的量不宜过多。病情轻的或干型脚气病，口服维生素 B_1，每日 3 次，每次 5 mg。重者肌注或静注维生素 B_1 每日 2 次，每次 10 mg。病情缓解后，可改为口服，用量同上。暴发型首次静注维生素 B_1 20 mg，其后每 4 h 肌注维生素 B_1 10 mg，直到可改为口服，每日 10 mg。

与此同时，可辅助药物治疗：酵母 4~20 g 或用复合维生素 B 族。

（五）预防

一方面，注意食物搭配，不应长期吃精白米、面的食物，最好掺杂吃一些粗粮和杂粮；另一方面，改善烹调方法，尽量保存食物中原有的维生素 B_1 加以利用，如烹调时不加碱、勿弃米汤和菜汤；治疗其他疾病时，应注意维生素 B_1 的供给；定期进行营养调查。

四、维生素 B_2 缺乏病

维生素 B_2 又称"核黄素"，作为辅酶参与体内的能量合成与氧化还原反应。维生素 B_2 缺乏病也是我国人群常见的一种维生素缺乏病。

（一）发病原因

维生素 B_2 缺乏病多由于膳食中核黄素供给不足，或由于某种继发性原因，如需要量增高，吸收、利用障碍引起。维生素 B_2 富含于动物性食品（如乳类、肉类、肝、蛋等）和新鲜蔬菜中，如果由于经济条件差、食物供应困难或偏食习惯等，上述食物受限制时，容易发病。

在环境应激和生理负荷增大时，需要量增加而补充不足，也容易发病，如气候不适应、重体力劳动或精神紧张等。

慢性全身虚弱性疾病，如结核、风湿、亚急性心内膜炎、恶性肿瘤等，由于普遍缺乏食欲，影响维生素 B_2 的吸收、储存，同时破坏性增加。凡代谢增高的疾病，如甲状腺功能亢进，长期低烧等，均会导致维生素 B_2 需要量增加。

（二）临床表现

体内有 40 多种酶需要维生素 B_2 作辅基，因此它对人体生理功能的影响较大，涉及范围也较广，故缺乏病的症状也是多种多样，常见的是口腔和生殖系统的病变，即"口腔-生殖综合征"。

1. 阴囊症状态

阴囊瘙痒为初发的自觉症状，夜间尤为剧烈，重者影响睡眠。皮肤损害可以大致分为三种类型。红斑型：表现为阴囊两侧对称分布的片状红斑，大小不等，在阴茎根部融合。单侧红斑者较少见。早期为鲜红色，病程长者为暗红色。其上盖以灰色或白色鳞屑，重者边缘有棕色而黏连的厚痂，略高出皮面，故其与周围皮肤之界限非常鲜明。全部病例阴囊中缝为正常皮色。丘疹型：略高出阴囊皮肤的红色扁平丘疹，米粒至黄豆大，不对称地分布于阴囊两侧，其上覆盖干燥而黏连的厚痂或白色鳞屑。少数表现为苔藓样皮损。湿疹型：其症状与一般湿疹无法区别，如脱屑、结痂，并伴有浸润、变厚等。

2. 口腔症状

口角有糜烂、裂隙和湿白斑，多为两侧对称。因有裂隙，故张口则感疼痛，重者有出血；嘴唇早期为红肿，纵裂纹加深，后则干燥、皲裂及色素沉着，主要见于下唇。有的患者唇内口腔黏膜有潜在性溃疡；舌自觉疼痛，尤以进食酸、辣、热的食物为甚。重者全舌呈紫红色，或红紫相间呈地图样改变。重者伴有喉炎、咽炎及上颚炎。产生声音嘶哑及咽下困难症状。

3. 脂溢性皮炎

多见于皮脂分泌旺盛处，如鼻唇沟、下颌、两眉间、眼外眦及耳后可见到脂性堆积物位于暗红色的基底上。

4. 眼睛症状

眼球结膜充血，角膜周围血管形成并侵入角膜。角膜与结膜相连处，有时发生水泡。严重缺乏时，角膜下部有溃疡，眼睑边缘糜烂以及角膜混浊等。自觉怕光、流泪、有烧灼感。视觉模糊并容易疲劳。

以上为维生素 B_2 缺乏可能出现的症状，但很多症状是非特异性的，而且同一患者身上并非一定发生全部症状。

（三）诊断

临床症状多为非特异性，常可遇到与其他原因引起的症状相似的情况，必须加以鉴别。维生素 B_2 缺乏性阴囊皮炎易和慢性阴囊湿疹相混淆或相混。后者常单独发生，病程较长，往往开始即为一片湿疹，与膳食历史无关。而阴囊皮炎其发病常与膳食中维生素 B_2 供给量、烹调方法和劳动强度等有关。检查时可见阴囊中缝皮肤正常，同时，可能在口腔、眼睛和皮肤等处有维生素 B_2 缺乏症状，可资鉴别。必要时可做维生素 B_2 实验治疗。角膜血管形成需与沙眼性血管区别诊断。沙眼性血管开始于角膜上缘，自上而下呈悬帘状，新生血管前端，多停留在同一水平线上；维生素 B_2 缺乏的角膜血管形成则血管自角膜缘四周同时伸入角膜，与沙眼性血管翳完全不同。此外还应仔细寻找有无继发性原因，如某些疾病使维生素 B_2 吸收、利用发生障碍或需要量增高，为明确诊断，有时需做治疗实验。给予维生素 B_2 后，患者怕光、流泪和眼有烧灼感症状在 24~72 h 内消失。结膜充血和角膜血管形成数日内消失，皮肤损害和舌尖反应较慢，但一般 1~2 周内可发生明显好转。

有条件可做实验室检查。一般多测定尿中排出量，作为诊断依据。负荷实验是反映体内维生素饱和程度的方法，测定一次给予大剂量维生素 B_2 后的排出量。由于给药的方法、剂量和收尿的时间不同，负荷实验有多种，最常用的是口服核黄素 5 mg 后，收集 4 h 尿样，测定其排出量。另外，还可用红细胞谷胱甘肽还原酶（EGR）的活性系数（AC）（简称 EGR 的 AC 值）来评价核黄素营养状况。凡 AC 值大于 1.20 者，即诊断为维生素 B_2 缺乏症。

维生素 B_2 缺乏的判断要点见表 5-6。

表 5-6　维生素 B_2 缺乏的判断要点

营养评价	判断要点（必须包括一个或更多）
个人史	摄入不足，吸收障碍；其他代谢疾病或消化疾病；服用影响维生素 B_2 吸收的药物或食物
食物/营养史	报告或观察：长期富含维生素 B_2 的食物摄入不足；节食和/或限制食物类别、偏食；食物选择不当和/或不良的膳食行为
体检结果	眼球结膜充血；喉咙疼痛，咽、口腔黏膜水肿充血，口角炎、舌炎、唇炎；脂溢性皮炎；贫血
生化数据，临床检验	红细胞维生素 B_2 测定：<270 μmol/L（100 μg）；尿负荷实验：4 h 尿液中 <1.33 μmol（500 μg）；红细胞谷胱甘肽还原酶（EGR）的活性系数 >1.20

（四）防治

定期进行膳食调查，发现问题及时采取措施；每日摄入充足的维生素 B_2。成年人每天需要 1.2～1.4 mg 维生素 B_2 维持身体健康，自然界中维生素 B_2 含量丰富的食物不多，比较而言，动物内脏（肝、肾、心）、鳝鱼、蚕蛹、蛋黄和奶类中含量较丰富，植物性食物以杏仁、各种蘑菇、苜蓿、枸杞及一些豆类和深色蔬菜含量较丰富。维生素 B_2 是水溶性维生素，不能在体内储存，必须每日足量摄入。

> **知识链接**
>
> 老年人由于进食量下降，消化功能减退，常有维生素不足的倾向，如维生素 D、维生素 B_2、维生素 B_6、维生素 B_{12} 等。近年来的研究表明，叶酸（维生素 B_9）、维生素 B_6、维生素 B_{12} 摄入不足可使血中同型半胱氨酸浓度升高，易造成动脉粥样硬化和冠心病的发生。此外，这三种维生素皆是中枢神经系统的甲基化辅助因子，如供给不足就会影响中枢神经系统的功能，从而影响老年人的认知能力和情绪。叶酸缺乏还与抑郁症有关，用叶酸治疗抑郁症有效。有报道显示，老年女性补充 B 族维生素（尤其是叶酸），对改善记忆和认知能力可以起到一定作用。

五、维生素 C 缺乏病

维生素 C 缺乏能引起坏血病，所以，维生素 C 缺乏病主要是指坏血病，但维生素 C 缺乏不仅能引起坏血病，还与炎症、动脉硬化、肿瘤等多种疾患有关。坏血病在历史上曾是严重威胁人类健康的一种疾病。过去几百年间，其曾在海员、探险家及军队中广为流行，特别是在远航的海员中尤为严重，故有"水手的恐怖"之称。

（一）发病原因

在自然界中，多数动物可利用葡萄糖的碳链，经葡糖醛酸、葡糖酸、葡糖酸内酯，再经葡糖酸内酯酶的作用生成维生素C（抗坏血酸）。但人类及其他灵长类、豚鼠体内缺乏葡糖酸内酯酶，不能合成维生素C，必须由食物供给。

维生素C主要存在于新鲜的蔬菜和水果中，老年人如果长期缺乏新鲜水果和蔬菜的摄入，则可患本病。

维生素C的性质很不稳定，遇空气、热、光、碱性物质、氧化酶及铜、铁离子时极易被氧化分解，所以食物烹调、加工方法不当，往往导致维生素C大量破坏，也可引起维生素C缺乏。另外，长期吸烟者和被动吸烟者会导致体内维生素消耗增多，如没有及时补充，则会缺乏维生素。

（二）临床表现

坏血病的发生和发展常有一个过程。首先是组织中的维生素C储备减少，进一步发展是生化缺乏、机能障碍，再进一步的发展是解剖学变化，甚至死亡。其主要临床表现如下。

1. 前驱症状

患者发病之初，多有体重减轻四肢无力、衰弱、肌肉及关节疼痛等症状。

2. 出血

坏血病患者可有全身点状出血，起初局限在毛囊周围及齿龈等处，若进一步发展可发生肌肉、关节、腱鞘等外出血，甚至血肿或瘀斑。

毛囊周围出血是坏血病最特殊和最早的物理体征之一，通常会出现毛囊高度角化现象，特别是臂部和股部的伸侧及腹部。常见毛发变脆、卷曲和陷入毛囊内。继于毛囊周围出血之后，可有毛囊肿胀与肥厚，即毛囊周围炎。

瘀点是重症坏血病具有特征性的临床表现，常见于前臂伸侧毛发生长区域。随着坏血病的发展，在受压或外伤区域可出现瘀斑，此后，在皮下、肌肉、关节内可有大量出血。

3. 齿龈炎

齿龈可见出血、肿胀，尤以齿龈尖端最为显著，稍加按压即可出血，并有溃疡及继发感染。重症患者溃疡进展甚速，短期内牙齿即因齿龈及齿槽坏死而脱落。慢性患者齿龈萎缩、齿龈浮露，最后可导致牙齿松动、脱落。齿龈出血是坏血病的主要病症。

4. 骨质疏松

维生素C缺乏会引发胶原蛋白合成障碍，以致骨有机质形成不良而导致骨质疏松。

（三）诊断

坏血病的主要诊断依据是膳食史、典型症状和体征以及生理、生化检验，同时还可进行治疗实验。现仅就血、尿生化检验及生理功能检查介绍如下。

1. 血浆维生素 C 含量测定

血中维生素 C 含量的测定：血浆维生素 C 只能反映维生素 C 摄入情况，但不能反映体内维生素 C 的储存情况。白细胞中维生素 C 含量能够反映组织中的维生素 C 储存情况，而且不受维生素 C 近期摄取量的影响。据我国研究，空腹血浆维生素 C 含量评价标准（2,4- 二硝基苯肼比色法）可分为四级：<0.4 mg% 为不足，0.4～0.8 mg% 为足够，>0.8 mg% 为充裕，1.4 mg% 为饱和。

尿负荷实验：口服 500 mg 用 2,4- 二硝基苯肼比色法测定总维生素 C，负荷 4 h 尿维生素 C 排出量 <5 mg 为不足；5～13 mg 为正常；>13 mg 为充裕。如用 2,6- 二氯酚靛酚滴定法测定还原型维生素 C，则负荷 4 h 尿排出量 <3 mg 为不足；3～10 mg 为正常，>10 mg 为充裕。

2. 毛细血管脆性实验

压迫法：这是一种最简单的方法。用两手大拇指与食指在受试者的皮肤上用力夹紧 1 min，然后仔细观察受试者的皮下有无出血点，并计算数量。

正压法（量血压法）：按一般量血压的方式，使水银柱升高至 6.7 kPa（50 mmHg）或收缩压与舒张压的中值，维持此压力约 15 min，然后以直径 60 mm 的橡皮圈印在受试者的肘窝部，记录圈内出血点数量。圈内出血点 <5 个为正常，>8 个为不正常。

负压法：用直径为 1 cm 的漏斗状玻璃小杯，杯底口与橡皮管相连，以抽气筒造成负压，然后观察皮下出现出血点所需压力。正常人在 4 kPa（30 mmHg）压力下可维持 1 min 不出现出血点。

3. 滴舌实验

将 0.06% 的 2,6- 二氯酚靛酚染料 1 滴（约 0.045 g）滴在舌上，观察退色时间，正常人在 1～3 min 内退色，相当于血浆维生素 C 为 0.4～0.8 mg；颜色消退超过 3 min 的为维生素 C 含量不足，相当血浆维生素 C 在 0.4 mg 以下。

4. X 光检查

可见，长骨骨骺端先期钙化带变密并增厚，还出现普遍性的骨质稀疏，并可引起骨折及骨骺分离和移位。当增厚的骨骺盘向两旁凸出于骨骺端边缘之外，形成骨刺时，有特殊诊断意义。

维生素 C 缺乏病的判断要点见表 5–7。

表 5–7 维生素 C 缺乏病的判断要点

营养评价	判断要点（必须包括一个或更多）
个人史	吸收不良；其他代谢疾病或消化疾病；服用影响维生素 C 吸收的药物或食物
食物/营养史	报告或观察：长期富含维生素 C 的食物摄入不足；节食和/或限制食物类别、偏食；食物选择不当和/或不良的膳食行为
体检结果	疲劳、困倦；牙龈肿胀出血、皮下出血、瘀斑；关节液渗出，关节疼痛
生化数据和临床检验	维生素 C：血浆浓度 <0.2 mg/dL（11.4 μmol/L）

(四)防治

为了避免维生素的缺乏,要从以下几个方面做起:首先要选择维生素C含量丰富的食物,维生素C的主要来源是新鲜蔬菜和水果,每天要确保摄入一定量的新鲜蔬菜和水果;其次要改善烹调方法,减少维生素C的流失。维生素C极易溶于水,对氧很敏感,特别是有Fe^{2+}、Cu^{2+}存在时更易被氧化破坏。维生素C在碱性条件下不稳定,但在酸性条件下则相当稳定。因此,在蔬菜烹调时要先洗后切,切完就炒,尽量缩短在空气中的暴露时间,炒菜不用铜器。

> **知识链接**
>
> 尽管维生素C的毒性很小,但服用过量仍可以产生一些不良反应。有报道维生素摄入过多可引起渗透性腹泻、尿结石、不育等,小儿过量服用,容易患骨骼疾病等。鉴于维生素C摄入过多能产生一些毒副作用,中国营养学会提出,维生素C每日可耐受最高摄入量为1~3岁:400 mg/d,4~7岁:600 mg/d,8~11岁:1 000 mg/d,12~14岁:1 400 mg/d,15~18岁:1 800 mg/d,19~50岁:2 000 mg/d,51~65岁:2 000 mg/d,65岁以上:2 000 mg/d。

【练一练】

一、单选题

1. 红细胞转酮醇酶活性系数可有助于(　　)缺乏的诊断。
   A. 维生素B_1　　B. 维生素B_2　　C. 维生素C　　D. 维生素D
2. 血清碱性磷酸酶的活性可反映(　　)的营养水平。
   A. 维生素A　　B. 维生素B_1　　C. 维生素D　　D. 维生素B_2
3. 维生素A主要的食物来源是(　　)。
   A. 肝脏　　B. 肉类　　C. 坚果　　D. 蘑菇
4. 维生素C缺乏可导致(　　)。
   A. 坏血病　　B. 癞皮病　　C. 佝偻病　　D. 干眼病
5. 维生素D可促进(　　)的吸收。
   A. 维生素C　　B. 铁　　C. 视黄醇　　D. 钙
6. 机体维生素A缺乏的体征是(　　)。
   A. 毕脱氏斑　　B. 出血　　C. 消瘦　　D. 水肿
7. 机体缺乏维生素A可导致(　　)。
   A. 脚气病
   B. 夜盲症
   C. 舌炎
   D. 巨幼红细胞贫血
8. 人体缺乏维生素C比较突出的表现是(　　)。

A. 呕吐　　　　　B. 皮肤瘀点　　　　C. 腹泻　　　　　D. 体重减轻

9. 某种维生素有维护皮肤细胞功能的作用，可使皮肤柔软细嫩，有防皱去皱功效。缺乏该维生素，可使上皮细胞的功能减退，上皮更新减慢，导致皮肤弹性下降、干燥、粗糙、失去光泽。这种维生素是（　　）。

A. 维生素A　　　B. 维生素D　　　C. 维生素C　　　D. 维生素B_2

10. 佝偻病是机体缺乏（　　）的典型症状。

A. 维生素A　　　B. 维生素D　　　C. 维生素E　　　D. 维生素K

11. 血浆中维生素C含量（　　）时，可判断为该营养素缺乏。

A. ≤1.14 μmol/L　　　　　　　　B. ≤11.4 μmol/L
C. ≤0.4 μmol/L　　　　　　　　D. ≤114 μmol/L

12. 口腔-生殖综合征是由于缺乏（　　）引起的。

A. 维生素B_{12}　B. 维生素B_1　C. 维生素B_6　D. 维生素B_2

13. 维生素C缺乏发病比较缓慢，一般需要（　　）个月才出现症状。

A. 1~2　　　　　B. 3~4　　　　　C. 5~6　　　　　D. 7~8

14. 关于维生素B_1的生理功能，下列说法中正确的是（　　）。

A. 维生素B_1能构成辅酶，维持体内正常代谢
B. 维生素B_1可以促进胆碱酯酶对乙酰胆碱的水解
C. ATP是维生素B_1的活性形成
D. 结合形成的维生素B_1在消化道裂解前被吸收

15. 下列不属于维生素D缺乏的原因是（　　）。

A. 维生素D及钙、磷摄入不足
B. 阳光照射不足
C. 维生素D及钙磷的肠道吸收障碍
D. 肝、肠疾病可直接影响维生素D的正常合成代谢

二、多选题

1. 机体缺乏维生素C时，可导致（　　）。

A. 毛细血管脆性增加　　　　　　B. 血清铁蛋白降低
C. 白细胞中维生素C水平降低　　D. 血清碱性磷酸酶活性增高

2. 能够有助于维生素A缺乏判定的检查方法有（　　）。

A. 酸性磷酸酶活性测定　　　　　B. 血浆白蛋白的测定
C. 暗适应能力测定　　　　　　　D. 血清视黄醇水平测定

3. 维生素C缺乏的表现有（　　）。

A. 皮肤瘀点　　　　　　　　　　B. 消瘦
C. 精神症状　　　　　　　　　　D. 贫血

4. 维生素A缺乏的表现有（　　）。

A. 干眼病　　　　　　　　　　　B. 角膜软化
C. 免疫功能低下　　　　　　　　D. 出现角化过度的毛囊性丘疹

5. 尿负荷实验可有助于（　　）缺乏的判定。

A. 维生素 B_1　　　　　　　　　　　B. 维生素 B_2

C. 维生素 E　　　　　　　　　　　　D. 烟酸

6. 维生素 D 缺乏可有（　　　）等表现。

A. 肋骨串珠　　B. 夜盲　　　C. 方颅　　　D. X 型腿

7. 维生素 A 缺乏病的预防措施有（　　　）。

A. 摄入含维生素 A 和胡萝卜素丰富的食物

B. 减少感染

C. 选用膳食补充剂和维生素 A 强化食品

D. 减少米的淘洗次数

8. 机体维生素 D 缺乏的体征有（　　　）。

A. 方颅　　　　　　　　　　　　　　B. 鸡胸

C. 哈氏沟　　　　　　　　　　　　　D. 甲状腺肿大

9. 机体缺乏维生素 B_2 时可出现（　　　）。

A. 干眼病　　B. 坏血病　　C. 舌炎　　　D. 口角炎

10. 缺乏维生素 C 的基本症状有（　　　）。

A. 出血症状　　　　　　　　　　　　B. 贫血症状

C. 骨骼症状　　　　　　　　　　　　D. 水肿症状

E. 黄疸症状

11. 下列对佝偻病表述中正确的有（　　　）。

A. 发病率北方高于南方

B. 常见于 3 岁以下的儿童

C. 冬季不能坚持户外活动的儿童易发病

D. 发病率男性低于女性

E. 早期症状为多汗，与气候无关

12. 下列疾病属于缺乏维生素 A 引起的有（　　　）。

A. 干眼病　　　　　　　　　　　　　B. 败血症

C. 蟾皮症　　　　　　　　　　　　　D. 夜盲症

E. 角膜软化

13. 维生素 C 参与羟化过程中的作用有（　　　）。

A. 促进神经递质合成　　　　　　　　B. 促进类固醇醇羟化

C. 解毒　　　　　　　　　　　　　　D. 促进抗体形成

E. 促进酶的形成

14. 下列选项中哪些是脂溶性维生素？（　　　）

A. 维生素 B_1　　　　　　　　　　　B. 维生素 C

C. 维生素 D　　　　　　　　　　　　D. 维生素 E

E. 维生素 K

15. （　　　）是导致维生素 A 缺乏的原因。

A. 摄入不足　　　　　　　　　　　　B. 吸收利用障碍

C. 吸烟 D. 肥胖

三、判断题

1. 皮下出现出血点是维生素 A 缺乏的体征。（   ）
2. 方颅是机体缺锌所致。（   ）
3. 唇炎是机体维生素 B_2 缺乏的体征之一。（   ）
4. 缺乏日光照射的老年人易患骨质疏松症。（   ）
5. 维生素 A 缺乏病男性多于女性。（   ）
6. 维生素 A 缺乏病在眼部最早出现症状。（   ）
7. 如果缺乏维生素 B，将影响人的暗适应能力。（   ）
8. "鸭步"是骨软化病患者的典型步态表现。（   ）

【案例分析】

案例一： 王大爷退休后身体很好，被某大型公司返聘，经常夜里加班，饮食无规律。2个月前，公司签了一个大项目的合同，为了赶工期，王大爷和同事经常以方便面、香肠、袋装咸菜充饥。近日，王大爷时常感觉眼睛干涩，夜间从明亮的办公室走到黑暗的地方时看不清东西，皮肤也很干燥，十分不舒服。

（1）请根据王大爷的身体异常情况和膳食情况为其进行初步营养评价。

（2）请提出营养建议和用餐指导。

案例二： 张大爷，65岁，独自一人生活，别人说老年人最好吃得清淡，所以平时吃饭肉不敢吃得太多，经常吃蔬菜，可照样感觉身体一天不如一天，经常感冒，还有轻微贫血和骨质疏松等症状。张大爷想知道他存在的营养问题，并想了解骨质疏松可能与哪些营养素缺乏或过量有关。

案例三： 王大妈平时喜欢买精白米，其在煮饭前认为米不干净会将米进行多次搓洗直至洗米水澄清为止，而且会在煮饭的过程中弃去一些米汤。请问王大妈这种做法合理吗？

案例四： 赵大妈，55岁，绝经5年，近期感到走路时小腿无力，晚间睡觉时腿抽筋而且疼痛。请说明这是什么原因，并给出食疗建议。

案例五： 李大妈，65岁，身高158 cm，体重75 kg，腰围98 cm，臀围101 cm。经检查，其口唇裂开，有口角炎，舌呈肉红色，鼻翼两侧有脂溢性皮炎，毛细血管脆性实验结果显示，在50 mmHg压力下，60 mm范围内的出血点达10个。其余检查未发现异常。下面是李大妈的一日食谱：

早餐：饼干、牛奶；

午餐：炸鸡腿、小笼包、苹果；

晚餐：薯片、羊肉串、芝麻糊、鸡排。

（1）按照一般情况，李大妈的标准体重应为多少？

（2）计算李大妈的BMI值，并评价其营养状况。

（3）李大妈可能有哪些营养相关性疾病？可能与哪些营养素摄入不足有关？

（4）在不考虑定量分析的前提下，指出食谱的不合理之处。

（5）针对李大妈存在的问题，作为一个营养师，请为其提出食物选择及烹饪的建议。

任务四 老年人矿物质缺乏病诊断与膳食指导

【知识目标】

◇ 了解铁和锌缺乏病的发病现状；
◇ 理解铁和锌缺乏病的发病原因、临床症状；
◇ 掌握铁和锌缺乏病的诊断程序和治疗原则。

【能力目标】

◇ 运用铁和锌缺乏病的相关知识，初步解决工作中铁和锌缺乏患者群的诊断和治疗。

【素质目标】

◇ 提升发现问题、分析问题和解决问题的能力；
◇ 增强与老年人沟通协调的能力。

矿物质作为人体必需的营养素之一，虽然需要量不多，但均具有各自的特殊功能，是维持人体正常机能不可缺少的物质。矿物质的种类较多，不同食物中矿物质的含量不同。日常生活中各种原因会导致矿物质元素的缺乏，目前人们缺乏得比较普遍的是钙、铁、锌等。钙缺乏的症状和维生素D缺乏的症状相似，因此膳食中必须摄入足够的钙，老年人每天钙的适宜摄入量为1 000 mg，钙的良好来源为乳制品和豆制品，因此老年人每天要摄入一定量的乳制品和豆制品。下面主要介绍铁缺乏病和锌缺乏病。

一、铁缺乏病

铁是维持生命的主要物质，是人体血红蛋白的重要组成部分，血红蛋白可将氧输送到全身组织。铁缺乏会导致缺铁性贫血，铁缺乏引起的疾病是缺铁性贫血（Iron Deficiency Anemia, IDA）、抵抗力降低、乏力、嗜睡、注意力和运动能力下降。IDA是常见的矿物质缺乏病，患者遍及世界各地，根据世界卫生组织提供的资料，儿童发病率高达52%，成年男性发病率约为10%，成年女性发病率在20%以上，老年人更是高达30%以上。

目前认为，从由于各种原因引起体内铁缺乏至IDA分为几个阶段：铁减少期，此时仅有体内储铁减少；红细胞生成缺铁期；缺铁性贫血期。以上各期可分别用各种指标检测。

(一) 发病原因

老年人缺铁性贫血的发病原因主要有以下几个方面。

1. 铁摄入不足

一方面，取决于食物中铁的含量及吸收度。食物中的铁有两种形式：血红素铁和非血红素铁。这两种铁的吸收率不同，但通常吸收率不高，为3%~25%；另一方面，食物相互作用对铁吸收产生影响：食物中抑制铁吸收的配位体有草酸盐、碳酸盐、磷酸盐、植酸盐等，含纤维量高的麦麸也能影响铁的吸收。茶叶与咖啡中的鞣酸对铁的抑制率可达41%~95%。促进铁吸收的配位体有乳酸盐、柠檬酸、琥珀酸、氨基酸、肌苷、脂肪、山梨醇、葡萄糖、蔗糖及果糖。而这种功能最强的是维生素C和存在于牛、羊、猪、鸡、鱼的肉和肝内的"内因子"。除乳制品外，其他动物蛋白均能提高血红素铁及非血红素铁的吸收率。

2. 吸收障碍

铁的吸收主要在十二指肠及小肠上端进行，胃肠吻合术时，食物不经过铁吸收的主要部位十二指肠，萎缩性胃炎时胃酸缺乏。以上疾病均可影响铁的吸收。

3. 丢失或消耗增多

大量失血或其他消耗性疾病导致的铁丢失或消耗增多而引起铁缺乏。

(二) 临床表现

铁缺乏病几乎有全身性的症状，主要如下。

1. 消化系统症状

食欲低下，消化差，没食欲，经常感觉腹胀，容易便秘；体重减低，可有异食癖，爱吃泥土、黄沙、粉笔及冰，胃酸减低，大便隐血阳性；渗出性肠病变及吸收不良综合征患者由于伴有腹泻症状，以致丢失很多营养素而引起相应的缺乏病。萎缩性舌炎、萎缩性胃炎及吞咽困难。13%~52%有舌炎，10%~20%有口角炎，有些患者可于进食甜菜后排出红色尿液，这是由肠黏膜吸收过多的色素甜菜苷引起。

2. 心血管系统症状

当Hb（血红蛋白）<70 g/L时，心跳加快，更严重时，可有心脏扩大及收缩期杂音；体力活动后就感觉心悸，呼吸快，出现心慌气短的现象。

3. 皮肤肌肉及骨骼症状

一般先是发现皮肤黏膜逐渐苍白，尤其以嘴唇和甲床最明显；严重时面色灰暗苍白，没有光泽，无血色，似慢性溶血样；成年人中有25%出现指（趾）甲改变（反甲），如图5-4所示；易疲乏；皮肤干燥萎缩，皱纹增生。

4. 免疫系统症状

抗感染能力下降，抗寒能力降低。

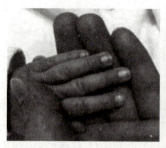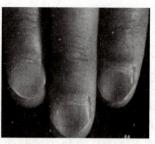

图 5-4 铁缺乏引起的甲床苍白、反甲现象

(三) 诊断

需要根据病史、症状、体征、生化检验等进行全面的诊断。首先询问相关病史和膳食史,看是否因一些疾病原因或膳食安排不当导致铁吸收障碍或摄入不足的情况;接着进行临床症状的检查,看有无缺铁性贫血的相关体征:嘴唇、甲床、黏膜是否苍白,适量运动后是否出现头昏、心慌等,是否消瘦、发育不良,是否精神萎靡;若还不能确定,应进行相关生化指标的检查,看血红蛋白浓度、血清铁、血清运铁蛋白、人血白蛋白等相关指标有否下降。

缺铁性贫血的判断要点见表 5-8。

表 5-8 缺铁性贫血的判断要点

营养评价	判断要点(必须包括一个或更多)
个人史	吸收不良;其他代谢疾病;服用影响食欲或抑制铁吸收的药物
食物/营养史	报告或观察:长期食物特别是动物性食物摄入不足;节食和/或限制食物类别、偏食;食物选择不当和/或不良的膳食行为
体检结果	心慌、气促、头昏;畏寒、抵抗力下降;口唇、甲床、黏膜苍白;易疲劳
生化数据,临床检验	血红蛋白浓度、血清铁、人血白蛋白、血清运铁蛋白、血清甲状腺素结合球白蛋白等指标下降;Hb:成年男性 <130 g/L,成年女性 <120 g/L

(四) 防治

首先应广泛宣传防治铁缺乏病的重要性,引起人们的重视;除积极治疗能引起各种 IDA 的原发病外,每日应摄入足够的铁。铁元素广泛存在于各种食物中,动物肝脏和血、畜禽肉、蛤蜊、螺肉、鱼类等食物中富含血红素铁,人体的吸收利用率较高;菌藻类(蘑菇、木耳、紫菜等)、黑芝麻、豆类、绿叶蔬菜及某些水果中的含铁量也较为丰富。补充维生素 C 可促进铁的吸收,经常饮用大量红茶和咖啡则会阻碍铁的吸收。

> **知识链接**
>
> 值得注意的是，属于动物性食物的蛋类、牛奶中含有不利于铁吸收的化合物，蛋黄中的铁和高磷蛋白结合形成乳铁蛋白，因此人体对牛奶中铁的吸收率只有3%，比大豆和一些绿叶蔬菜还低。牛奶本身含铁量就低，100 g牛奶仅含有0.15 mg左右，而乳铁蛋白又影响铁的吸收，真正被人体利用就很少了，因此常喝牛奶、吃鸡蛋，不吃肉类、绿叶蔬菜的老年人，不大可能改善缺铁性贫血状况。

二、锌缺乏病

锌缺乏病是指由于锌元素摄入、代谢或排泄障碍所致的体内锌含量过低，身体无法提供充足锌元素，造成缺乏而引起的各种症状。锌是人体必需的微量元素，在体内促进人体的生长发育、维持人体正常的食欲、提高人体免疫力、维持男性正常生殖功能、促进伤口或创伤的愈合。

（一）发病原因

锌缺乏病可分为原发性和继发性，现按其产生的不同环节分述如下。

1. 锌摄入不足

锌摄入不足的主要原因是食物选择不当或烹调加工方法不当。

2. 吸收不良

通常，人体只能吸收食物中30%~50%的锌，吸收程度受多种因素的影响。植酸（与锌形成不可溶性复合物）与纤维均阻碍其吸收。半纤维素可以加快锌从粪便中排出的速度，具有共同化学特征的二价金属（铜、锌、钴、铁、铬、锰）在吸收利用上均可互相拮抗竞争，如铁与锌同时摄入时，可互相干扰吸收其他方面如脂肪泻、肠吸收不良综合征、短肠综合征以及肠手术均可影响锌的吸收。

3. 丢失增加

严重钩虫病及血吸虫病、回肠炎、蛋白质丢失性肠病等可造成缺锌。灼伤、外科手术性创伤、脱屑性皮肤病也可造成低锌状态。EDTA静脉注射、长期静脉营养（锌伴同氨基酸排出）可引起高锌尿症。另外，酒精也可使健康人及嗜酒者尿中锌排出增加。锌丢失的另一途径是出汗，故异常大量出汗，如炎夏、剧烈运动及盗汗，可造成缺锌。

（二）临床表现

老年人锌缺乏病的临床表现是一种或多种锌的生物学活性降低，主要有以下几个方面。

1. 食欲下降

锌缺乏病常引起口腔黏膜增生及角化不全，易于脱落。而大量脱落的上皮细胞可以掩盖和阻塞舌乳头中的味蕾小孔，使食物难以接触味蕾不易触发味觉和引起食欲。此外，锌缺乏病对蛋白质、核酸的合成，酶的代谢均有影响，还会使含锌酶的活性降低，对味蕾的结构和功能也有一定的影响，使食欲进一步减退。

2. 免疫功能减退

锌能增强体液及细胞的免疫功能，加强吞噬细胞的吞噬能力及趋向性，以及改变病变组织的血液灌输及能量代谢，改善局部和整体机能状态，增强体质及抵抗力以减少感染。当机体含锌总量下降时，机体免疫功能降低，细胞免疫力下降，从而降低机体的防御能力。

3. 伤口愈合缓慢

有研究表明，锌在伤口愈合中的作用是促进成纤维细胞的增生及胶原的合成，以及上皮细胞的增生。缺锌后，DNA 和 RNA 合成量减少，创伤处颗粒组织中的胶原减少，肉芽组织易被破坏，使创伤、瘘管、溃疡、烧伤等愈合困难。

4. 皮肤损害

皮肤损害的表现为肠病性肢端皮炎，严重的表现为各种皮疹、大疱性皮炎、复发性口腔溃疡，皮肤损害的特征多为糜烂性对称性，常表现为急性皮炎，也可表现为过度角化。

5. 眼病

眼是含锌量最高的器官，而脉络膜及视网膜的含锌量又是眼中最多的组织，所以眼对锌的缺乏十分敏感，锌缺乏会使人患夜盲症，严重时会造成角膜炎。另外，锌对维持视盘及神经的功能是不可缺少的。锌缺乏时神经轴突功能降低，从而引起视神经疾病和视神经萎缩。

6. 糖尿病

锌是胰岛素的重要组成部分，每个胰岛素分子中含有两个锌分子。当锌缺乏时，胰岛素的活性降低，细胞膜结构的稳定性下降，胰腺细胞溶酶体的外膜破裂造成细胞自溶，便可引发糖尿病。

（三）诊断

诊断以临床表现与缺锌的实验室检查为依据。

1. 临床诊断

临床上，多以生殖腺功能低下性侏儒症作为慢性缺锌的代表。其表现为生殖系统发育不良、味觉欠缺、精神萎靡、厌食、皮肤干燥。其他条件下的慢性缺锌还可致异食癖、伤口愈合不良、脱发等；急性缺锌的表现为厌食，嗅觉及味觉不灵或紊乱，精神异常，共济失调。有人认为，味觉欠缺和异食癖是诊断的重要线索；其他表现多是非特异性的，但最重要的是，在临床实践中勿忘缺锌的可能性，尤其在缺锌的条件下（嗜酒以及患与缺锌有关的疾病和使用增加锌排泄的药物及食物时）。

2. 实验室指标

诊断锌缺乏病的实验室指标有血清或血浆锌；发锌，头发是容易取得锌的组织，发锌在一定程度上可反映一个人的锌营养状态；味觉实验；唾液锌；尿锌，正常人从尿中排出少量的锌，每日 400~600 μg；红细胞锌，红细胞可能反映身体组织的营养状态，人的实验性缺锌导致红细胞锌的含量明显降低。

总之，缺锌的诊断目前还没有特异性方法，锌代谢的复杂性及特殊情况下锌在体内的重分布，使上述诊断指标的变化可能具有不同的临床意义。低血锌可发生于动脉粥样硬化、慢性皮肤溃疡、肝硬化、某些癌症、尿毒症、镰状细胞性贫血、心肌梗死、糖尿病等；特别对有高危因素者应进行监查，如营养不良、肠吸收不良、接受高能营养及其他静脉补液、类固醇激素长期治疗、利尿剂长期治疗和灼伤、创伤、手术等患者以及嗜酒者。在高度警惕的基础上进行一些实验室检验和综合分析，就有可能避免漏诊。

锌缺乏病的判断要点见表5-9。

表 5-9 锌缺乏病的判断要点

营养评价	判断要点（必须包括一个或更多）
个人史	摄入不足或吸收不良；其他代谢疾病或消化疾病；服用影响锌吸收的药物
食物/营养史	报告或观察：富含锌的食物摄入不足；节食和/或限制食物类别、偏食；食物选择不当和/或不良的膳食行为
体检结果	皮肤干燥、粗糙、毛发稀疏发黄；口腔溃疡、口角炎等；嗜睡、情绪波动；味觉和嗅觉减退、食欲不振、异食；反复消化道感染或呼吸道感染
生化数据，临床检验	血清锌浓度和发锌、尿锌水平低于正常

（四）防治

营养性锌缺乏病患者可用二价锌剂治疗，补锌后症状和体征会很快好转或症状消失，补锌时注意避免锌过量。人体摄入的锌过量可影响铜、铁离子代谢，故必须在医生指导下服用锌剂。在日常生活中关键是做好预防。在日常生活中尽量避免长期吃精制食品，饮食注意粗细搭配；多吃含锌丰富的食物。贝壳类的海产品、瘦肉、动物内脏都含有丰富的锌，蘑菇（羊肚菌、口蘑、松蘑、香菇等）、坚果（山核桃、松子、黑芝麻、葵花籽、西瓜子、榛子等）以及谷类胚芽和麦麸也富含锌，但一般的植物性食物含锌量较低。患者应定期进行膳食调查，发现问题要及时采取措施。

> **知识链接**
>
> 目前，针对维生素和矿物质缺乏这一现象，采用在食品中添加微量营养素以改善公众营养不良的做法，已被80多个国家所认可。一些发达国家采取强化措施，在食品中加入维生素和矿物质，强制性规定消费者食用。
>
> 在食盐、酱油和面粉中加入维生素和矿物质是最廉价并且行之有效的一种方法。根据我国人口营养缺乏的需求，国家确定维生素A、维生素B_1、维生素B_2、叶酸、尼克酸、铁、锌、碘和钙为我国食物营养强化的主要品种，对面粉、大米、食用油、调味品等食品进行强化。
>
> 老年人由于胃肠功能降低、胃酸分泌减少、肝肾功能衰退、活性维生素D合成下降等原因而对钙的吸收能力下降，吸收率一般低于20%，且老年人活动减少，降低了钙在骨骼中的沉积，因此骨质疏松症是老年人中常见的多发病，对高龄老年人威胁尤大，常造成脊柱、股骨或髋部骨折。钙的最佳来源是牛奶及奶制品，其次是大豆及豆制品、绿叶菜、海带、虾皮等。

【练一练】

一、单选题

1. 缺铁性贫血的基本体征为（   ）。
   A. 皮肤黏膜逐渐苍白　　　　　　B. 皮肤黏膜逐渐红润
   C. 肝缩小　　　　　　　　　　　D. 活动后不知疲劳

2. 某学生长期食欲不振、厌食、生长发育迟缓、个子矮小、易发生感染，检查发现是缺锌造成的，以下补救措施中，最合理的是（   ）。
   A. 加强锻炼　　　　　　　　　　B. 喝强化锌奶粉
   C. 喝葡萄糖酸锌口服液　　　　　D. 增加肉类摄入量

3. （   ）对于改善营养缺乏不仅效果良好，而且价格低廉，适合大面积推广。
   A. 中草药制剂　　　　　　　　　B. 保健补充剂
   C. 保健食品　　　　　　　　　　D. 营养强化食品

4. 缺锌患者应该多食用（   ）。
   A. 蛋类食物　　　　　　　　　　B. 豆制品食物
   C. 海产贝类食物　　　　　　　　D. 水果

5. （   ）营养状况与学习记忆功能有关。
   A. 钙　　　　B. 铁　　　　C. 碘　　　　D. 锌

6. 中国成年人铁每日可耐受最高摄入量男女均为（   ）mg。
   A. 50　　　　B. 100　　　C. 30　　　　D. 40

7. 缺锌对血脂的影响不包括（   ）。
   A. 可以升高血清总胆固醇　　　　B. 可以升高甘油三酯

C. 可以升高低密度脂蛋白胆固醇　　D. 可以升高高密度脂蛋白胆固醇

二、多选题

1. 钙缺乏病可表现为（　　　）。
   A. 骨质疏松　　　　　　　　　　B. 婴儿手足搐搦
   C. 佝偻病　　　　　　　　　　　D. 脚气病
2. 对进行（　　　）的检查可帮助判定铁的缺乏。
   A. 总铁结合力　　　　　　　　　B. 红细胞游离原卟啉
   C. 视黄醇结合蛋白　　　　　　　D. 尿负荷实验
3. 机体铁缺乏时，可导致红细胞出现（　　　）改变。
   A. 小细胞　　　　　　　　　　　B. 正色素
   C. 大细胞　　　　　　　　　　　D. 低色素
4. 对（　　　）进行检查可帮助判定机体中钙的缺乏程度。
   A. 血清总钙　　　　　　　　　　B. 血中钙离子
   C. 红细胞转酮醇酶活性　　　　　D. 血红蛋白含量
5. 机体缺铁性贫血的基本体征有（　　　）。
   A. 面色苍白　　　　　　　　　　B. 反应冷淡
   C. 毕脱氏斑　　　　　　　　　　D. 肢端皮炎
6. 机体锌缺乏的体征有（　　　）。
   A. 指甲变脆　　　　　　　　　　B. 皮肤干燥
   C. 口角溃烂　　　　　　　　　　D. 面色苍白
7. 下列能够促进锌吸收的物质是（　　　）。
   A. 植酸　　　　　　　　　　　　B. 动物性食物
   C. 鞣酸　　　　　　　　　　　　D. 纤维素
   E. 维生素 D
8. 老年人易患骨质疏松症的主要原因是（　　　）。
   A. 含钙丰富的食物如牛奶摄入不足
   B. 胃酸分泌降低，影响对钙的吸收和利用
   C. 户外活动减少，维生素 D 合成不足
   D. 肾功能降低，羟化酶活性降低
   E. 体力活动减少降低骨骼钙的沉积
9. （　　　）是锌的良好食物来源。
   A. 贝壳类　　　　　　　　　　　B. 深绿色蔬菜
   C. 红色肉　　　　　　　　　　　D. 动物内脏
   E. 豆类
10. 营养性缺铁贫血一般表现为（　　　）。
    A. 皮肤黏膜逐渐苍白
    B. 疲乏无力，不爱活动，常有烦躁不安或者萎靡不振
    C. 食欲减退，常出现口腔炎、舌炎、舌乳头萎缩，有的还会出现异食癖

D. 医生检查时会发现患者肝脾肿大，心率加快

E. 全身浮肿

11. 为青少年补充铁，选择食物时应补充（　　　　）。

A. 富含血红素铁的食物　　　　B. 奶类

C. 维生素 C　　　　　　　　D. 维生素 D

E. 维生素

12. 可促进铁吸收的物质有哪些？（　　　　）

A. 维生素 C　　　　　　　　B. 某些单糖

C. 有机酸　　　　　　　　　D. 维生素 K

E. 维生素 A

三、判断题

1. 锌缺乏病的体征为皮肤伤口很易愈合。　　　　　　　　　　　　（　　）
2. 锌缺乏病在发展中国家比发达国家严重。　　　　　　　　　　　（　　）
3. 铁缺乏病的主要人群是成年男性。　　　　　　　　　　　　　　（　　）
4. 缺铁性贫血患者应多摄入菠菜。　　　　　　　　　　　　　　　（　　）
5. 异食癖一定是缺铁造成的。　　　　　　　　　　　　　　　　　（　　）

【案例分析】

案例一：林阿姨是银行的退休职员，61 岁，身高 160 cm，体重 70 kg。林阿姨最近体检发现自己有轻度缺铁性贫血，她的子女说林阿姨已经很胖了，吃肉对健康不利，因此给林阿姨买了很多鸡蛋和牛奶，于是林阿姨每天吃 3~4 个鸡蛋，喝 1 000 mL 牛奶来增加营养。

（1）请问林阿姨的做法合适吗？

（2）请给林阿姨有关膳食补铁的指导建议，并给出具体示例。

案例二： 姚老伯，65岁，丧偶，子女均在国外，已退休。退休前，姚老伯是一家杂志社的编辑。除外出购物外，姚老伯不爱活动，白天大部分时间在家看书报或电视节目。姚老伯喜欢吃蔬菜，不爱吃荤菜，嗜辣。最近一次体检是在一个月前。体检结果显示，姚老伯有轻微白内障，无器质性病变，最近一段时间感到味觉和嗅觉失灵，食欲下降，每到晚上就看不清东西，而且免疫力和记忆力也有不同程度的下降，故前来就诊询问其原因并请求帮助。请给姚老伯提供相应的帮助。

项目六 老年人常见慢性病病因分析与膳食指导

【知识目标】

◇ 了解老年人常见病的病因分析；
◇ 掌握各类常见疾病的膳食原则。

【能力目标】

◇ 运用各类常见疾病的膳食原则，能给予照护对象合理的膳食指导；
◇ 运用所学知识，对老年人进行正确的健康宣讲。

【素质目标】

◇ 总结个人及照护对象的膳食特点，意识到科学合理的膳食结构的重要性。

任务一 老年人肥胖病病因分析与膳食指导

【知识目标】

◇ 了解肥胖的主要原因；
◇ 掌握肥胖的膳食原则。

项目六 老年人常见慢性病病因分析与膳食指导

【能力目标】

◇ 运用肥胖的膳食原则，能给予照护对象合理的膳食指导；
◇ 运用所学知识，进行正确的健康宣讲。

【素质目标】

◇ 总结个人及照护对象的膳食特点，意识到科学合理的膳食结构的重要性。

肥胖病是指体内脂肪堆积过多或分布异常，体重增加，表现为脂肪细胞增多或细胞体积增大，与其他组织失去正常比例的一种状态。常表现为体重超过了相应身高所确定的标准值20%。

肥胖是人类健康的大敌，从现代医学的角度看，肥胖不是富态，而是一种病态，目前世界上超重和肥胖者至少有12亿人，我国的肥胖者也在不断增加，特别是老年人，由于基础代谢率降低，更容易肥胖，尤以大城市发病率为高。

关于肥胖病的定义，需特别指出的是，虽然常表现为体重超过标准体重，但超重的人不一定都患有肥胖病。机体肌肉组织和骨骼特别发达、重量增加也可使体重超过标准体重，但这种情况并不多见。肥胖病必须是由机体的脂肪组织增加而导致的脂肪组织所占机体重量比例增加。

腹部脂肪堆积是中国人肥胖的特征，研究表明，体质指数正常或接近正常的人，若男性腰围大于101 cm，女性大于89 cm，或腰围与臀围的比值男性大于0.9，女性大于0.85，其危害与体质指数高者一样大。因此，在判断胖与不胖及其危害大小的时候，不仅要重视体质指数，还要测量腰围，常用的判断肥胖的指标如下。

1. BMI

亚洲成年人BMI正常范围为18.5～22.9；<18.5为体重过低；≥23为超重；23～24.9为肥胖前期；25～29.9为Ⅰ度肥胖；≥30为Ⅱ度肥胖。

BMI

BMI是国际上常用的衡量人体肥胖程度和是否健康的重要标准，主要用于统计分析。肥胖程度的判断不能采用体重的绝对值，它天然与身高有关。因此，BMI通过人体体重和身高两个数值获得相对客观的参数，并用这个参数所处范围衡量身体质量。

BMI= 体重/身高的平方（国际单位 kg/m^2），根据世界卫生组织定下的标准，亚洲人的BMI若≥23，便属于超重。

2. 腰臀比

分别测量肋骨下缘至髂前上棘之间的中点的径线（腰围）与股骨粗隆水平的径线（臀围），再算出其比值。正常成年人的人腰臀比（WHR）：男性<0.90，女性<0.85。超过此值即为向心性（又称腹内型或内脏型）肥胖。

3. 体重

理想体重（kg）等于身高（cm）减去105或等于身高（cm）减去100后再乘以0.9（男性）或0.85（女性）。实际体重超过理想体重20%者为肥胖；超过理想体重10%又不到20%者为超重。中国成年人超重和肥胖的身体质量指数及腰围与相关疾病危险的关系见表6-1。

表6-1 中国成年人超重和肥胖的身体质量指数及腰围与相关疾病危险的关系

分类	BMI	腰围/cm		
		男：<85 女：<80	男：85~95 女：80~90	男：≥95 女：≥90
体重过低	<18.5	—	—	—
体重正常	18.5~23.9	—	增高	高
超重	24.0~27.9	增高	高	极高
肥胖	≥28	高	极高	极高

一、肥胖发生的原因

导致肥胖的原因很多，例如遗传、病理、药物等诸多因素等。现代医学认为，如果进食过多，饮食所含热量过高，超过了人体代谢、生长发育以及生产劳动等热能消耗的需要，就会导致肥胖。因此，肥胖病原因更倾向于营养失去平衡，摄取过多脂肪和产热量高的食物。此外，不仅某些营养素过剩可引起肥胖，营养不良或微量营养素缺乏也可引起肥胖。总之，肥胖产生的原因很多，但都与饮食密切相关，许多不良饮食习惯，如偏食、嗜酒等，都会造成肥胖。

（一）饮食因素

肥胖的基本原因是摄入的热能超过身体消耗的能量。人体所摄入的营养素无论是蛋白质、脂肪还是碳水化合物，只要所含的总热能过多，体内消耗不完，多余的热能就会转化为脂肪储存起来，使体脂增加。此外，人们的饮食习惯和膳食结构对体脂的增长也有影响。例如，三餐分配不均衡，晚餐十分丰富而又过食、酗酒的人要比一般人容易发胖。特别是老年人群，由于长期的饮食习惯不愿意纠正，三餐能量分配不均衡，更加容易产生肥胖。

（二）体力活动

体力活动是决定热能消耗多少最重要的因素，同时，也是抑制机体脂肪积累的有效方式。体力活动消耗能量的多少与活动强度、活动时间以及对活动的熟练程度密切相关，所以肥胖现象很少发生在重体力劳动者或经常积极进行体育运动的人群中。人们在青少年时期，由于体力活动量大、基础代谢率高，肥胖现象较少出现，但是从中年期开始，特别是进入老年期后，人们由于活动量和基础代谢率下降（尤其是那些生活条件较好而又很少进行体力活动的人），摄入的过多热能就会转变为脂肪储存起来，从而导致肥胖。

（三）遗传因素

肥胖在某些家族中特别容易出现，流行病学调查显示，肥胖的父母常有肥胖的子女，母亲体重正常，其子女肥胖的概率约为10%，而父母中有一人肥胖或两人均肥胖，其子女的肥胖概率分别为50%和80%。因此，遗传因素对肥胖的发生、发展有一定影响。

（四）内分泌代谢紊乱

内分泌腺分泌的激素参与调节机体的生理功能和物质代谢，如甲状腺、肾上腺、垂体等分泌的激素直接或间接地调节物质代谢。因此，如果内分泌腺体机能失调，或者服用激素类药物，则可能引起脂肪代谢异常而使体脂肪堆积而造成肥胖。

二、膳食指导

肥胖病患者活动时会出现呼吸急促、行动不灵活、下肢关节变形、心悸、头昏眼花、盗汗等；体重过重会增加心脏负荷，导致心衰及下肢水肿等；胃肠道会出现便秘等症状。肥胖者可因体型而引起自卑感、焦虑、抑郁等身心相关问题。与肥胖密切相关的一些疾病如心血管疾病、高血压病、糖尿病等患病率和病死率也随着增加，肥胖的并发症有睡眠呼吸暂停综合征、静脉血栓等。患有肥胖病的老年人合理调整膳食结构，有利于减轻体重，对于预防相关疾病，降低慢性疾病的发病率，提高生活质量和健康程度有着重要的意义。

（一）限制脂肪摄入量，控制总能量

人体在正常情况下，热能摄入应该与消耗保持平衡，才能维持健康的体重，而肥胖则主要是由于摄入大于消耗，过多的营养物质转变成脂肪堆积在体内。脂肪是产热的主要营养物质，1 kg脂肪经过充分氧化，在体内可以释放出9 kcal热量，是蛋白质和碳水化合物的2倍多，研究显示，肥胖人群的食物中脂肪摄入量总是比其他产能营养素多，由此可见，减少脂肪的摄入量在减肥过程中具有非常重要的作用。摄入脂肪越多，多余的脂肪就会在体内堆积，因此必须控制过量摄取脂肪，尤其应限制动物内脏、肥肉和油炸类食物。因此，建议老年人在减肥过程中，先喝一小碗汤，然后再吃一些脂肪含量低、体积大的食物，如清炒大白菜、凉拌木耳等，最后吃主食和动物性食品。进餐时，应改变饮食习惯，

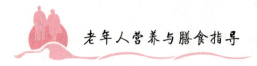

注意细嚼慢咽，这样能够减少摄入的总热量。

（二）适量摄入糖

富含糖类的食物比富含脂肪的食品能更迅速给人以饱腹感；但是摄入糖类要适量，尤其是肥胖者应适当加以限制，特别是蔗糖、果糖、麦芽糖等，如水果糖、巧克力、甜点心就属于此类，肥胖者应少吃或不吃此类食物。对于多糖类的淀粉，如米面、薯类等的摄入也应适量。食用过多使能量超标，也会导致肥胖，如果老年人同时并发糖尿病，则更应加以控制。

（三）多吃蔬菜

蔬菜含有丰富的维生素和矿物质，对于脂肪的分解代谢发挥重要作用。有研究指出，有些人肥胖的原因是饮食中缺乏能使脂肪转变为热能的营养素，这些营养素就是维生素B、烟酸等。在日常饮食中添加富含此类营养素的食物，能够促进体内的脂肪代谢，起到减肥的效果。此外，蔬菜中还含有膳食纤维、生物活性物质能促进脂肪、碳水化合物代谢，起到减肥的效果。尤其是当肥胖者进食量减少时，人体的新陈代谢速度降低，易使人疲劳、情绪低落和紧张不安。多进食蔬菜，可以消除饥饿感，新陈代谢速度也不会下降，而且摄入的总能量可以得到控制。

（四）选择低能量食物，限制高能量食物

1. 选择低能量食物

低能量食物种类见表6-2。

表6-2 低能量食物种类

品类	种类
谷类	各种粗粮
蔬菜	各种蔬菜，尤其是绿叶菜
豆类	黄豆及其制品、豌豆、扁豆绿豆
水果	各种水果，尤其是富含维生素的橘子、菠萝、香蕉、大枣（干）等
菌藻类	香菇、海带等
瘦肉类	鱼、禽、猪瘦肉

2. 限制高能量食物

减少烹调用油（每天用量20 g以下），少用或不用煎、炸等烹调方法，多用清炖、煮、清蒸等方法，忌食油腻食物；减少甚至是不吃肥肉。高热量食物种类见表6-3。

表 6-3 高热量食物种类

品类	种类
谷类	起酥面包、菠萝面包、奶酥面包、油条、丹麦酥饼、鲜奶油蛋糕、爆玉米花、甜芋泥、炸薯条、八宝饭
蔬菜	炸蚕豆、炸豌豆
豆类	豆腐、油豆泡、炸豆包、炸臭豆腐
水果	果汁饮料、水果罐头
瘦肉类	肥肉、牛腩、鱼肚、肉酱罐头、油渍鱼罐头、香肠、火腿、肉松、鱼松、炸鸡、热狗
奶类	奶昔、炼乳、奶酪

（五）饮水充足

有些肥胖病患者错误地认为饮水过多也会使人发胖，不仅限制饮食，对饮水也加以控制，其实，肥胖病患者限制水的摄入，反而会降低减肥的效果。研究发现，如果水分摄入不足，肾的正常生理功能就不能维持，进而加重肝脏负担，影响肝脏对于脂肪转化功能的发挥，使脂肪代谢减慢，造成体内脂肪堆积，体重增加。减肥过程中，因为脂肪代谢活动加强，产生的代谢产物增多，需要更多的水分来排泄代谢废物。在正常情况下，每人每天需要饮水 2 000 mL，而肥胖病患者，每超过理想体重 13.5 kg，则需要多饮水 500 mL。充分饮水可使人体代谢运转正常，这样体重更容易得到控制。因此，减肥时应增加饮水量。

（六）适度节食

节食是减肥的有效措施之一，但要科学节食，不能盲目。首先要调整心态，防止因节食而使心理和情绪受到影响，从而对吃饭失去兴趣，产生厌食症，尤其是在饥饿状态下，节食会使心情烦躁、焦虑、不安。这样不仅难以坚持，影响节食效果，还会因节食不当而导致各种患疾病，故要控制情绪，调整心态，以积极乐观、愉快的心情对待节食，这是节食能否成功的关键。节食量不可过大，不能急于求成，绝对不可能将超出标准体重 20% 以上的体重在短期之内降下来。因此，节食是一种缓慢、循序渐进而且较长期的饮食行为，关键在于坚持。一般以每日将总热量摄入减少 500 kcal，每周减轻体重 0.5～1 kg 为宜。如果过度节食过量，反而会引起强烈的饥饿感，对身体健康不利，又难以维持。

（七）合理的膳食结构和进餐习惯

参照中国居民膳食指南和老年人膳食宝塔，形成合理的膳食结构，并养成合理科学的进食习惯。据调查显示，在同一地区，全天总进食量相似的情况下，每天只进食一餐的人比每天进食两餐的人群发生肥胖的概率高，而每天进食三餐的人群中肥胖的发生率更低。因此，肥胖症患者应合理安排一日三餐，三餐的能量分配比大约为早餐 30%、午餐40%、晚餐30%，应定时定量吃好早餐，午餐适量，晚餐少吃，不在睡前进食，老年人可以在上午、下午各加餐一次，加餐可选择乳制品、水果等。要控制零食的摄入，切勿一边看电视一边进食；要纠正挑食、偏食、暴饮暴食的不良习惯；要粗细搭配、荤素搭配、干稀搭配；多吃粗粮；食物多样化，保证营养需求；切忌劝食、劝酒，切忌饱饭后立即睡觉。

合理膳食以外，肥胖者要增加能量消耗，增加习惯性的活动，每天坚持有氧运动，如散步、跑步、跳舞、打球、游泳、做家务等。运动后不要吃高脂肪膳食，减肥过程中，每周称一次体重，根据上周体重变化和自我感觉情况，调整食物结构，决定下周食物摄入量和运动量。

【练一练】

一、单选题

1. 肥胖者适宜进行的运动方式主要是（　　）。
   A. 长跑　　　　　B. 自行车　　　　　C. 游泳　　　　　D. 选B和C
2. 肥胖者减肥速度多少适宜？（　　）kg
   A. 每周0.5～1　　　　　　　　　B. 每周1～3
   C. 每月0.5～1　　　　　　　　　D. 每月1～3
3. 目前腰围是衡量（　　）程度的最简单实用的指标。
   A. 中心性肥胖　　　　　　　　　B. 体质型肥胖
   C. 单纯性肥胖　　　　　　　　　D. 周围型肥胖
4. 关于我国人群超重和肥胖的患病率的总体规律的叙述中错误的是（　　）。
   A. 南方高于北方　　　　　　　　B. 大城市高于中小城市
   C. 中小城市高于农村　　　　　　D. 经济发达地区高于不发达地区
5. 下列哪项疾病与肥胖相关疾病的相对危险程度最高？（　　）
   A. 冠心病　　　　　　　　　　　B. 脂肪肝
   C. 2型糖尿病　　　　　　　　　D. 生殖激素异常
6. 治疗肥胖病必须控制能量的摄入，主要是（　　）。
   A. 控制油脂摄入量　　　　　　　B. 控制蛋白质摄入量
   C. 控制碳水化合物入量　　　　　D. 控制无机盐摄入量
7. 治疗营养性肥胖的首选疗法是（　　）。
   A. 控制饮食　　　　　　　　　　B. 手术疗法
   C. 控制饮食+运动疗法　　　　　D. 药物治疗
8. 极低能量疗法主要适用于（　　）肥胖症患者。
   A. 轻度　　　　　B. 中度　　　　　C. 重度　　　　　D. 恶性

二、多选题

1. 肥胖病的高危险因素有（　　）。
   A. 肥胖家族史　　　　　　　　　B. 2型糖尿病
   C. 膳食不平衡　　　　　　　　　D. 多静少动

2. 下列哪些是肥胖病的干预原则？（　　　）
   A. 预防为主　　　　　　　　　B. 综合控制
   C. 塑造身材　　　　　　　　　D. 计划减重
3. 关于老年人减重的叙述中正确的有（　　　）。
   A. 老年人不必减重
   B. 老年人要防止体重持续增长
   C. 体重在未刻意减食时下降，应注意有无其他疾病
   D. 对于超重的老年人，应适当控制饮食，增加运动量
4. 下列哪些是肥胖病的并发症？（　　　）
   A. 脂肪肝　　　　　　　　　　B. 风湿性关节炎
   C. 高血压病　　　　　　　　　D. 月经不调
5. 肥胖的并发症包括（　　　）。
   A. 睡眠呼吸暂停综合征　　　　B. 心血管病
   C. PEM　　　　　　　　　　　D. 糖尿病
   E. 高血压病
6. 可用于判断肥胖的指标有（　　　）。
   A. BMI　　　　　　　　　　　B. 血糖水平
   C. 腰围　　　　　　　　　　　D. 血脂水平

三、判断题

1. 单纯性肥胖又称为原发性肥胖。（　　）
2. 肥胖人群应摄入低蛋白、低脂肪和低糖水化合物的膳食。（　　）
3. 肥胖人群膳食烹调应采用煎、炸、烤的烹调方式。（　　）
4. 肥胖多由进食过多造成，因此为了减肥可以减少吃早餐的次数。（　　）
5. 向心性肥胖是指脂肪主要蓄积在腹壁和腹腔内。（　　）
6. 肥胖是心脑血管病、糖尿病、肿瘤等慢性病发生的危险因素。（　　）
7. 肥胖症患者应减少吃炖、焖的食物，多吃烧、烤的食物。（　　）

【案例分析】

李大爷，68 岁，身高 165 cm，体重 83 kg，喜吃肥肉、饮酒，运动时间较少。请计算并评价李大爷的 BMI。为了解李大爷是否存在向心性肥胖的问题，请提出一项体格测量指标并写出测量方法和评价标准。

任务二 老年人高脂血症病因分析与膳食指导

【知识目标】

◇ 了解老年人高脂血症的病因；
◇ 掌握高脂血症的膳食原则。

【能力目标】

◇ 运用高脂血症的膳食原则，能给予照护对象合理的膳食指导；
◇ 运用所学知识，进行正确的健康宣讲。

【素质目标】

◇ 总结个人及照护对象的膳食特点，意识到科学合理的膳食结构的重要性。

高脂血症是指脂肪代谢或转运异常使血浆的一种或多种脂质高于正常，主要根据血浆（清）总胆固醇（TC）和甘油三酯（TG）水平和低密度脂蛋白胆固醇（LDL-C）浓度进行诊断。此病可表现为高胆固醇血症、高甘油三酯血症或两者兼有（混合型高脂血症）。高脂血症是动脉硬化、冠心病、脑卒中等心脑血管疾病重要的危险因素，近年来已成为常见病，多见于中老年人群，与基因、遗传、年龄等因素均有关，且随着社会老龄化，发病人数越来越多。高脂血症可能会因导致心脑血管损伤而危及生命，故对人们的健康来说，它是较大的安全隐患。

一、血脂的影响因素

影响血脂的因素有很多，饮食是其中最为重要且容易调控的因素。除此之外，还有年龄、性别、运动等其他因素，详见表6-4。

表6-4 血脂的影响因素

因素种类	作用
饮食	过多食用脂肪，特别是胆固醇含量丰富的食物，会使血脂水平上升。含胆固醇100 mg以下的食物，是低胆固醇食物，适于高胆固醇饮食者选用；含胆固醇100~200 mg的是中等胆固醇含量食物，尽量少用或不用；高于200 mg的高胆固醇食物应禁食。晚饭应吃得尽量清淡并且早吃，可以防止胆固醇沉积

续表

因素种类	作用
体重	体重稳定,血脂水平也稳定;饮食营养过于丰富,热量过高,会使体重增加,血脂也升高;如果体重下降,血脂也会下降
运动	运动可以使血脂水平降低。如果在饱食高脂肪饮食的同时保持足够的运动量,血脂基本不会升高
其他	年龄:血脂一般随着年龄的增加而升高 性别:50岁以后,女性血脂高于男性,可能与体内雌激素量降低有关 精神因素:精神紧张,焦虑,会使血脂特别是血胆固醇升高 吸烟:吸烟人群中高脂血症发病率明显升高 遗传因素:高脂血症存在一定的家族遗传倾向

二、膳食指导

(一)保持每日食物的多样性

各类食物的营养成分各不相同,一种食物不可能含有人体所需的所有营养成分。据统计,正常情况下,人体每天需要摄入四十多种营养元素,所以,要根据科学的比例选择谷物、肉类、果蔬、牛奶等作为食物,保证多样性,广泛摄取营养元素,这才能达到膳食平衡,确保机体获得所需要的各类营养元素。

(二)谷类是每日饮食的基础

高脂血症患者每天应该食用谷物,以获取充足的能量,每日膳食要以谷物为基础性食物。随着经济水平的提高,我国居民的膳食结构中肉类食品的消费量高于谷类食品消费量,这必然会增加我国居民高脂血症及相关慢性病的发病率,增加预防和治疗的难度。所以,在这种现实情况下,要积极倡导我国传统的膳食结构,坚持谷类食品的主体地位,降低肉类食品的消费量,而且应适当在所食用的谷类食品中增加粗杂粮的量。

(三)每日进食豆类及其制品

大豆中的蛋白质含量在30%以上,是最佳的植物蛋白来源,其中的氨基酸含量较高,氨基酸模式与人体氨基酸模式非常接近,属于优质蛋白。大豆中还含有卵磷脂,能加速肝内脂肪的新陈代谢,降低高脂血症的发病率。其中还含有植物性固醇,一方面,人体不会将其吸收;另一方面,其可以抑制人体吸收动物性胆固醇。异黄酮是大豆的重要组成部分,具有抗氧化性,对高脂血症患者意义重大,是每天所必须摄入的营养成分,但是也不宜过量,特别是老年人,由于消化系统功能减弱,过量食用有可能给消化系统带来负担,如产生胀气等不适感。

（四）每日吃多种新鲜蔬菜和水果

新鲜果蔬当中含有各类维生素、有机矿物质以及膳食纤维等。因此，要坚持食物多样性原则，食用深绿色、红色、黄色的果蔬，这样可以促使身体能吸收丰富的胡萝卜素、维生素等营养物质。每天要在合适的时间段食用适量的水果，另外，并发糖尿病的患者在选用水果的时候，要注意糖分的摄入，防止血糖升高。

（五）适当提高蛋白质摄入量

蛋、瘦肉、鱼虾类、豆制品等均含有丰富的蛋白质，其中植物蛋白质摄入量应大于每日蛋白质摄入总量的 55%。

（六）降低碳水化合物摄入量

高脂血症患者应严格控制糖、甜食的摄入量，每餐不可过饱，七八分饱即可，并可多补充一些小米、燕麦、豆制品等食物，以此补充充足的维生素，促使血脂下降。

（七）严格控制胆固醇摄入量

胆固醇虽然属于人体所需的重要物质，但若摄入量过多，则造成的危害较大，因此每日需将胆固醇摄入量控制在 300 mg 以下，禁食动物肝脏、鱼子等胆固醇含量较高的食物。食物的胆固醇含量见表 6-5。

表 6-5　食物的胆固醇含量（90 单位以上的应少吃）　　每 100g

食物名称	胆固醇含量	食物名称	胆固醇含量	食物名称	胆固醇含量	食物名称	胆固醇含量
猪脑	3 100	牛脑	2 670	羊脑	2 099	鹅蛋黄	1 813
鸡蛋黄	1 705	鸭蛋黄	1 522	皮蛋黄	2 015	鹅蛋	704
鸡蛋	680	鹌鹑蛋	3 640	皮蛋	69	鸭蛋	634
虾子	896	小虾米	738	青虾	158	虾皮	608
对虾	150	凤尾鱼	330	鲑鱼	96	鲫鱼	93
鲤鱼	83	青鱼	90	草鱼	81	甲鱼	77
带鱼	97	平鱼	68	大黄鱼	79	马哈鱼	86
鳗鱼	186	梭鱼	128	水发鱿鱼	265	墨鱼	275
黄鳝	117	鲑鱼子	495	鲫鱼子	460	鱼肉松	240
螃蟹	235	海蜇皮	16	水发海蜇皮	5	羊肝	161
牛肝	257	鸭肝	515	鸡肝	429	猪肝	158
猪肺	314	牛肺	234	羊肺	215	猪心	158

续表

食物名称	胆固醇含量	食物名称	胆固醇含量	食物名称	胆固醇含量	食物名称	胆固醇含量
牛心	125	羊心	130	猪舌	116	羊舌	147
牛舌	125	猪肾	405	牛肾	340	羊肾	340
猪肚	159	羊肚	124	牛肚	340	猪肥肠	159
羊肥肠	111	牛肥肠	148	肥牛肉	194	肥羊肉	173
肥猪肉	107	瘦猪肉	77	瘦牛肉	63	瘦羊肉	65
兔肉	83	鸡肉	117	填鸭	101	广东腊肠	123
北京腊肠	72	火腿肠	70	粉肠	69	蒜肠	61
羊奶	34	牛奶	13	酸牛奶	12	炼乳	39
全脂奶粉	104	脱脂奶粉	28	炼羊油	110	炼鸡油	107

（八）每日补充膳食纤维

在饮食结构中，粗粮和细粮要科学搭配，以确保膳食纤维足够人体所需，还可以补充所需的各类营养物质，并且加快新陈代谢速度，有助于血脂、血糖的调节。在每日膳食中，不但应增加各种粗粮，还应附以海带及其他新鲜果蔬等，补充必要的膳食纤维。

同样，膳食纤维并不是越多越好，如果食用过多，会消化不良，造成腹胀，不利于人体充分吸收钙、铁等营养元素，还会影响到蛋白质的吸收。如果之前长期食用低纤维食物，低纤维食物在转变为高纤维食物后，会出现各种问题，如腹胀、腹痛等。所以，在膳食安排上，要按照一定的顺序来添加膳食纤维，还要注意饮水，以帮助消化。

知识链接

好坏胆固醇之分

胆固醇是一种外观为白色，像脂肪一样的物质，是由肝脏合成的，参与构成人体各个细胞壁不可缺少的一部分，发挥着重要作用。其主要生理功能：形成胆酸、构成细胞膜、合成激素。肝脏合成的脂蛋白是富含胆固醇的大分子物质，有两种类型：低密度脂蛋白和高密度脂蛋白。其中低密度脂蛋白胆固醇进入血液后，经过氧化，会堆积在血管壁，是导致血管阻塞和冠心病及脑卒中的罪魁祸首，因此是坏胆固醇；而高密度脂蛋白胆固醇能把低密度脂蛋白从血流中运回肝脏，降低血中的低密度脂蛋白的水平，并防止其在血管壁沉积，因此是好胆固醇。

【练一练】

一、单选题

1. 下列关于高脂血症的叙述中不正确的是（　　）。
   A. Ⅰ型高脂血症主要为 TG 升高，而 TC 正常或轻度增加
   B. Ⅱa 型高脂血症 TC 增高，TG 降低
   C. Ⅱb 型高脂血症 TC 和 TG 均增高
   D. Ⅳ型高脂血症 TC 水平明显增高，TG 正常或偏高
   E. Ⅴ型高脂血症 TG 和 TC 均升高，以 TG 升高为主
2. 关于 LDL-C 的叙述中错误的是（　　）。
   A. LDL-C 是动脉粥样硬化形成中的必备因素
   B. LDL-C 是动脉粥样硬化进展的罪魁祸首
   C. LDL-C 水平与糖尿病患者的心血管疾病发生无关联
   D. LDL-C 水平和心血管事件的发生呈线性关系
3. 高脂血症膳食治疗的目标是（　　）。
   A. 降低血清胆固醇　　　　　　　B. 保持患者营养平衡
   C. 降低心血管病的其他危险因素　　D. 以上都正确
4. 影响 HDL-C 水平低下的因素是（　　）。
   A. 严重营养不良者　　　　　　　B. 肥胖者
   C. 长期吸烟者　　　　　　　　　D. 以上都是
5. 下列不是引起心血管病因素的是（　　）。
   A. 血脂异常　　B. 低血压　　C. 吸烟　　D. 肥胖

二、多选题

1. 为防治动脉粥样硬化，可进行适当体力活动，活动应遵循（　　）的原则。
   A. 根据身体情况定活动量　　　　B. 根据体力活动习惯确定活动方式
   C. 不过多增加心脏负担　　　　　D. 以不引起不适感觉为宜
2. 吸烟可导致（　　）。
   A. 血小板易在动脉壁黏附聚集　　B. 降低血中 HDL-C 原蛋白量
   C. 血清 TC 升高　　　　　　　　D. 冠状动脉痉挛和心肌受损
3. 动脉粥样硬化的危险因素有（　　）。
   A. A 型性格　　　　　　　　　　B. 口服避孕药
   C. 高热量、高脂饮食　　　　　　D. 过度运动
4. 动脉粥样硬化的病理变化主要累及（　　）。
   A. 肺动脉　　B. 主动脉　　C. 冠状动脉　　D. 脑动脉

三、判断题

1. 动脉粥样硬化是被称为动脉硬化的各种血管病中最常见、最重要的一种，习惯上简称为"动脉硬化"，多指动脉粥样硬化。（　　）
2. 各种动脉硬化的共同特点是动脉管壁增厚变硬、失去弹性和管腔缩小。（　　）

3. HDL-C 升高是动脉粥样硬化的独立危险因素。　　　　　　　　（　　）
4. 高血压病患者中动脉粥样硬化发病率明显增高。　　　　　　　（　　）
5. 被动吸烟是动脉粥样硬化的危险因素。　　　　　　　　　　　（　　）

【案例分析】

案例一：张大爷身高 175 cm，体重 80 kg，血压为 97.5/165 mmHg，血甘油三酯为 2.2 mmol/L（正常值为 0.56～1.7 mmol/L），血胆固醇为 4.12 mmol/L（正常值为 2.33～5.7 mmol/L），从事轻体力劳动。张大爷被诊断为单纯性高甘油三酯血症，请为他制定饮食治疗方案。

（1）计算张大爷的 BMI，并评价其营养状况和是否肥胖。
（2）计算张大爷每天需要多少能量。
（3）计算张大爷每天需要多少克碳水化合物、蛋白质和脂肪。
（4）指导张大爷如何选择食物，举例说明哪些食物可以吃，哪些食物应尽量少吃。

案例二：李大爷，65 岁，身高为 170 cm，体重为 80 kg，目前从事轻体力劳动，特别喜欢吃动物性食物。李大爷最近去医院做了一次血脂检查。结果如下：血甘油三酯为 5.7 mmol/L（正常值为 0.56～1.7 mmol/L），血胆固醇为 6.5 mmol/L（正常值为 2.33～5.7 mmol/L）。请为李大爷评价一下血脂指标并分析导致此结果的原因。

任务三 老年人高血压病病因分析与膳食指导

【知识目标】

◇ 了解老年人高血压病的病因;
◇ 掌握高血压病的膳食原则。

【能力目标】

◇ 能够运用高血压病的膳食原则,给予照护对象合理的膳食指导。

【素质目标】

◇ 总结高血压病的膳食特点,意识到科学合理的膳食结构的重要性。

高血压病是以体循环动脉压升高为主要特点的临床综合征,动脉压的持续升高可导致心、脑、肾和血管的改变,并伴有全身代谢性改变。成年人收缩压≥140 mmHg(持续)和(或)舒张压≥90 mmHg(持续)被定为高血压病。高血压病可分为原发性和继发性两大类。继发性高血压病较为少见,而原发性高血压病最为常见,具有家族遗传倾向。

一、高血压病发病因素

高血压病是老年人常见的慢性疾病,日常的生活习惯是影响血压的重要因素,详见表6-6。

表6-6 血压的重要影响因素

因素种类	影响作用
饮食	钠盐和酒精是影响血压的重要因素,钠盐摄入量增多,血压明显升高,高钙、低镁、低铜、低锌等也与高血压病的发生有关
精神因素	精神长期或反复处于紧张状态和精神创伤等社会、心理因素也是重要的发病因素
遗传因素	高血压病患者具有明显的家族遗传倾向

二、膳食指导

高血压病的治疗除了应该根据医嘱使用降压药和确定血压控制目标值外，改变生活行为习惯是首选的有效的方法，而膳食控制和调整则为最基本的、简单的方法，应长期坚持。

（一）控制体重和热量的摄入

肥胖患者中大部分人都是高血压病患者，预防高血压病首先要从控制体重开始，要将体重维持在比标准范围低5%的水平内。每天摄入的营养要均衡、合理，避免长期摄入高脂肪和高碳水化合物等食物。

（二）增加全谷类和薯类食物的摄入，粗细搭配

高血压病患者可以视体力活动程度和种类的不同，每日摄入不同量的谷类和薯类，轻、中度体力活动的高血压病患者，推荐每日摄入谷类150~400 g，其中1/3~1/2为粗粮和杂粮。少食用或不食用加入钠盐的谷类制品如咸面包、方便面、挂面等。

（三）减少钠盐的摄入

食盐摄入过多，导致体内钠潴留，钠主要储存在细胞外，使细胞外渗透压增高，导致血压升高。对于敏感人群，中等量限制钠盐，即每天3~4 g食盐，血压即可下降。血压的稳态水平是一个坚持的过程，患高血压病的老年人群，一定要在日常饮食中保持限盐饮食。我国居民（特别是老年人）喜食咸菜等调味食品，其中钠盐含量一般都比较高。调味食品含盐量见表6-7。

表6-7 调味食品含盐量

食物名称	单位	食盐含量/g	食物名称	单位	食盐含量/g
咸蛋	1个	6.88	咸菜	每100 g	9.66
咸鱼	每100 g	20.31	辣椒酱	每100 g	20.42
虾皮	每100 g	12.86	虾酱	每100 g	4.55
虾米	每100 g	12.44	甜面酱	每100 g	5.33
方便面	每100 g	2.91	豆瓣酱	每100 g	15.29
腐乳	每100 g	7.86			

（四）选择鱼、虾、禽、蛋和瘦肉类食品

每日摄入鱼、虾类25~50 g，禽类25~50 g，蛋类25~50 g，瘦肉类25~50 g。少食用或不食用高钠盐、高脂肪、高胆固醇的动物性食品，如咸肉、香肠、腊肠、肥肉、动物

肝脏、肾脏、脑、皮肤、鱼子及鱼子酱等。优先选择食用脱脂或低脂牛奶或酸奶，建议每日摄入奶类 200～300 g。

（五）每日适量食用豆制品及蔬菜、水果

例如，豆腐、豆浆、豆腐脑、豆腐干、豆腐丝等。推荐每日摄入豆腐干 50 g，其他豆制品按水分含量折算。不宜食用豆豉、豆瓣酱、腐乳、臭豆腐、咸豆汁等。

每日蔬菜摄入量为 500 g，至少 3 个品种，最好 5 个品种以上，且每日摄入的蔬菜中要有深色蔬菜、绿叶类蔬菜等；推荐食用富钾蔬菜，如菠菜、芥蓝、莴笋叶、空心菜、苋菜等；水果摄入量至少为 200 g，每天至少 1 个品种，最好 2 个品种以上。

（六）可适量食用坚果

每周约可食用 50 g，因大多数坚果富含高能量和高脂肪，食用时应注意控制摄入总量，以免增加体重或导致减重失败。合并肥胖和超重者应注意防止因食用坚果过量而导致脂肪摄入量超标。应选择应选择加工精度低的坚果，尽可能保持其原有的味道。这样做一方面可以减少坚果中营养成分不的损失；另一方面能够避免由于加工精度过高而导致摄入的热量增加。

（七）限制饮酒，尽量戒酒

高血压病患者需要限制饮酒，因为大量饮酒是高血压病的诱发原因之一，可以导致平均发病年龄提前，也可能导致正在服用降压药的患者的血压更加难以控制。高血压病患者最好不饮酒，如果实在想饮酒，建议每周不超过 3 次，而且每次饮酒量（以酒精计）男性不超过 25 g，女性不超过 15 g。

（八）增加钾、钙的摄入

钾元素对心肌有保护作用，富含钾的食物可以缓冲一部分钠的影响。钾摄入量的增加可促进钠排出量增加而使血压下降。可以吃含钾离子高的食物，如毛豆、海带、黄豆、红小豆、香蕉、芹菜等。高钙膳食有利于降低血压，可能和钙摄入量高时的利尿作用有关，此时，钠的排出量增多。资料显示，每天摄入 1 000 mg 钙，连续服用 8 周，可以使血压下降。此外，血液中钙含量高时，血中降钙素的分泌增加，降钙素可以扩张血管，有助于降低血压。含钙量高的食物有乳类及其制品、豆类及其制品、葵花籽、核桃、虾皮、绿叶蔬菜等。

> **知识链接**
>
> 高血压病是目前人群中最为常见的一种慢性疾病，其自身及带来的并发症对人体健康的危害很大，那么掌握高血压病的早期及典型症状，对及时发现和控制血压是十分有利的。

项目六　老年人常见慢性病病因分析与膳食指导

高血压病患者早期可能无症状或症状不明显，常见的有头晕、头痛、颈部板紧、疲劳、心悸，仅会在劳累、紧张、情绪波动后血压升高，但在休息后会恢复正常。随着病程延长，血压持续明显升高，就会逐渐出现各种症状。临床上称这个阶段为缓进型高血压病，常见的症状有头痛、头晕、注意力不集中、记忆力减退、肢体麻木、夜尿增多、心悸、胸闷、乏力等。有时候，清晨活动后血压会迅速升高，出现清晨高血压病，导致心脑血管出现问题。严重的时候会神志不清、抽搐，进而患一系列并发症。

在照护过程中，如果老年人出现或是已有高血压病史，应该定时测量血压，并在遵照医嘱进行药物维持的同时，调节膳食营养和结构，以达到维持血压稳定的效果。

【练一练】

一、单选题

1. 高血压病中的"三高"是指（　　）。
  A. 高患病率、高致残率、高死亡率　　B. 患病率高、致残率高、治愈率高
  C. 患病率高、致残率高、并发症高　　D. 患病率高、死亡率高、并发症高
2. 高血压病中的"三低"是指（　　）。
  A. 发病率低、服药率低、诊断率低　　B. 知晓率低、服药率低、控制率低
  C. 知晓率低、发病率低、治愈率低　　D. 发病率低、控制率低、诊断率低
3. 下列哪项不是缓解高血压病的有效措施？（　　）
  A. 合理膳食　　　　　　　　　　　B. 戒烟限酒
  C. 保持心理平衡　　　　　　　　　D. 适量进行有规律的无氧运动
4. 下列成年人的血压哪个是正常的？（　　）mmHg
  A. 140/90　　B. 120/80　　C. 160/100　　D. 110/95
5. 预防高血压病应该（　　）。
  A. 不与高血压病患者接触　　　　　B. 合理膳食
  C. 多食补品　　　　　　　　　　　D. 多做剧烈运动
6. 对高血压病的评价中正确的是（　　）。
  A. 控制体重是防治高血压病的重要原则
  B. 土豆含钾，炸薯片是高血压病患者的良好零食
  C. 喝低度酒不会导致高血压病
  D. 牛奶含饱和脂肪酸，高血压病患者最好不喝牛奶
7. 下列关于安排高血压患者饮食的说法中错误的是（　　）。
  A. 限制食盐，适当补钾　　　　　　B. 限制热量
  C. 限制钙的摄入　　　　　　　　　D. 限酒
8. 下列不可以诊断为高血压病的是（　　）。

A. 收缩压等于 140 mmHg

B. 舒张压等于 80 mmHg

C. 收缩压等于 140 mmHg，舒张压等于 80 mmHg

D. 收缩压等于 110 mmHg，舒张压等于 95 mmHg

9. 高血压病患者的饮食中应（　　）。

A. 控制能量摄入　　　　　　　　B. 减少钾的摄入

C. 增加钠的摄入　　　　　　　　D. 增加热量的摄入

二、多选题

1. 预防高血压病的有效措施有（　　）。

A. 合理膳食　　　　　　　　　　B. 适量运动

C. 保持适宜的体重　　　　　　　D. 戒烟限酒

E. 心理平衡

2. 下列哪些饮食习惯容易导致高血压病？（　　）

A. 咸鱼、肥肉　　　　　　　　　B. 高盐膳食

C. 吸烟、饮酒　　　　　　　　　D. 很少吃蔬菜水果

E. 合理膳食

3. 下列哪些是引起高血压病的相关因素？（　　）

A. 年龄　　　　　　　　　　　　B. 肥胖

C. 吸烟　　　　　　　　　　　　D. 高脂血症

E. 精神紧张

4. 高血压病控制不达标导致的后遗症包括（　　）。

A. 脑卒中　　　　　　　　　　　B. 眼底出血

C. 肾功能衰竭　　　　　　　　　D. 外周血管病变

E. 心脏病变

5. 下列食物中有利于降压的有（　　）。

A. 芹菜　　　　　　　　　　　　B. 粗粮

C. 咖啡　　　　　　　　　　　　D. 浓茶

E. 香蕉

6. 以下哪些在为高血压病患者制定食谱的时候适用？（　　）

A. 控制能量、脂肪和胆固醇摄入

B. 限制膳食中食盐的摄入量，相对增加钾盐的摄入量

C. 多选用降压降脂食物

D. 禁忌辛辣、腌制品及含钠高的食物

E. 宜少吃多餐，避免过饱

三、判断题

1. 舒张压达到 140 mmHg 就可以诊断为高血压病。（　　）

2. 高血压病患者应保持良好的心情。（　　）

3. 气候变化不会引起高血压病的发生。（　　）

4. 高血压病患者应该严格控制食盐的摄入量。　　　　　　　　　　（　）
5. 高血压病患者的菜肴中可以少放盐多放酱油和味精。　　　　　　（　）
6. 过多摄取食盐容易导致高血压病，而味精则可以放心多食。　　　（　）

【案例分析】

　　刘奶奶，65 岁，身高为 160 cm，体重为 65 kg，三年前确诊为高血压病，现遵医嘱进行药物降压治疗。刘奶奶是四川人，平日口重，不喜欢清淡的食物，喜欢吃咸菜；午餐、晚餐多为红肉类等荤菜，不喜欢吃蔬菜、水果。

　　请对刘奶奶进行合理的膳食指导。

任务四　老年人糖尿病病因分析与膳食指导

【知识目标】

◇ 了解老年人糖尿病的病因；
◇ 掌握糖尿病患者的膳食原则。

【能力目标】

◇ 能够运用糖尿病的膳食原则，给予照护对象合理的膳食指导。

【素质目标】

◇ 总结糖尿病的膳食特点，意识到科学合理的膳食结构的重要性。

糖尿病是胰岛素相对或绝对不足，或靶细胞对胰岛素敏感性降低，或胰岛素本身存在结构上的缺陷而引起的糖类、脂肪和蛋白质代谢紊乱的一种慢性疾病。其主要特点是高血糖、糖尿。临床上表现为多饮、多食、多尿和体重减轻（即"三多一少"）。糖尿病可使一些组织或器官发生形态结构改变和功能障碍，并发酮症酸中毒、肢体坏疽、多发性神经炎、失明和肾衰竭等。

该病目前是影响健康和生命的常见病、多发病，发病率逐渐上升，发病年龄逐渐年轻化，糖尿病发病率的上升与人口老龄化、肥胖、体力活动减少有关。该病已日渐成为严重威胁人类健康的世界性公共卫生问题。

一、糖尿病发病原因

（一）细胞胰岛素敏感性降低

此种原因引起的糖尿病通常称为2型糖尿病或成年型，约占糖尿病总数的90%，主要特点是成年发病，起病缓慢，病情较轻，发展较慢，胰岛数目正常或轻度减少，血中胰岛素可正常、增多或减低，肥胖者常见。

（二）胰腺细胞功能障碍

此种原因引起的糖尿病，称为1型糖尿病或幼年型，约占糖尿病总数的10%。主要特点是青少年发病，起病急，病情重，发展快，胰岛B细胞严重受损，胰岛素分泌绝对不足，血中胰岛素降低，治疗依赖胰岛素。

二、膳食指导

流行病学的调查结果一致显示年龄40岁以上糖尿病患病率呈快速增长，我国60岁以上人群糖尿病率为10.6%。老年糖尿病患者有其特殊的生理、病理特点，饮食疗法是治疗糖尿病的基础方法，是一切治疗方法的前提，适用于各型老年糖尿病患者。

（一）确定每日允许摄入食物总热量

控制热量摄入是糖尿病营养治疗的首要原则，因此，合理摄入热量，使人达到或维持体重在理想范围之内，这在糖尿病治疗中极为重要。总能量应根据病情、血糖、标准体重、生理条件、劳动强度、工作性质而定。

一般情况下，按每日千克体重104.5 kJ来计算，其中蛋白质约占20%（每日保证有200 mL奶制品，1只鸡蛋，50～100 g鱼、肉禽类，50～100 g豆制品），脂肪约占30%（每日食用量控制在50 g以内），碳水化合物约占50%（每日食用米饭控制在350 g以内），食物多样化是获取全面营养的必要条件。

（二）平衡膳食

选择多样化营养合理的食物，谷薯类，蔬菜、水果类，肉禽、鱼、蛋、奶制品、豆类、油脂类食品每天都保证摄入，不能偏食某一种，尽可能做到主食粗细搭配，副食荤素搭配，勿挑食、偏食。

（三）合理选择碳水化合物

大量实验和临床观察表明，在控制热量的基础上提高碳水化合物的摄入量，不但可以改善葡萄糖耐量，而且还可以提高胰岛素的敏感性，机体因缺少糖而利用脂肪代谢供给热量，更易发生酸中毒。

通常碳水化合物供能占总能量的50%～60%，每日碳水化合物摄入量一般控制在250～350 g，折合主食180～250 g，肥胖病患者控制在150～200 g。

控制血糖升高和碳水化合物的数量后，还要选择种类。食物碳水化合物组成不同，血糖生成指数也不同，食物血糖生成指数是指食物能够引起人体血糖升高的能力，是与葡萄糖进行比较，通常葡萄糖的血糖生成指数为100%。血糖生成指数是指该食物含50 g碳水化合物引起的血糖反应，部分常见食物的血糖生成指数见表6-8。

老年糖尿病患者膳食中碳水化合物最好选用吸收较慢的多糖，如玉米、荞麦、红薯等，尽量不用或少选用单糖和双糖，严格限制纯糖食品的摄入量。

表6-8 部分常见食物的血糖生成指数

食物名称	血糖生成指数	食物名称	血糖生成指数	食物名称	血糖生成指数
白面馒头	88	熟甘薯	77	胡萝卜	71
白面包	88	南瓜	75	玉米粉	68
精米饭	83	油条	75	煮土豆	66
白面条	82	西瓜	72	大麦粉	66
白面饼	80	饼干	72	菠萝	66
玉米片	79	煮小米	71	荞麦面条	59
荞麦粉	54	葡萄	43	牛奶	28
生甘薯	54	可乐	40	绿豆	27
香蕉	52	扁豆	38	四季豆	27
猕猴桃	52	梨	36	柚子	25
山药	51	苹果	36	麦芽糖	105
酸奶	48	苕粉	35	绵白糖	84
柑橘	43	藕粉	33	果糖	23

（四）减少脂肪的摄入

脂肪的摄入应根据患者的具体情况而定，通常不宜超过 1 g/kg 体重。脂肪代谢本身可产生酮体，容易诱发和加重酸中毒。脂肪在体内代谢产生脂肪酸，若脂肪酸的供应量超过葡萄糖的 1.5 倍，就会出现酮症，加重患者的病情。

（五）优质蛋白质的供应要充足

糖尿病造成的代谢紊乱使体内蛋白质分解过速、丢失过多，容易出现负氮平衡。所以，膳食中应补充含蛋白质丰富的食物。参与蛋白质生物合成的必需氨基酸主要来自动物食品，因此，每天摄入的蛋白质中最好有 1/3 来自肉类或蛋类。植物中豆类食品也富含必需氨基酸。

（六）补充维生素

由于糖尿病患者饮食限制主食的摄入量，往往造成多种维生素的来源不足，主要是容易出现缺乏维生素 B_1 所引起的皮肤、神经系统疾病，如口角炎、手脚麻木和多发性神经炎等。病情控制不好的患者，糖原异生旺盛、维生素 B 族消耗增多，故应补充维生素 B 族。另外，还应补充维生素 C，以促进血管循环。

（七）补充无机盐和微量元素

治疗饮食中钠盐不宜过多，高钠易诱发高血压病和动脉硬化。当病情控制不好时，容易出现各种感染和酸中毒，要注意适当补充无机盐。酸中毒时补充钠、钾、镁可以纠正电解质紊乱。铬是人体必需的微量元素之一，是胰岛素生物活性剂，轻度缺乏时会使机体对胰岛素敏感性降低，严重缺乏时可发现空腹血糖升高，尿糖阳性。锌能协助葡萄糖在细胞膜上转运。

（八）食物要富含膳食纤维

膳食纤维可使葡萄糖的吸收速度降低，降低空腹血糖和餐后血糖浓度，并可降低血脂和尿糖浓度，还可预防心血管疾病、慢性胆囊炎、胆结石等并发症。可溶性纤维有明显的降低血糖作用。

（九）合理安排餐次，科学配膳

为了减轻胰岛细胞的负担，糖尿病患者每日至少进食 3 次，有条件的可增加餐次或加餐。如果属于未用任何药物，单纯饮食治疗的患者，将每日碳水化合物分开摄入，一日供给 3 餐或多餐，这样既可避免过多食物增加胰岛素的负担，使血糖升高，又可避免进食间隔过长而出现低血糖症状。对用胰岛素或口服降糖药物者，则要确保准时进餐，除 3 次正餐外，还可有 2~3 次加餐，时间可放在 09:00—10:00、15:00—16:00 及晚上睡觉前 30 min。简便方法可有正餐中匀出半两主食作为晚睡前加餐，除主食外尚可配牛奶 1/2 杯，或鸡蛋 1 个等富含蛋白质的食物，以延缓葡萄糖的吸收，防止夜间发生低血糖。

每餐最好主副食搭配，做到餐餐有碳水化合物、蛋白质、脂肪，既有利于减缓葡萄糖的吸收、促进胰岛素分泌，又符合营养膳食的要求。糖尿病患者的菜肴应以清淡为宜，尽量少吃煎、炸、爆、炒的食物。食物加工应以余、炖、熬、煮、烩、焖、凉拌为主，要减少脂肪的摄入量。

（十）做好食物选择

1. 基本可随意选用的食物

含糖量在 3% 以下的绿叶蔬菜、瓜茄类，不含脂肪的清汤、茶、饮用水。

2. 可适量选用的食物

米饭、馒头、面包、玉米、燕麦、荞麦等粮谷类，绿豆、赤豆、黑豆、蚕豆、黄豆等豆类及制品，鲜奶、酸奶、奶酪、鱼、虾、瘦肉、蛋，各种水果、土豆、山药、南瓜、花生、核桃、瓜子、腰果等，各种含盐调味料。

3. 限制食用的食物

冰糖、红糖、麦芽糖糖浆、蜂蜜等糖类，各种糖果、蜜饯、罐头、汽水、含糖饮料，黄油、肥肉、炸薯条、炸春卷、油酥点心等高脂肪及油炸食品，米酒、啤酒等酒类。

> **知识链接**
>
> 糖尿病足是糖尿病患者因下肢远端神经异常和不同程度的血管病变导致的足部感染、溃疡和（或）深层组织破坏。资料显示，在所有的非外伤性低位截肢手术中，糖尿病患者占 40%～60%，在糖尿病相关的低位远端截肢中，有 85% 发生在足部溃疡后。糖尿病患者足部溃疡的发病率为 4%～10%，截肢率是非糖尿病患者的 15 倍。

【练一练】

一、单选题

1. 下列哪些为糖尿病的诊断所必备的条件？（　　）
   A. 静脉血糖达到诊断标准　　　　B. 尿糖阳性
   C. 有"三多一少"症状　　　　　D. 有糖尿病家族史

2. 正常人的空腹血糖值范围是（　　）mmol/L。
   A. 2.8～4.4　　B. 4.4～6.1　　C. 6.1～7.0　　D. 7.0～7.8

3. 关于 2 型糖尿病的特点，下列哪项正确？（　　）
   A. 均为中老年起病　　　　　　B. 不需要胰岛素治疗
   C. 不会发生酮症酸中毒　　　　D. 部分患者无典型"三多一少"症状

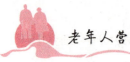

4. 糖尿病典型症状不包括（　　）。
   A. 多饮　　　　　B. 多尿　　　　　C. 多食　　　　　D. 眩晕
5. 下列关于糖尿病患者饮食治疗的作用的说法中错误的是（　　）。
   A. 减轻胰岛负担
   B. 改善体重
   C. 通过平衡饮食控制血糖，有利于防止并发症
   D. 控制饮食减少营养的吸收，从而控制血糖
6. 下列各项中可以用来治疗糖尿病的是（　　）。
   A. 胰岛素　　　　　　　　　　　B. 生长激素
   C. 甲状腺激素　　　　　　　　　D. 肾上腺素

二、多选题

1. 糖尿病的非药物治疗包括（　　）。
   A. 合理膳食　　　　　　　　　　B. 控制体重
   C. 有规律的体育锻炼　　　　　　D. 戒烟
   E. 保持良好心态
2. 为预防糖尿病，健康的饮食计划应注意哪些事项？（　　）
   A. 防止总热量摄入过高　　　　　B. 防止脂肪比例过高
   C. 防止膳食纤维比例过低　　　　D. 防止鱼类摄入过多
   E. 蛋白质的摄入比例合理
3. 糖尿病患者的健康体检内容包括（　　）。
   A. 血压　　　　　　　　　　　　B. 体重
   C. 空腹血糖　　　　　　　　　　D. 一般体格检查
   E. 尿检
4. 糖尿病患者"五套马车"综合治疗方案包括（　　）。
   A. 饮食　　　　　　　　　　　　B. 药物控制
   C. 血糖监测　　　　　　　　　　D. 运动
   E. 心理疏导
5. 下列哪些是糖尿病慢性并发症？（　　）
   A. 冠心病　　　　　　　　　　　B. 脑中风
   C. 糖尿病肾病　　　　　　　　　D. 糖尿病视网膜病变
   E. 糖尿病足

三、判断题

1. 2型糖尿病患者接受胰岛素治疗就会依赖胰岛素而变成1型糖尿病。（　　）
2. 所有糖尿病患者都有典型的"三多一少"症状。（　　）
3. 诊断糖尿病最可靠的检测手段是尿糖检测。（　　）
4. 糖尿病的诊断标准是随机 >11.1 mmol/L 或空腹 >7.8 mmol/L。（　　）
5. 胰岛素抵抗是指机体对胰岛素的生理效应降低。（　　）

【案例分析】

孙爷爷，60岁，身高170 cm，体重80 kg，在某单位办公室工作，3个月前因突然消瘦和产生饥饿感，去医院检查，被确诊为2型糖尿病，因是初期，故采用单纯性饮食的方式治疗。请根据孙爷爷的状况，给予合理的膳食指导。

任务五 老年人常见肿瘤病病因分析与膳食指导

【知识目标】

◇ 了解老年人常见肿瘤的病因；
◇ 掌握肿瘤患者的膳食原则。

【能力目标】

◇ 能够运用肿瘤患者的膳食原则，给予照护对象合理的膳食指导。

【素质目标】

◇ 总结肿瘤患者的膳食特点，意识到科学合理的膳食结构的重要性。

肿瘤是机体在各种致癌因素的作用下，局部组织的某一个细胞在基因水平上失去维持其生长的正常调控，异常增生而形成的异常病变。肿瘤一般分为恶性和良性两大类，恶性肿瘤是危害人类生命和健康的一种严重疾病。老年恶性肿瘤患者与中青年恶性肿瘤患者略有差别，具备自身临床特点：①肿瘤发生发展较缓慢；②器官转移发生率略低；③隐性肿瘤比例增加，发现时部分已是晚期；④骨转移发生率较年轻人高；⑤往往伴随其他器官疾病，容易忽略肿瘤本身症状，且在肿瘤终末期常累及多个系统及器官；⑥老年恶性肿瘤患者分解代谢大于合成代谢，常伴发营养不良现象。营养不良是肿瘤患者最常见的并发症之一，可明显增加肿瘤并发症的风险，并延长住院治疗期，死亡率也明显增加。因此，正确合理地安排膳食对老年肿瘤患者来讲显得尤为重要。

一、老年人常见恶性肿瘤的发病原因

老年人群常见恶性肿瘤分布于各个系统，大多数肿瘤的发病都与膳食因素有一定关系，见表6-9。

表6-9　老年人群常见恶性肿瘤与膳食因素的关系

恶性肿瘤类型	膳食因素
食管癌	1. 饮酒、吸烟 2. 食用过热食物 3. 饮水和粮食中的亚硝酸盐含量增多 4. 食物被真菌感染（黄曲霉菌）
肺癌	1. 吸烟 2. 家庭排烟
胃癌	1. 熏制食物、过热食物 2. 食用含有黄曲霉素的食物
大肠癌	高营养而少纤维的饮食
肝癌	1. 黄曲霉菌、青霉菌 2. 熏制、烧烤类食物（二甲基亚硝胺）

二、膳食指导

研究表明，50%的肿瘤都与饮食相关，膳食成分及其相关因素在癌变的启动、促进和进展及恶化的所有阶段均起作用。

膳食质量决定了体内营养状况，从而决定着癌变过程的转归。如果膳食中含致癌物质或促癌因素多，而含抗癌成分或抗癌因素少，则促癌；反之，则抑癌。因此，膳食结构的合理性是肿瘤的预防、治疗及康复期的重要因素，在日常饮食中主要遵循下述原则。

（一）膳食结构要平衡，控制总热能的摄入

饮食宜清淡、少食多餐，不宜暴饮暴食，忌辛辣刺激性、油煎、高糖、高脂肪食物，戒烟、酒，注意饮食搭配。

（二）适当多摄入富含蛋白质的食物

蛋白质的摄入过低或过高均会促进肿瘤的生长。蛋白质摄入过低，易引起食管癌和胃癌；蛋白质摄入过多，易引起结肠癌、乳腺癌和胰腺癌。因此，蛋白质的摄入应适量。一般成年人蛋白质摄入量占摄入总热量的 12%～15%，即每日摄入 70～80 g 蛋白质为宜。

（三）控制总脂肪和油脂

高脂肪食品可能引发乳腺癌、直肠癌、胰腺癌和前列腺癌。含大量红肉的膳食很可能增加患结肠癌、直肠癌的危险性，还可能增加患胰腺癌、乳腺癌、前列腺癌和肾癌的危险性。

（四）多食富含矿物质和维生素的食物

多食富含矿物质和维生素的食物，如大蒜、芦笋、蘑菇、胡萝卜，深海鱼，十字花科蔬菜，深色蔬菜，富含维生素 C 的食物。

（五）保持适宜的、相对稳定的体重

BMI 控制在 21～23，避免体重过重或过轻。每天进行约 30 min 快步走或类似的运动，应适合老年人。

（六）不饮酒和戒烟

不饮酒，戒烟。

（七）注意食物的状态

注意少吃过咸或过热的食物；不吃烧焦的食物，尤其是烤肉、烤鱼；不吃霉变的食物。

（八）常见恶性肿瘤患者的饮食禁忌

胃癌患者忌食狗肉、熏制食品、辛辣刺激性食品等；肝癌患者应忌食硬、油炸、刺激性食品和酒；肠癌患者忌酒精、精细加工肉食、动物脂肪；食道癌患者忌食过热食物、酒；肺癌患者忌烟、酒、刺激性食物。

【练一练】

一、单选题

1. 日常膳食中的亚硝酸盐主要来自（　　）。
A. 肉类　　　　　　B. 水　　　　　　C. 蔬菜　　　　　　D. 其他
2. 下列哪种维生素是致癌物 N-亚硝基化合物的阻断剂（　　）。
A. 维生素 A　　　　　　　　　　　B. 维生素 C
C. 维生素 D　　　　　　　　　　　D. 维生素 E

3. 以下哪些不良生活方式与肿瘤发生不相关？（　　）

A. 肥胖　　　　　　　　　　　　B. 偶尔吸烟

C. 缺乏锻炼　　　　　　　　　　D. 经常暴晒

E. 肝炎病毒感染

4. 近年来我国癌症的发病趋势是（　　）。

A. 老年化、城市化　　　　　　　B. 年轻化、城市化

C. 老年化、农村化　　　　　　　D. 年轻化、农村化

5. 为了预防癌症，在日常生活中应该注意一些技巧，如在厨房做饭时应该（　　）。

A. 先开煤气灶，再开油烟机

B. 先开油烟机，再开煤气灶

C. 做完饭先关油烟机，再关煤气灶

D. 应保持门窗紧闭

6. N-亚硝基化合物是公认致癌性很强的物质，分为（　　）。

A. 硝酸盐和亚硝酰胺　　　　　　B. 亚硝胺和硝酸盐

C. 硝酸盐和亚硝酸盐　　　　　　D. 亚硝胺和亚硝酰胺

二、多选题

1. 食物中苯并芘的来源有（　　）。

A. 高温煎炸　　　　　　　　　　B. 熏烤

C. 包装污染　　　　　　　　　　D. 沥青污染

E. 植物性食物吸附

2. 癌症是世界上威胁人类健康的主要疾病之一，下列关于癌症的叙述中错误的有（　　）。

A. 癌细胞可不受机体的控制迅速生长，形成肿块

B. 癌症就是绝症

C. 从癌细胞发展到癌症需要很长的时间

D. 癌症就是恶性肿瘤

3. 下列哪些属于癌症的易患人群？（　　）

A. 家族有癌症患者的人群　　　　B. 中老年人群

C. 职业易感人群　　　　　　　　D. 有癌前病变的患者

4. 下列哪些人应该定期进行防癌体检？（　　）

A. 工作环境中接触致癌物　　　　B. 有不良生活习惯和嗜好

C. 不合理的饮食习惯　　　　　　D. 患有急性传染病

E. 家族中有结肠癌和乳腺癌高发者

5. 饮食防癌建议包括（　　）。

A. 平衡原则　　　　　　　　　　B. 多变原则

C. 多蔬原则　　　　　　　　　　D. 不吃过咸过热食物

E. 不吃霉变食物

三、判断题

1. 很多人吸烟饮酒，身体也很健康，说明吸烟饮酒不一定影响健康。　　（　　）
2. 肿瘤的广泛性是指各种人种、各种年龄都可发生肿瘤。　　（　　）
3. 只要一个细胞癌变，就是癌症。　　（　　）
4. 恶性肿瘤早期症状明显。　　（　　）
5. 恶性肿瘤具有传染性。　　（　　）
6. 饮用反复煮沸的水易患胃癌。　　（　　）

项目七　老年人食品营养价值评价

【知识目标】

◇ 了解食品营养价值的概念、食品的营养素密度和能量密度的概念、混合食物蛋白质的构成、蛋白质的互补作用、碳水化合物的分类和质量、脂肪酸的分类、必需脂肪酸的概念；
◇ 理解营养质量指数的评价标准、蛋白质互补作用的评价指标——氨基酸评分、食品血糖生成指数的应用和评价方法、不同脂肪的脂肪酸组成；
◇ 掌握营养质量指数的评价方法和评价标准、蛋白质质量的评价方法和评价标准、食品血糖生成指数的评价方法和评价标准、食品脂肪的评价方法和评价标准。

【能力目标】

◇ 运用食品营养标签中的营养成分数据，初步具备通过营养质量指数计算来指导老年人选择合适的食品的能力；
◇ 运用氨基酸评分方法，初步解决老年人在日常生活中怎么搭配食品使最终的混合食物中蛋白质的质量最高的问题；
◇ 运用血糖生成指数评价指标，初步解决老年人在日常生活中怎么搭配食品才能使血糖生成指数较低，以很好地控制血糖的问题；
◇ 运用食物脂肪的评价方法和评价标准，初步解决老年人在日常生活中合理选用烹调油的问题。

【素质目标】

◇ 提高分析问题和解决问题的能力；
◇ 与小组分享学习经验，巩固食品营养评价知识和技能；
◇ 提高团队协作能力和沟通协调能力。

任务一
老年人食品能量密度和营养质量指数评价

【知识目标】

◇ 了解食品营养价值的概念、食品的营养素密度和能量密度的概念；
◇ 理解营养质量指数的评价标准；
◇ 掌握营养质量指数的评价方法和评价标准。

【能力目标】

◇ 能运用食品营养标签中的营养成分数据和食品成分表，初步具备通过营养质量指数计算来指导老年人选择合适的食品的能力。

【素质目标】

◇ 提高分析问题和解决问题的能力；
◇ 与小组分享学习经验，巩固食品能量密度和营养质量指数评价知识和技能；
◇ 提高团队协作能力和沟通协调能力。

评价食品的营养价值有很多方法，如感官的、化学的、物理的，甚至包括动物实验和人体实验。其中最基本的就是判断食品中营养素的含量、形式是否可满足人体需要，以及满足的程度。另外，还包括，其在消化吸收利用率、血糖调节，甚至抗氧化能力等保健功能方面的作用。本任务主要是学习利用现有资料和数据对食品进行能量和营养素评价。

一、食品营养价值的概念

食品营养价值是指食品中所含的能量和各营养素满足人体需要的程度，包括食品中营养素的种类是否齐全、各种营养素的数量是否充足、营养素之间的比例是否合理以及是否易被人体消化吸收和利用。

食品营养价值的高低是相对的。同一类食品的营养价值可因品种、产地、成熟程度、碾磨程度、加工烹饪方式等不同而有很大区别。

在进行食品营养价值评价时，常考虑食品所提供的能量和其中的营养素满足人体需要的程度。因此常把食品中的营养素与其提供的能量结合在一起，以判断食品能量和营养素之间的供求关系。根据营养质量指数值的高低可直观地对食品营养质量进行判断。营养质量指数最大的特点就是可以按照不同人群的营养需求分别进行计算评价。

二、食品营养价值评价的意义

对食品营养价值进行评价，可以让消费者全面了解各种食品的天然组成成分，充分利用食品资源；让消费者了解食品在加工烹调过程中营养素的变化和损失，采取相应的有效措施；指导人们科学地选购食品以及合理配制平衡膳食，以达到增进健康、增强体质和预防疾病的目的。

三、食品能量评价

不同的食品能量差别可采用能量密度进行评估。能量密度能直观表示食品提供能量的多少（能量对人体满足的程度）。选用100 g食物为计量单位，根据食物标签的能量数值或者计算的能量数值，查询推荐的消费者一天能量参考摄入量，根据公式求出能量密度：

能量密度 = 一定量食物（100 g）提供的能量值 / 能量推荐摄入量

同一种食物对不同的人可以有不同的能量密度值，故食品能量密度因人而异。

不同食品能量差别大，一般油脂、油料种子和干果、肉类、淀粉类属于高能量食品，蔬菜水果属于低能量食品。长期食用低能量和能量密度低的食品，会影响儿童生长发育；长期食用高能量和能量密度高的食品，则容易造成成年人体重过重或肥胖。

下面举例说明食品能量密度的评价方法：零食能量密度计算和评价。

首先进行相关工作准备：①提供零食（营养标签、检验记录、食物成分数据，应包含能量值）；②食物营养成分表和膳食营养素参考摄入量；③计算工具。

具体工作程序如下：

程序1，观察食品标签，查找能量值。

程序2，根据消费者特征（消费者的年龄、性别、生理状况、体力活动等）查找能量推荐摄入量。

程序3，计算能量密度。

如薯片：555 kcal/100 g，11岁女孩每日能量推荐摄入量是2 200 kcal。

能量密度 = 一定量（100 g）食物提供的能量值 / 能量推荐摄入量
=555/2 200=0.25

程序4，进行食物营养评价。

薯片的能量密度为0.25。对该女孩来说，100 g薯片能提供人体全天所需能量的1/4，基本相当于一餐的能量，故薯片是高能量食品。

四、食品营养质量指数评价

食品中营养素的评价可采用营养质量指数（INQ）进行。INQ是一种结合能量和营养素对食物进行综合评价的指标,能直观、综合地反映食物能量和营养素的需求情况。

INQ 即营养素密度(某营养素占供给量的比)与热能密度(该食物所含热能占供给量的比)之比。计算公式如下:

$$INQ = 某营养素密度 / 热能密度$$

其中,营养素密度 = 一定量食物(100 g)提供的营养素含量 / 营养素 RNI 或 AI。

营养素密度指食品中以单位热量为基础所含重要营养素(维生素、矿物质、蛋白质)的浓度。

(1)乳制品、瘦肉每千焦能量提供的营养素多且好,营养密度较高;

(2)肥肉每千焦能量提供营养素很少,营养密度低;

(3)纯热量物质每千焦能量不提供营养素(维生素、矿物质、蛋白质),无营养密度,因此限制纯热量物质摄入。

INQ 评价标准如下:

INQ=1:表示食物提供营养素的能力与提供能量的能力相当,二者满足人体需要的程度相当,为"营养质量合格食品"。

INQ<1:表示该食品提供营养素的能力小于提供能量的能力,长期食用此食物,会发生营养素不足或能量过剩的危险,为"营养价值低食品"。

INQ>1:表示该食物提供营养素的能力大于提供能量的能力,为"营养质量合格食物",特别适合体重超重和肥胖者选择。

INQ 最大的特点就是根据不同人群的营养需求来分别计算。同一种食物,对一组正常人群可能是合格的,而对肥胖人群可能就是不合格的,因人而异,故 INQ 是评价食物营养价值的一个简明指标。

下面以方便面和面包营养质量评价为例说明食品营养价值的评价方法。

首先进行相关工作准备:①准备两种产品,产品标签应含能量和相关营养素;②中国居民膳食营养素参考摄入量表;③计算工具。

具体工作程序如下:

程序 1,查找食品能量和营养素对应数值。

例如,葡萄干面包的能量为 260 kcal;维生素 B_1 含量为 0.05 mg,维生素 B_2 含量为 0.06 mg。

程序 2,根据消费对象查找相应的参考摄入量。

如针对健康的成年人轻体力劳动者来说,其能量的推荐摄入量是 2 400 kcal,维生素 B_1 的含量为 1.5 mg。

程序 3,计算 INQ。

按公式计算能量密度和食物的 INQ。

如 100 g 葡萄干面包所含的维生素 B_1 的 INQ 计算如下:

$$能量密度 = 260/2\ 400 = 0.108$$

$$维生素\ B_1\ 密度 = 0.05/1.5 = 0.033$$

100 g 面包的维生素 B_1 的 INQ=0.033/0.108=0.31。其他营养素的 INQ 计算可依此类推。

程序 4,进行评价。

根据计算的各种营养素的INQ对产品进行评价。

以葡萄干面包为例，其中蛋白质、铁的INQ接近1，说明对于蛋白质和铁来说，面包的营养价值和能量供给基本一致；碳水化合物的INQ略高，说明面包是富含碳水化合物的食品；而维生素B_1、维生素B_2、钙的INQ均较低，说明对于这些营养素而言，面包的营养质量不高，不能满足人体需求，应注意及时从其他食物中补充。

知识链接

对食品营养价值进行评价，主要注意以下几方面：①食品所含热能和营养素的量，对蛋白质还包括必需氨基酸的含量及其相互间的比值，对脂类应考虑饱和与不饱和脂肪酸的比例；②食品中各种营养素的人体消化率，主要是蛋白质、脂类和钙、铁、锌等无机盐和微量元素的消化率；③食品所含各种营养素在人体内的生物利用率，尤其是蛋白质、必需氨基酸、钙、铁、锌等营养素被消化吸收后，能在人体内被利用的程度；④食品的色、香、味、形，即感官状态，可通过条件反射影响人的食欲及消化液分泌的质与量，从而明显影响人体对该食物的消化能力；⑤食品价格不一定反映食品的营养价值。食品营养价值的高低是相对的。同一类食品的营养价值可因品种、产地、成熟程度、碾磨程度、加工烹饪方式等不同而有很大区别。

【练一练】

一、单选题

1. 老年人保证适宜能量摄入的最佳途径是尽量选择摄入营养素密度（　　）的食品，尽量控制单纯能量密度（　　）的食品。

　　A. 高，高　　　　　B. 低，低　　　　　C. 高，低　　　　　D. 低，高

2. （一定重量食品中某营养素的含量/该营养素的推荐摄入量）/（一定重量食品提供的能量/能量推荐摄入量）为（　　）。

　　A. GI　　　　　　　　　　　　B. 食品的营养价值

　　C. 能量密度　　　　　　　　　D. INQ

3. 对食品进行综合评价的指标为（　　）。

　　A. RDA　　　　B. DRIs　　　　C. INQ　　　　D. TEF

4. INQ<1表示该食品为（　　）。

　　A. 营养质量合格食品　　　　　B. 营养价值低食品

　　C. 营养价值高食品　　　　　　D. 超值食品

5. 营养质量指数是一种（　　）。

　　A. 结合能量、蛋白质和维生素对食品进行综合评价的方法

　　B. 结合蛋白质和维生素对食品进行综合评价的方法

　　C. 结合蛋白质和碳水化合物对食品进行综合评价的方法

D. 结合能量和营养素对食品进行综合评价的方法

二、多选题

1. INQ>1 表示该食品（　　　　）。
   A. 提供营养素的能力大于提供能量的能力
   B. 属于营养质量合格食品
   C. 特别适合于消瘦和低体重的人群
   D. 提供营养素的能力小于提供能量的能力
   E. 特别适合超重者选择食用

2. 食品的营养价值包括（　　　　）。
   A. 营养素的种类是否齐全　　　　B. 营养素的数量是否足够
   C. 营养素之间的比例是否合理　　D. 营养素是否容易被人体消化吸收
   E. 营养素是否容易被人体利用

3. INQ<1 表示（　　　　）。
   A. 该食品提供营养素的能力小于提供能量的能力
   B. 属于营养质量合格食品
   C. 食品的营养素密度小于能量密度
   D. 属于营养价值低的食品
   E. 特别适合体重和肥胖者选择食用

三、判断题

1. 长期食用低能量和能量密度低的食品，会影响儿童的生长发育。（　　）
2. 食品发生腐败变质时营养价值会严重降低。（　　）
3. INQ<1 表示该食品提供营养素的能力大于提供能量的能力。（　　）

【案例分析】

根据下面某饼干（净含量为 100 g）的营养标签（表 7–1），完成题目要求。

表 7–1　营养标签

营养素	每 100 g 平均含量	营养素	每 100 g 平均含量
能量	500 kcal	蛋白质	9.2 g
脂肪	23 g	碳水化合物	64 g
钙	250 mg		

（1）请对能量及三大产能营养素供能比进行计算和评估。

（2）根据该食品的营养成分含量，评估由该食品提供的营养成分占 NRV（表 7–2）的百分比，并判断食品的营养特征。

（3）假定消费对象为成年男性（轻体力劳动者），请为其计算该饼干的钙营养质量指数。

表 7-2　营养成分占 NRV 的百分比

营养成分	NRV	营养成分	NRV
能量	8 400 kJ	碳水化合物	300 g
蛋白质	60 g	钙	800 mg
脂肪	<60 g	胆碱	450 mg

任务二　老年人食品蛋白质质量评价

【知识目标】

◇ 了解混合食品蛋白质的构成、蛋白质的互补作用；
◇ 理解蛋白质互补作用的评价指标 – 氨基酸评分；
◇ 掌握蛋白质质量的评价方法和评价标准。

【能力目标】

◇ 运用氨基酸评分方法，初步解决老年人在日常生活中怎么搭配食物使最终的混合食物中蛋白质的质量最高的问题。

【素质目标】

◇ 提高分析问题和解决问题的能力；
◇ 与小组分享学习经验，巩固食物蛋白质质量评价知识和技能；
◇ 提高团队协作能力和沟通协调能力。

不同食品来源的蛋白质营养价值不同，取决于该蛋白质中必需氨基酸的含量和比值。一般来讲，动物蛋白的营养价值高于植物蛋白。从理论上来说选择营养价值高的蛋白质固然有助于身体健康，但事实上许多植物性食物（如谷类）虽然蛋白质营养价值相对较低，却在人们日常饮食中占有很重要的地位，也是不容忽视的蛋白质来源。如何充分利用不同食物蛋白质的营养价值，特别是通过合理的膳食搭配提高每餐食物蛋白的利用率是非常重要的问题。本任务引导学习蛋白质互补作用和混合膳食蛋白质营养价值评价的相关知识和技能。

一、食品中的蛋白质分类

食品蛋白质的营养价值取决于所含必需氨基酸的种类和数量，所以在营养上尚可根据食品蛋白质的氨基酸组成，分为完全蛋白质、半完全蛋白质和不完全蛋白质三类。

（1）完全蛋白质：所含必需氨基酸种类齐全、数量充足、比例适当，不但能维持成年人的健康，并能促进儿童生长发育，如乳类中的酪蛋白、乳白蛋白，蛋类中的卵白蛋白、卵磷蛋白，肉类中的白蛋白、肌蛋白，大豆中的大豆蛋白，小麦中的麦谷蛋白，玉米中的谷蛋白等。

（2）半完全蛋白质：所含必需氨基酸种类齐全，但有的氨基酸数量不足，比例不适当，可以维持生命，但不能促进生长发育，如小麦中的麦胶蛋白等。

（3）不完全蛋白质：所含必需氨基酸种类不全，既不能维持生命，也不能促进生长发育，如玉米中的玉米胶蛋白、动物结缔组织和肉皮中的胶质蛋白、豌豆中的豆球蛋白等。

二、蛋白质互补作用

当食品蛋白质中必需氨基酸的含量与比值接近人体组织蛋白质氨基酸的组成和比值时，其利用率高，营养价值大。但是有些蛋白质，因一种或几种必需氨基酸的含量过低或过高，比值与人体组织不接近，则利用率、生物学价值低。如果针对不同食品蛋白质的营养特点，将两种或两种以上的食品蛋白质混合食用，其中所含的必需氨基酸取长补短，相互补充，使混合后蛋白质生物学价值大大提高，这种效果就称为蛋白质的互补作用。例如，小麦、大豆、玉米，单独食用时其蛋白质生物学价值分别为67、64、60，而适量混合后，蛋白质的生物学价值将得到提高。

三、蛋白质互补原则

为了充分发挥食品蛋白质的互补作用，在搭配膳食时需遵循三个原则：①食品的生物学种属越远越好，如动物性和植物性食品之间的混合比单纯植物性食品之间的混合要好；②搭配种类越多越好；③同时食用或间隔4 h食用最佳，因单个氨基酸在血液中停留时间为4 h，超过这时间不能被利用就会分解代谢掉。

四、膳食蛋白质质量比较分析

混合膳食蛋白质质量的评价用混合膳食的氨基酸评分指标进行。氨基酸评分是蛋白质利用率的一个评价指标，即用被测食物蛋白质必需氨基酸与推荐理想模式或参考蛋白氨基酸模式进行比较，计算出比值，比值最低为第一限制氨基酸。第一限制氨基酸评分值即该食物蛋白质氨基酸评分。

具体评价方法如下：

首先进行相关工作准备：①膳食准备（记录组成一份膳食的原料，包括每种原料或食物的来源、质量、比例,如一份早餐包括燕麦片30 g、牛奶250 mL、面包100 g);②查阅文献:理想氨基酸模式;③准备食品成分表;④准备计算工具。

具体评价工作程序如下:

程序1,确定混合膳食中蛋白质含量和质量比。

(1)查食品成分表,得每种配料/食物的蛋白质含量(A)。

(2)根据混合膳食中每种食品或配料的质量(B),计算每种食品或配料实际提供蛋白质质量($C = A \times B/100$)及混合膳食中的蛋白质总量($\sum C$)。

(3)计算各配料提供的蛋白质质量比($D = (C/\sum C) \times 100\%$)。结果见表7-3。

表7-3 混合膳食中蛋白质含量及质量比

食物/配料	蛋白质含量 $A/[g \cdot (100 g)^{-1}]$	质量 B	$C = A \times B/100$	蛋白质质量比 $D/\%$
燕麦片	15.0	30 g	4.5	18.9
牛奶	3.0	250 mL	7.5	31.5
面包	7.9	150 g	11.8	49.6
			$\sum C = 23.8$	

程序2,混合膳食蛋白质氨基酸评价。

(1)查食品氨基酸含量表。

列出每种食品必需氨基酸含量,单位要换算成"mg/g 蛋白质"(E),可先列出含量较低的氨基酸:赖氨酸、含硫氨基酸(蛋氨酸+胱氨酸)、苏氨酸、色氨酸。

(2)以人体氨基酸模式为标准计算混合膳食中各配料的必需氨基酸评分,确定各自限制氨基酸和食品蛋白质的AAS。

(3)将含量(E)× 相应的蛋白质质量比(D)= 各食品氨基酸量(F)

混合膳食中各必需氨基酸量($\sum F$)= $\sum (E \times D)$,由此计算混合膳食的AAS。

本例中燕麦片、面包、牛奶的AAS分别为0.63、0.35、0.87,燕麦片和面包的第一限制氨基酸均为赖氨酸,牛奶的限制氨基酸为苏氨酸,混合后(早餐)的AAS为0.7,混合后膳食中各配料和膳食的蛋白质氨基酸评分见表7-4和表7-5。

表7-4 混合膳食中各配料的蛋白质氨基酸评分

食品	氨基酸含量(mg/g 蛋白质)								AAS(限制AA)
	赖氨酸		含硫氨基酸		苏氨酸		色氨酸		
	含量 E	AAS	含量 E	AAS	含量 E	AAS	含量 E	AAS	
燕麦片	34.9	0.63	43.3	1.24	32.1	0.80	16.9	1.69	0.63(赖)
牛奶	71.3	1.30	32.0	0.91	34.7	0.87	13.0	1.30	0.87(苏)
面包	19.1	0.35	42.4	1.21	25.6	0.64	110.5	1.05	0.35(赖)
人体	55	—	35	—	40	—	10	—	

表 7-5 混合后膳食蛋白质氨基酸评分

食品	混合后氨基酸含量 $F=E \times D$（mg/g 蛋白质）				AAS
	赖氨酸	含硫氨基酸	苏氨酸	色氨酸	（限制 AA）
燕麦片	6.6	8.2	6.1	3.2	—
牛奶	22.5	10.1	10.9	4.1	
面包	9.5	21.0	12.7	5.2	
总计	38.6（0.70）	39.3（1.12）	29.7（0.74）	12.5（1.25）	0.7（赖氨酸）

注：括号内数字为 AAS。

程序 3，比较各配料食品蛋白质 AAS 和混合膳食的 AAS，给出评价和建议。
（1）混合膳食的 AAS 是否提高，说明混合的作用；
（2）还有哪些不足，如何进一步提高。

如本例中某人早餐搭配包括谷类（燕麦片、面包）、牛奶，蛋白质氨基酸评分比单纯食用谷类食品有所提高，说明蛋白质营养价值有所提高，但赖氨酸、苏氨酸仍略显不足，建议可同时配以赖氨酸和苏氨酸含量丰富的食物，如豆奶、玉米，强化了赖氨酸的面包等，或调配食物比例，减少面包的摄入，改为粗粮。

程序 4，再评价。

根据建议再混合，重复程序 1~程序 3 进行再评价，直至得到恰当的蛋白质互补效果。

知识链接

用氨基酸评分法评价食物蛋白质营养价值比较简单，只要有食品蛋白质氨基酸资料，即可通过与理想或参考蛋白质（全鸡蛋蛋白质）氨基酸模式进行比较计算氨基酸分作出评价，但这种方法的缺点是没有考虑食物蛋白质的消化率，故近年美国将食物蛋白质消化率纳入氨基酸评分，建立了一种新方法，称为经消化率校正氨基酸评分法。这种方法可以取代蛋白质功效比（PER）对除孕妇与婴儿外的所有人群的食品蛋白质进行评价。常见食品蛋白质 AAS 和经消化率校正的 AAS 和 PDCAAS 见表 7-6。

表 7-6 常见食品蛋白质 AAS 和经消化率校正的 AAS 和 PDCAAS

食品蛋白质	真消化率 /%	AAS	PDCAAS
酪蛋白	99	1.19	1.00
鸡蛋	97	1.18	1.16
牛肉	98	0.94	0.92
豌豆粉	88	0.79	0.69

续表

食品蛋白质	真消化率/%	AAS	PDCAAS
菜豆	83	0.82	0.68
浓缩大豆蛋白	95	1.04	0.99
大豆分离蛋白	98	0.94	1.00
葵花籽蛋白	94	0.39	0.37
小麦麦麸	96	0.26	0.25
花生粉	94	0.55	0.52
全麦	91	0.44	0.40
燕麦片	91	0.63	0.57

【练一练】

一、单选题

1. 混合食品的蛋白质营养评价应使用的指标是（　　）。
   A. 生物价　　　　　　　　　　B. 氨基酸评分
   C. 蛋白质功效比值　　　　　　D. 蛋白质利用率
2. 评价食品蛋白质营养价值时，作为参考蛋白质的是（　　）。
   A. 牛乳蛋白质　　　　　　　　B. 鸡蛋蛋白质
   C. 大豆蛋白质　　　　　　　　D. 大米蛋白质
3. 评价食品蛋白质营养价值的主要依据是（　　）。
   A. 蛋白质的含量　　　　　　　B. 蛋白质的表现消化率
   C. 蛋白质的真消化率　　　　　D. 蛋白质的生物利用率
4. 评价食品蛋白质营养价值的公式"储留氮÷吸收氮×100"表示的是（　　）。
   A. 蛋白质的消化率　　　　　　B. 蛋白质的功效比值
   C. 蛋白质的净利用率　　　　　D. 蛋白质的生物价
5. 关于蛋白质互补作用的说法中错误的是（　　）。
   A. 大豆通常和玉米一起食用，可起到蛋白质互补作用
   B. 搭配的食品种类越多，蛋白质互补作用越好
   C. 各种蛋白质必须同时食用，才能发挥蛋白质互补作用
   D. 谷类蛋白中的第一限制氨基酸是赖氨酸
6. 以下四组食物中蛋白质互补作用最好的一组是（　　）。
   A. 红豆大米粥　　　　　　　　B. 红薯大米粥
   C. 南瓜大米粥　　　　　　　　D. 红薯玉米粥
7. 蛋白质互补作用应遵循的原则不包括（　　）。

A. 食品的生物学种属越远越好　　　B. 搭配的种类越多越好
C. 食用时间越近越好　　　　　　　D. 动物性食品之间的混合最好

8. 在下列食品中蛋白质消化率最高的是（　　）。

A. 整粒大豆　　　B. 豆腐　　　C. 豆芽　　　D. 豆浆

9. 蛋白质的互补作用是指（　　）。

A. 糖和蛋白质混合食用，以提高食品生物学价值的作用
B. 脂肪和蛋白质混合食用，以提高食品生物学价值的作用
C. 几种营养价值较低的蛋白质混合食用，以提高食品生物学价值的作用
D. 糖、脂肪、蛋白质与维生素混合食用，以提高食品生物学价值的作用

10. 评价食品蛋白质的质量高低，主要看（　　）。

A. 蛋白质的含量和消化率
B. 蛋白质的消化率和生物学价值
C. 蛋白质含量、氨基酸含量、生物学价值
D. 蛋白质含量、蛋白质消化率及生物学价值
E. 氨基酸组成、蛋白质互补作用的发挥

二、多选题

1. 蛋白质营养价值的评价指标有（　　）。

A. 蛋白质含量　　　　　　　　　B. 蛋白质消化率
C. 蛋白质利用率　　　　　　　　D. 氨基酸评分
E. 蛋白质吸收率

2. 下列关于蛋白质营养价值评价中正确的有（　　）。

A. 生物学价值的高低取决于食品中必需氨基酸的含量和比值
B. 蛋白质表现消化率小于真消化率，所以用前者评价更安全
C. 谷类的第一限制氨基酸为蛋氨酸，豆类为赖氨酸，两者混合使用可提高食品的生物学价值
D. 食品中蛋白的含量以肉类最高，大豆次之
E. 一般而言，动物蛋白质的消化率、生物学价值都高于植物蛋白质

3. 评价食品蛋白质营养价值高低的主要指标有（　　）。

A. 蛋白质的含量　　　　　　　　B. 蛋白质的种类
C. 蛋白质的比例　　　　　　　　D. 蛋白质的消化率
E. 生物价

4. 关于蛋白质营养价值评价的说法中，正确的有（　　）。

A. 生物学价值的高低取决于食品中必需氨基酸的含量和比值
B. 蛋白质表观消化率小于真消化率，所以用前者评价更安全
C. 谷类的第一限制氨基酸为蛋氨酸，豆类为赖氨酸，两者混合食用可提高食品的生物学价值
D. 食品中蛋白的含量以肉类最高，大豆次之
E. 一般而言，动物蛋白质的消化率、生物学价值都高于植物蛋白质

三、判断题

1. 蛋白质生物学价值最高的是鱼类。（   ）
2. 面包和稀饭搭配可以很好地起到蛋白质互补作用。（   ）
3. 可以采用蛋白质互补的方法来提高粮谷类食品中蛋白质的生物学价值。（   ）
4. 老年人体内蛋白质的合成能力差，同时，对蛋白质的吸收利用率下降，容易出现负氮平衡。（   ）
5. 蛋白质生物学价值的高低主要取决于必需氨基酸的含量和比值。（   ）

【案例分析】

张奶奶去农贸市场买食材，想给小孙子做海鲜吃，但没看到新鲜的海鲜，只有干制的贝类。这种贝类的蛋白质含量为81.2%（以干基计），而且标签上标出其必需氨基酸的组成和含量，其结果见表7-7，1973年，联合国粮食及农业组织和世界卫生组织联合推荐的膳食必需氨基酸标准模式也见表7-7。请对该贝类的氨基酸进行评分，并指出该贝类的氨基酸分、第一限制性氨基酸。根据评价结果对张奶奶提出购买建议和膳食指导建议。

表7-7 必需氨基酸的组成和含量

氨基酸	某种贝类 /%	标准模式 /（mg·g^{-1}）	AAS
苏氨酸	3.86	250	
缬氨酸	3.82	310	
蛋氨酸＋胱氨酸	2.21+0.98	220	
异亮氨酸	3.62	250	
亮氨酸	2.74	440	
苯丙氨酸＋酪氨酸	3.21+2.75	380	
赖氨酸	6.45	340	

任务三 老年人食品碳水化合物评价

【知识目标】

◇ 了解食品碳水化合物的分类和质量；
◇ 理解食品血糖生成指数、血糖负荷的概念和分级；
◇ 掌握食品血糖生成指数的评价方法和评价标准。

【能力目标】

◇ 运用血糖生成指数评价指标，初步解决老年人在日常生活中怎么搭配食物使一餐食品中的血糖生成指数较低，以便很好地控制血糖的问题。

【素质目标】

◇ 提高分析问题和解决问题的能力；
◇ 与小组成员分享学习经验，巩固食品血糖生成指数评价知识和技能；
◇ 提高团队协作能力和沟通协调能力。

碳水化合物是人类膳食中最重要的能量物质，占能量的40%~80%。不同碳水化合物因代谢途径不同发挥着不同的生理作用，如碳水化合物的消化吸收与血糖、胰岛素调控，大肠发酵与肠道健康等。因此，对碳水化合物分类学分析和评价是食品碳水化合物评价的重要内容，其中碳水化合物与血糖的关系也是人们关注的重要内容。碳水化合物由于来源、结构、数量、加工方式等的不同可能有不同的血糖应答，为评价碳水化合物的生理效应，国际上提出了食品血糖生成指数的概念。食品血糖生成指数同时考虑了碳水化合物的含量和质量，而随后引入的血糖生成负荷的概念，更加强了碳水化合物数量对血糖的影响。有效结合血糖生成指数与血糖生成负荷，有利于对食品碳水化合物的血糖应答效应进行很好的评价，从而有利于科学食用碳水化合物。

一、食物血糖生成指数的概念

血糖生成指数（GI）反映了人体在食用一定数量的食品以后血糖的变化特征，并同进食等量葡萄糖比较血糖变化的幅度大小。根据FAO/WHO对GI的定义，食品GI是指人体进食含50 g碳水化合物的待测食品后血糖应答曲线下的面积与食用含等量碳水化合物标准参考物后血糖之比。通常标准参考物选择葡萄糖或白面包。

不同来源的碳水化合物由于消化吸收速度不同可能有不同的 GI，消化吸收快的碳水化合物餐后血糖应答迅速，血糖升高幅度大，餐后 2 h 的血糖动态曲线下面积大，GI 高；相反，消化分解慢的碳水化合物，向血液中释放葡萄糖的速度缓慢，血糖上升较慢，因此具有较低的 GI。

二、食物血糖生成指数的分级和评价

与其他营养成分分析评价方法不同，食物 GI 的测定是在大量人体试食实验的基础上完成的，因此 GI 更能反映人体的真实状况，但也因为受到实验者个体差异的影响，不同国家、地区 GI 有一定差异，但无论如何，食物 GI 的大致分布趋势一致，根据食物 GI 可以判断其对血糖影响的差异。

GI 的应用价值在于可以衡量某种食物或某种膳食组成对血糖浓度影响的一个指标。

GI 高：表示食物碳水化合物进入胃肠后消化快、吸收完全，葡萄糖迅速进入血液，血糖浓度波动大。

GI 低：表示食物碳水化合物在胃肠内停留时间长，释放缓慢，葡萄糖进入血液后峰值低，血糖浓度波动小。

因此，用 GI 合理安排膳食，对调节和控制人体血糖大有好处。一般来说，只要每餐有一半的食物从高 GI 替换成低 GI，就能获得显著改善血糖的效果。

三、混合膳食 GI 的计算

每种食物都应测定其 GI，但由于实验方法限制，使用者可以采用匹配的方法从 GI 表中查找相关数据，目前我国有 200 余种食物 GI 表。而对于混合食物，可以通过单一食物的 GI 和配比，来预测一餐（混合食物）的 GI。

四、食品 GI 的影响因素

影响食品 GI 的因素很多，包括烹调加工方式、食品中其他成分的含量等物化因素以及胃排空率、胰岛素反应强度、咀嚼程度、小肠中淀粉酶的含量等生理性因素。表 7-8 总结了影响食物 GI 的物化因素。

表 7-8 影响食物 GI 的物化因素

GI 的影响因素	使 GI 降低的因素	使 GI 升高的因素
淀粉的组成	支链淀粉↓	支链淀粉↑
单糖成分的性质	果糖、半乳糖	葡萄糖
黏性纤维	胶体、β-葡聚糖含量↑	胶体、β-葡聚糖含量↓
其他成分	蛋白质、脂肪含量↑	蛋白质、脂肪含量↓

续表

GI 的影响因素	使 GI 降低的因素	使 GI 升高的因素
烹调/加工	半熟	压出水分，糊化
	冷冻、压榨	晒干、膨化
颗粒大小	大颗粒	小颗粒
成熟度和食品储藏	未成熟、生的，酸度	熟透
	冷冻储藏、时间长	新鲜
α-淀粉酶限制因子	凝集素、植物盐↑	凝集素、植物盐↓

五、食品血糖负荷的测定方法

食品的 GI 是在受试者食用等量碳水化合物（一般为 50 g）的条件下测定的，而碳水化合物的受试量也同样可影响血糖应答。有些食品 GI 较低但消费量较高，有些则反之，GL 的提出正是体现了碳水化合物数量对血糖的影响，其计算公式如下：

GL= 食品 GI × 摄入该食物的实际可利用碳水化合物的含量（g）

GL 的分级和评价为：GL>20 的为高 GL 食品，GL 为 11~19 的为中 GL 食品，GL<10 的为低 GL 食品。

六、GI 的应用与意义

长期摄入低 GI 食品，对心血管疾病、体重控制、调节血脂等诸多方面都有积极意义。

研究结果证明，用食品的血糖生成指数对 2 型糖尿病患者进行教育，对血糖的控制作用较好，可使大部分人减少降糖药的用量或停药，食品 GI 由于简单易懂，受到糖尿病患者的欢迎。

另外，许多研究显示，长期食用低 GI 的食品可降低血脂和减少心脏病的发病率等，对肥胖和体重控制有明显作用。有很多研究者将其引入运动员膳食，给运动员吃低 GI 的食品，由于能量释放缓慢，因此可提高运动员的运动耐力和持久力。有研究结果显示，摄入低 GI 的食品对阻止癌症的发展有益，如肠癌、乳腺癌等。用食品的 GI 来评价一种食物，仍是一个有价值的方法。

下面举例说明食品 GI 和 GL 的计算与评价过程。

首先进行相关工作准备：①膳食准备：准备一份混合食品或膳食：由 3~5 种原料或食品组成，记录来源、质量、比例，如以一餐膳食为例，包括一杯牛奶（200 g）、半个馒头（50 g）、一碗面条（150 g）；②查找文献：准备 GI 表、食品成分表；③准备计算工具。

具体评价工作程序如下：

程序1，查阅食品碳水化合物含量和质量比。

（1）查阅食物成分表，查找膳食中每种食品的碳水化合物含量和膳食纤维含量：

碳水化合物 – 膳食纤维量 = 可利用碳水化合物含量（A）

（2）根据混合膳食中每种配料或食品质量（B），计算每种配料食品提供碳水化合物量（$C=A\times B/100$），并计算混合膳食中碳水化合物总量（$\sum C$）。

（3）计算各配料提供的碳水化合物质量百分比（$D=(C/\sum C)\times 100\%$）。混合食品可利用碳水化合物含量及质量比见表7–9。

表7–9　混合食品可利用碳水化合物含量及质量比

食品/配料	可利用碳水化合物含量 $A/[g\cdot(100\ g)^{-1}]$	质量 B/g	$C=A\times B/100$	占一餐碳水化合物质量比 D/%
一杯牛奶	3.4	200	6.8	10.2
半个馒头	47.0	50	23.5	35.2
一碗面条	24.3	150	36.5	54.6
总计			$\sum C$=66.8	

程序2，混合膳食GI的计算。

（1）查阅资料，按照食物分类、名称、加工、来源等查找各食品的GI。

（2）将每种食品的GI × 占一餐中碳水化合物质量比（D），计算该食品对一餐总GI的贡献。

（3）将每种食品对一餐GI的贡献相加得出一餐食物的总GI=$\sum(GI\times D)$。

混合食物GI的计算见表7–10。

表7–10　混合食品GI的计算

食品/配料	食品GI	占一餐碳水化合物质量比 D/%	对一餐总GI的贡献/%
一杯牛奶	27.6	10.2	27.6×10.2=2.8
半个馒头	88	35.2	31.0
一碗面条	37	54.6	20.2
总计			54.0

程序3，食品GL的计算：

GL= 食品GI × 摄入该食品的实际利用碳水化合物的含量（g）

本例中 GL=54.0%×66.8=36.1

程序4，提出建议。

综合 GI 与 GL 对混合膳食进行评价（根据 GI、GL 分级和评价标准）。首先对混合膳食总 GI 进行评价，并结合它们的应用及意义，提出不同人群及不同情况下选择食品时的建议。

本例中一餐总 GI 为 50.7，属于低 GI 膳食，GL 为 36.1，大于 20，属于高 GL 膳食。说明此餐为低 GI 膳食，但也不能过量食用。

知识链接

一般而言，食品为低 GI 时，总有低 GL；中高 GI 食物的 GL 值却常有一个从低到高的较宽范围变化。为了便于理解，表 7-11 列出一些食品 GI 和 GL，需要注意的是，当"一份"的质量变化的时候，GL 也随之变化，而 GI 是不变的。

表 7-11 一些食品的 GI 和 GL

食品	GI（葡萄糖=100）	一份质量	碳水化合物实际含量/g	GL/份
干枣	103	60 g	40	42
烤土豆	85	150 g	30	26
白面包	73	1 片，30 g	14	10
方糖（蔗糖）	68	2 块，10 g	10	7
蛋糕	67	80 g	58	39
橘子	42	1 个，120 g	11	5
梨	38	1 个，120 g	11	4
苹果	38	1 个，120 g	15	6
全麦	38	1 碗，30 g	23	9
脱脂奶	32	250 mL	13	4
干扁豆（煮）	29	1 碗，150 g	18	5
大豆（煮）	28	1 碗，150 g	25	7
腰果	22	30 g	9	2
花生	14	30 g	6	1

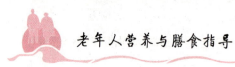

【练一练】

一、单选题

1. 计算食品 GI 时，常用（　　）作为比较基准。
   A. 蔗糖耐量面积　　B. 乳糖耐量面积
   C. 葡萄糖耐量面积　D. 果糖耐量面积
2. GL 体现了（　　）。
   A. 碳水化合物数量对血糖的影响　B. 碳水化合物质量对血糖的影响
   C. 脂肪数量对血糖的影响　　　　D. 脂肪质量对血糖的影响
3. GI 高表示（　　）。
   A. 碳水化合物消化吸收快　B. 碳水化合物消化吸收慢
   C. 血糖升高幅度不变　　　D. 血糖升高幅度小

二、多选题

1. GI 较低表明（　　）。
   A. 碳水化合物吸收慢　　　　B. 碳水化合物吸收快
   C. 进食该食品后血糖易升高　D. 进食该食品后血糖不易升高
   E. 食品碳水化合物的营养价值较低
2. 关于食品 GI 的正确描述有（　　）。
   A. 食品 GI 可受到食品组分、加工方法的影响
   B. 混合食品 GI 可以通过单一食品 GI 计算而得
   C. 食品 GI 是通过大量化学实验测出的
   D. 人们选择的食品 GI 越低越好
   E. 食品 GI 只限用于糖尿病的膳食指导
3. 下列关于 GI 的描述中不正确的有（　　）。
   A. 食品 GI 同时考虑了碳水化合物的含量和质量
   B. GI 大于 60 的食品为高 GI 食物，对血糖的影响较大
   C. 消化分解越慢的碳水化合物，其 GI 越高
   D. 糖尿病患者应多选择高 GI 食品
   E. GI 小于 55 的食品为低 GI 食品，对血糖的影响较小
4. 食品的 GI 可用于（　　）。
   A. 糖尿病患者的饮食指导　B. 运动员膳食指导
   C. 评价食品营养价值　　　D. 估计食品能量
5. 有关食品或膳食 GI 低的说法中，正确的有（　　）。
   A. 消化快　B. 吸收快
   C. 消化慢　D. 吸收慢
   E. 血糖浓度波动大

三、判断题

1. 食品 GI 反映了碳水化合物与血糖的关系，是评价碳水化合物生理效应的直观

指标。 ( )
2. 食品或膳食 GI 低，表示进入胃肠消化快、吸收快，血糖浓度波动大。 ( )
3. 消化分解越慢的碳水化合物，其 GI 越高。 ( )

【案例分析】

张爷爷平时早晨空腹血糖有点高，今天其一份早餐如下：一杯牛奶（200 mL）、一根油条（30 g）、一个花卷（50 g）。试从 GI 和 GL 的角度对其早餐进行评价，并根据评价结果给张爷爷的早餐安排提供一些合理化的建议。

每种食品的相关数据见表 7-12。

表 7-12 每种食品的相关数据

食品	GI	碳水化合物含量 /g	膳食纤维含量 /g
牛奶	27.6	3.4	—
油条	74.9	51.0	0.9
花卷	88.1	45.6	1.5

任务四
老年人食品脂肪评价

【知识目标】

◇ 了解脂肪的结构、脂肪酸的分类、必需脂肪酸的概念；
◇ 理解不同食品脂肪的脂肪酸组成、脂肪性质和脂肪酸的关系；
◇ 掌握食品脂肪的评价方法和评价标准。

【能力目标】

◇ 运用食物脂肪的评价方法和评价标准，初步解决老年人日常生活中的烹调油和富含油脂的食物选择问题。

【素质目标】

◇ 提高分析问题和解决问题的能力；
◇ 与小组分享学习经验，巩固食物脂肪评价知识和技能；
◇ 提高团队协作能力和沟通协调能力。

脂肪是人体必需的营养素之一，与蛋白质、碳水化合物合称三大产能营养素；同时，还是构成人体细胞、生物膜、激素的重要物质，为人体提供了必需脂肪酸。随着社会的发展，人们对动物和植物性脂肪摄入的比例、种类、加工方法都发生了很大变化。对人类来讲，脂肪不可或缺，但如果过多地在体内堆积可导致肥胖，使患有高脂血症、心脑血管疾病、某些癌症的危险增加，所以合理应用膳食脂肪是非常重要的。对食物脂肪的评价主要包括脂肪总量、消化率、脂肪酸类别等内容。其目标是尽量避免过多摄入营养价值较低的脂肪。

一、食物脂肪和必需脂肪酸

脂肪又称甘油三酯，由一分子甘油和三分子脂肪酸结合而成。食物脂肪主要为甘油三酯，因脂肪中脂肪酸结构和组成不同对人体的作用也各不相同。除了人体自身可合成多种脂肪酸外，有些脂肪酸被机体生理需要却不能由体内合成，必须由膳食提供，这些脂肪酸称为必需脂肪酸（EFA），包括 n-6 系列的亚油酸（十八碳二烯酸，C18:2）和 n-3 系列的 α-亚麻酸（十八碳三烯酸，C18:3）。植物油中必需脂肪酸的含量较高，在动物肉中禽类的必需脂肪酸含量高于畜类，内脏的含量高于肌肉，瘦肉又比肥肉中的含量高。

二、脂肪酸的分类与命名

（一）分类

脂肪酸的化学式为 RCOOH，其中 R 是由碳原子组成的烷基链，碳原子数多为双数。脂肪酸的分类与其碳链长短、饱和程度等有关。根据碳链长短可将脂肪酸分为短链脂肪酸（含 2~6 个碳原子）、中链脂肪酸（含 8~12 个碳原子）和长链脂肪酸（含 14~26 个碳原子）。大多数食物中以中、长链脂肪酸为主，短链脂肪酸主要存在于肠道内起到为细胞提供能量的作用；根据脂肪酸碳链的饱和程度可将脂肪酸分为不含双键的饱和脂肪酸

（SFA）、含有一个双键的单不饱和脂肪酸（MUFA）和含有两个以上双键的多不饱和脂肪酸（PUFA）。多不饱和脂肪酸对自动氧化作用和过氧化作用有较大的防护能力。植物油和鱼类脂肪中多不饱和脂肪酸的含量高于畜类，而细菌所含的不饱和脂肪酸全部为单不饱和脂肪酸。常见油脂中不同脂肪酸的比例见表7-13。

表7-13 常见油脂中不同脂肪酸的含量　　%

食用油脂	饱和脂肪酸	不饱和脂肪酸			其他脂肪酸
		油酸（C18∶1）	亚油酸（C18∶2）	亚麻酸（C18∶3）	
可可油	93	6	1		
椰子油	92	0	6	2	
橄榄油	10	83	7		
菜籽油	13	20	16	9	42*
花生油	19	41	38	0.4	1
茶油	10	79	10	1	1
葵花籽油	14	19	63	5	
豆油	16	22	52	7	3
棉籽油	24	25	44	0.4	3
大麻油	15	39	45	0.5	1
芝麻油	15	38	46	0.3	1
玉米油	15	27	56	0.6	1
棕榈油	42	44	12		
米糠油	20	43	33	3	
猪油	43	44	9		3
牛油	62	29	2	1	7
羊油	57	33	3	2	3
黄油	56	32	4	1.3	4

注：* 主要为芥酸。

（二）命名

脂肪酸的命名有两种系统，其中一种是以 n 或 ω 编号的系统，不饱和脂肪酸按 n 或 ω 编号系统可分为 n-3、n-6、n-7、n-9 四个系列。其中 n-3、n-6 系列具有重要的生物学意义。n-3 系列主要包括：n-3：α-亚麻酸、十八碳四烯酸、二十碳四烯酸、二十碳五烯酸（EPA）、二十二碳六烯酸（DHA）。n-6系列主要包括：亚油酸、γ-亚麻酸、二十碳三烯酸、二十碳四烯酸（花生四烯酸、AA）、二十二碳四烯酸、二十二碳五烯酸。

三、脂肪的评价方法

（一）脂肪的熔点及消化率

脂肪的消化吸收主要在小肠，在脂肪酶的作用下分解为脂肪酸和甘油，少量未被消化的脂肪则由粪便排出体外。不同脂肪的消化率与其熔点密切相关。一般来讲，熔点低于体温的脂肪消化率可达97%~98%，熔点高于体温的脂肪消化率约为90%，动物脂肪多属后者。另外，不饱和脂肪酸和短链脂肪酸含量高的脂肪熔点越低，越容易消化。常用食用油的熔点及消化率见表7-14。

表7-14　常用食用油的熔点及消化率

油脂名称	熔点/℃	消化率/%	油脂名称	熔点/℃	消化率/%
羊油	44~55	81	菜油	室温下液态	99
牛油	42~50	89	棉籽油	室温下液态	98
猪油	36~50	94	豆油	室温下液态	91
奶油	28~36	98	橄榄油	室温下液态	98
椰子油	28~33	98	麻油	室温下液态	98
花生油	室温下液态	98	葵花籽油	室温下液态	96.5

（二）总脂肪含量及必需脂肪酸

脂肪是人体内的必需营养素却又不宜过多摄入，因此在评价食物脂肪营养价值时需要考虑食物总脂肪含量、必需脂肪酸的含量。一般合理膳食中脂肪的供能比为20%~30%，必需脂肪酸应占有一定的比例。

（三）脂肪酸的适宜比例

脂肪酸的适宜比例包括两个方面，一是饱和脂肪酸（S）、单不饱和脂肪酸（M）和多不饱和脂肪酸（P）之间的比例，二是n-6和n-3多不饱和脂肪酸之间的比例。关于S、M和P之间的比例，大多数国家提出S:M:P为1:1:1。按脂肪酸提供的能量占总能量的百分比表示，认为多不饱和脂肪酸占3%~7%，单不饱和脂肪酸和饱和脂肪酸的比例各为5%~6%比较适宜。我国提出的居民膳食脂肪适宜摄入量规定：成年人脂肪提供能量占20%~30%，其中S、M、P分别占总能量的低于10%、10%和10%。60岁以上人群则分别为6%~8%、10%和8%~10%。2岁以下及60岁以上人群n-6和n-3比例为

4:1，其他年龄组 n-6：n-3=（4~6）：1。

（四）脂肪中含有的其他天然成分

评价食物脂肪或者油脂的优劣，除其风味、提供必需脂肪酸外，所含的其他一些成分也值得关注，如胆固醇、植物固醇、反式脂肪酸、维生素E的含量等。

下面详细说明动植物油脂肪酸比例计算和分析评价过程。

首先进行相关工作准备：①含油脂样品准备：油脂样品来源、质量、营养标签、检测报告等信息详细记录，如大豆油、猪油、调和油（菜籽油+橄榄油）；②食物成分表（食物脂肪酸含量）；③计算工具。

具体评价工作程序（混合油脂或膳食）如下：

程序1，了解样品相关信息。

程序2，分析和比较食物总脂肪含量。

查找膳食中每种配料的脂肪含量（A）和配料质量（B），计算每种配料提供脂肪量（$C=A\times B/100$）并计算混合膳食中脂肪总量（$\sum C$）。

计算各配料提供的脂肪量百分比（$D=(C/\sum C)\times 100\%$）。

本例中大豆油、调和油、猪油的总脂肪含量（g/100 g）分别为99.8、99.9、99.6。

程序3，计算脂肪酸（S、M、P）含量。

从食物成分表中查找各配料油脂的脂肪酸（S、M、P）的含量（E）。

将含量（E）× 相应的脂肪质量比（D）= 各配料中相应的脂肪酸量（F）

混合膳食油脂中各脂肪酸量（$\sum F$）= $\sum(E\times D)$；

混合膳食油脂中各脂肪酸占总脂肪的百分比：

S 含量（%）= $\sum F_S/\sum C\times 100\%$；M 含量（%）= $\sum F_M/\sum C\times 100\%$；P 含量（%）= $\sum F_P/\sum C\times 100\%$；

n-6（%）= $\sum F_{n-6}/\sum C\times 100\%$；n-3（%）= $\sum F_{n-3}/\sum C\times 100\%$。

通过查阅食物成分表并进行计算，本例中大豆油、调和油、猪油中脂肪酸的含量见表7-15。

表7-15 油脂食物中脂肪酸的含量（占总脂肪量的比例）　　　　　　%

样品名称	总脂肪 /g(100 g)$^{-1}$	含量较高的脂肪酸	必需脂肪酸	
			亚油酸（C18：2）	α-亚麻酸（C18：3）
大豆油	99.8	39.2（C18：1）	34.3	6.9
		34.3（C18：2）		
调和油	99.9	54.0（C18：1）	18.0	6.4
		18.0（C18：2）		
猪油	99.6	44.2（C18：1）	8.9	—
		26.0（C16：0）		

程序4，计算脂肪酸比例。
(1) 混合膳食油脂中的脂肪酸比例 =S/S：M/S：P/S；
(2) n-6：n-3=n-6（%）：n-3（%）。
本例中的计算结果见表7-16。

表7-16 各类脂肪酸在总脂肪酸中的含量   %

样品名称	饱和脂肪酸	单不饱和脂肪酸	多不饱和脂肪酸
大豆油	14.4（1.0）	45.1（3.1）	41.2（2.9）
调和油	20.2（1.0）	55.2（2.7）	24.4（1.2）
猪油	43.2（1.0）	47.9（1.1）	8.9（0.2）

程序5，对混合膳食的油脂进行评价并提出建议。
评价的依据：
(1) S：M：P=1：1：1；
(2) n-6：n-3=（4~6）：1。

本例中大豆油富含亚油酸，单不饱和、多不饱和脂肪酸含量丰富，是非常好的多不饱和脂肪酸来源；调和油中以单不饱和脂肪酸含量为主，是油酸的重要来源；猪油中饱和脂肪酸比例较高，多不饱和脂肪酸和必需脂肪酸含量较低。建议选择油脂时搭配使用，以互相弥补脂肪酸组成，提高脂肪营养价值。

知识链接

顺式和反式脂肪酸

不饱和脂肪酸中的双键大多数是顺式构型，在油脂的加工过程中，会发生氢化反应，使油脂中的多不饱和脂肪酸减少而单不饱和脂肪酸增多，但部分氢化过程可使脂肪酸的顺式双键变成反式的副产物，反式脂肪酸的键角小于顺式脂肪酸，熔点增高。顺式脂肪酸在室温下一般为液态，而反式脂肪酸一般为固态。

植物油的氢化能使液体油的熔点提高，生成固体脂，使油脂的硬度、可塑性和氧化稳定性增强。在制造人造奶油及其起酥油和涂抹型脂肪的基料油时，需要对富含多不饱和脂肪酸的植物油进行氢化，即在催化剂的作用下将氢原子加成到脂肪酸分子不饱和键上。这个过程使残余的双键发生移位和异构化，形成顺式和反式的几何异构体。

一般食物中的反式脂肪酸主要来自以氢化植物油制成的人造奶油和起酥油，有一些动物性食物中也含有少量的反式脂肪酸（占总脂肪的2%~9%）。大量摄入反式脂肪酸被认为可能会升高血液中的胆固醇水平，且与冠心病、癌症的发生和幼儿发育过程不良反应有关。

【练一练】

一、单选题

1. 膳食脂肪营养价值的评价指标不包括（　　）。
   A. 消化率			B. 必需脂肪酸的含量
   C. 脂溶性维生素的含量		D. 饱和脂肪酸的含量
2. 膳食脂肪的营养价值可从多个方面进行评价，但不需要考虑下列哪个指标？（　　）
   A. 脂肪的含量			B. 必需脂肪酸的含量
   C. 脂肪的熔点			D. 提供的各种脂肪酸的比例
3. 脂肪摄入过多与许多疾病有关，因此要控制膳食脂肪的摄入量，一般认为脂肪的适宜的供能比例是（　　）。
   A. 10%～15%		B. 60%～70%		C. 20%～25%		D. 30%～40%
4. EPA、DHA 的良好食物来源是（　　）。
   A. 海水鱼		B. 花生油		C. 牛肉		D. 杏仁等坚果类
5. 目前确定的最基本必需脂肪酸是（　　）。
   A. 亚油酸、花生四烯酸、α-亚麻酸		B. 亚油酸、α-亚麻酸
   C. 亚油酸、花生四烯酸			D. α-亚麻酸、花生四烯酸
6. 以下哪种食用油中含必需脂肪酸较多？（　　）
   A. 牛油			B. 花生油
   C. 猪油			D. 椰子油
   E. 黄油
7. α-亚麻酸在下列哪种食用油中含量较少？（　　）
   A. 椰子油			B. 豆油
   C. 核桃油			D. 亚麻子油
   E. 麻油
8. 大豆油中，高达 50% 以上的不饱和脂肪酸是（　　）。
   A. 亚油酸			B. 花生四烯酸
   C. EPA			D. DHA
   E. α-亚麻酸
9. 鱼类食品具有一定的预防动脉粥样硬化和冠心病的作用，这是因为鱼类食品中含有（　　）。
   A. 优质蛋白质			B. 较多的钙
   C. 较多的多不饱和脂肪酸		D. 丰富的铁
   E. 维生素 A 和维生素 D

二、多选题

1. 一般认为，膳食脂肪的营养价值可从哪几个方面进行评价？（　　）
   A. 脂肪的消化率
   B. 脂肪中必需脂肪酸的含量
   C. 脂肪中脂溶性维生素的含量

D. 饱和脂肪酸、反式脂肪酸和胆固醇的含量
2. 评价膳食脂肪营养价值的主要指标有（　　　）。
A. 脂肪消化率　　　　　　　　　B. 必需脂肪酸含量
C. 生物价　　　　　　　　　　　D. 氨基酸组成
E. 脂溶性维生素含量
3. 有关膳食脂肪对血脂水平的影响，不正确的说法是（　　　）。
A. 饱和脂肪酸有升高血胆固醇的作用
B. 不饱和脂肪酸有减低血胆固醇的作用
C. 多不饱和脂肪酸有降低血胆固醇的作用，故摄入越多越有利于机体健康
D. 防治冠心病应控制脂肪摄入量占总热能的 20%～25%
E. 豆类蛋白有降低血胆固醇的作用
4. 关于必需脂肪酸与非必需脂肪酸的根本区别的说法中不正确的有（　　　）。
A. 前者是人体所必需的，而后者不是
B. 前者可以在人体合成，而后者不能
C. 前者不能在人体合成，而后者可以
D. 前者不是人体所必需的，而后者是
E. 以上都不是
5. 有关必需脂肪酸，不正确的说法有（　　　）。
A. 人体不能合成必需脂肪酸
B. 亚油酸是必需脂肪酸
C. 必需脂肪酸是 ω-3 族多不饱和脂肪酸
D. ω-3 族多不饱和脂肪酸具有降血脂作用
E. 以饱和脂肪酸∶单不饱和脂肪酸∶多不饱和脂肪酸 =1∶1∶1 为宜

三、判断题

1. 世界卫生组织建议食物中饱和脂肪酸、单不饱和脂肪酸与多不饱和脂肪酸的比例是 1∶1∶1。　　　　　　　　　　　　　　　　　　　　　　　　　　　　（　　）
2. 脂肪的状态是与评价膳食脂肪营养价值无关的指标。　　　　　　（　　）

【案例分析】

李奶奶目前血脂偏高，医生告知平时要注意油脂的摄入种类和数量。今天李奶奶要到超市去买油。当她走进超市，货架上密密麻麻摆着各种植物食用油：花生油、大豆油……，让人眼花缭乱，究竟哪种食用油适合她目前的身体状况她不清楚，很难选择，又不想听导购员的建议，特向你咨询。请你为李奶奶提供选购指导。

附录 I　不同食品 GI

食品类别	序号	食品名称	GI
糖类	1	麦芽糖	105
	2	葡萄糖	100
	3	绵白糖	83.8
	4	胶质软糖	80
	5	蜂蜜	73
	6	蔗糖	65
	7	方糖	65
	8	巧克力	49
	9	乳糖	46
	10	花生巧克力	32
	11	果糖	23
谷类及其制品	1	馒头（富强粉）	88.1
	2	黏米饭（含直链淀粉低）	88
	3	糯米饭	87
	4	速食米饭	87
	5	大米饭	83.2
	6	米饼	82
	7	面条（小麦粉，湿）	81.6
	8	烙饼	79.6
	9	玉米片（市售）	78.5
	10	油条	74.9
	11	玉米片（高纤维标签，市售）	74
	12	小米（煮饭）	71
	13	糙米饭	70
	14	大米粥（普通）	69.4
	15	玉米面（粗粉，煮粥）	68

续表

食品类别	序号	食品名称	GI
谷类及其制品	16	荞麦面馒头	66.7
	17	大麦粉	66
	18	大米糯米粥	65.3
	19	粗麦粉	65
	20	小米粥	61.5
	21	荞麦面条	59.3
	22	面条（硬质小麦粉，细，煮）	55
	23	燕麦麸	55
	24	面条（硬质小麦粉，干，细）	55
	25	黑米饭	55
	26	玉米（甜，煮）	55
	27	荞麦（黄）	54
	28	玉米糁粥	51.8
	29	玉米面粥（粗粉）	50.9
	30	黏米饭（含直链淀粉高）	50
	31	面条（硬质小麦粉，干，加鸡蛋，粗）	49
	32	面条（小麦粉，干，扁，粗）	46
	33	通心面（管状，粗）	45
	34	黑米粥	42.3
	35	小麦（整粒煮）	41
	36	面条（白，细，干）	41
	37	面条（全麦粉，细）	37
	38	黑麦（整粒，煮）	34
	39	面条（强化蛋白质，细，煮）	27
	40	大麦（整粒，煮）	25
	41	稻麸	19
薯类、淀粉及其制品	1	马铃薯（烧烤，无油脂）	85
	2	马铃薯（用微波炉烤）	82
	3	甘薯（红，煮）	76.7
	4	马铃薯泥	73
	5	马铃薯（煮）	66.4
	6	马铃薯（蒸）	65
	7	马铃薯	62
	8	马铃薯片（油炸）	60.3
	9	炸薯条	60
	10	马铃薯（烤）	60
	11	甘薯（山芋）	54
	12	苕粉	34.5
	13	藕粉	32.6
	14	粉丝汤（豌豆）	31.6
	15	马铃薯粉条	13.6

续表

食品类别	序号	食品名称	GI
蔬菜类	1	南瓜（倭瓜、番瓜）	75
	2	胡萝卜（金笋）	71
	3	麝香瓜	65
	4	甜菜	64
	5	山药（薯蓣）	51
	6	芋头（蒸）（芋艿、毛芋）	47.7
	7	番茄汤	38
	8	雪魔芋	17
	9	朝鲜蓟	<15
	10	芦笋	<15
	11	西兰花	<15
	12	菜花	<15
	13	芹菜	<15
	14	黄瓜	<15
	15	茄子	<15
	16	鲜青豆	<15
	17	莴笋（各种类型）	<15
	18	生菜	<15
	19	青椒	<15
	20	番茄	<15
	21	菠菜	<15
水果类及其制品	1	西瓜	72
	2	菠萝	66
	3	杏（罐头，含淡果汁）	64
	4	葡萄干	64
	5	桃（罐头、含糖浓度高）	58
	6	巴婆果	58
	7	葡萄（淡黄色，小，无核）	56
	8	芒果	55
	9	芭蕉（甘蕉，板蕉）	53
	10	香蕉	52
	11	猕猴桃	52
	12	桃（罐头、含糖浓度低）	52
	13	葡萄	43
	14	柑	43
	15	美国苹果	40

续表

食品类别	序号	食品名称	GI
水果类及其制品	16	苹果	36
	17	梨	36
	18	杏干	31
	19	桃（罐头、含果汁）	30
	20	生香蕉	30
	21	桃	28
	22	柚	25
	23	李子	24
	24	樱桃	22
豆类及其制品	1	黄豆面（有面粉）挂面	66.6
	2	黑豆汤	64
	3	四季豆（罐头）	52
	4	扁豆（绿，小，罐头）	52
	5	罗马诺豆	46
	6	青刀豆（罐头）	45
	7	小扁豆汤（罐头）	44
	8	黑豆	42
	9	鹰嘴豆（罐头）	42
	10	咖喱鹰嘴豆（罐头）	41
	11	青刀豆	39
	12	扁豆	38
	13	四季豆（高压处理）	34
	14	绿豆挂面	33.4
	15	鹰嘴豆	33
	16	利马豆（嫩，冷冻）	32
	17	豆腐（炖）	31.9
	18	利马豆（加 10 g 蔗糖）	31
	19	利马豆	31
	20	利马豆（加 5 g 蔗糖）	30
	21	扁豆（绿，小）	30
	22	绿豆	27.2
	23	四季豆	27
	24	扁豆（红，小）	26
	25	豆腐干	23.7
	26	豆腐（冻）	22.3
	27	黄豆（浸泡，煮）	18
	28	蚕豆（五香）	16.9
	29	黄豆（罐头）	14

续表

食品类别	序号	食品名称	GI
奶及奶制品	1	酸奶（加糖）	48
	2	克糖奶粉	47.6
	3	老年奶粉	40.8
	4	酸奶酪（普通）	36
	5	牛奶（加糖和巧克力）	34
	6	酸奶酪（低脂）	33
	7	脱脂牛奶	32
	8	牛奶	27.6
	9	全脂牛奶	27
	10	降糖奶粉	26
	11	牛奶（加人工甜味剂和巧克力）	24
	12	豆奶	19
	13	酸奶酪（低脂，加人工甜味剂）	14
	14	低脂牛奶	11.9
方便食品	1	棍子面包	90
	2	卜卜米（家乐氏）	88
	3	大米（即食，煮6 min）	87
	4	白面包	87
	5	桂格燕麦片	83
	6	膨化薄脆饼干	81
	7	可可米（家乐氏）	77
	8	香草华夫饼干	77
	9	华夫饼干	76
	10	格雷厄姆华饼干	74
	11	苏打饼干	72
	12	小麦饼干	70
	13	面包（小麦粉，去面筋）	70
	14	即食羹	69.4
	15	小麦片	69
	16	面包（全面粉）	69
	17	面包（小麦粉，高纤维）	68
	18	新月形面包	67
	19	竹芋粉饼干	66
	20	面包（80%~100% 大麦粉）	66
	21	营养饼	65.7
	22	面包（黑面粉）	65
	23	面包（80% 燕麦粒）	65
	24	高纤维黑麦薄脆饼干	65

续表

食品类别	序号	食品名称	GI
方便食品	25	面包（粗面粉）	64
	26	油酥脆饼干	64
	27	汉堡包	61
	28	比萨（含奶酪）	60
	29	酥皮糕点	59
	30	黑五类粉	57.9
	31	燕麦粗粉饼干	55
	32	爆玉米花	55
	33	重糖重油饼干	54
	34	荞麦方便面	53.2
	35	面包（50%~80%碎小麦粒）	52
	36	面包（黑麦粒）	50
	37	士力架	49
	38	达能闲趣饼干	47.1
	39	面包（小麦粉，含水果干）	47
	40	面包（45%~50%燕麦麸）	47
	41	大米（即食，开水泡1分钟）	46
	42	面包（50%大麦粒）	46
	43	达能阳光饼干	46
	44	面包（混合谷物）	45
	45	牛奶蛋糊（牛奶+淀粉+糖）	43
	46	全麦维（家乐氏）	42
	47	达能牛奶香脆饼干	39.3
	48	面包（50%~80%碎大麦粒）	34
饮料类	1	芬达软饮料	68
	2	苏打软饮料	63
	3	冰激凌	61
	4	橘子汁	52
	5	冰激凌（低脂）	50
	6	葡萄汁	48
	7	柚子汁（不加糖）	48
	8	菠萝汁（不加糖）	46
	9	巴梨汁（罐头）	44
	10	苹果汁	41
	11	可乐软饮料	40.3
	12	水蜜桃汁	32.7

续表

食品类别	序号	食品名称	GI
混合膳食及其他	1	枣	103
	2	牛肉面	88.6
	3	米饭+红烧猪肉	73.3
	4	玉米粉+人造黄油（煮）	69
	5	米饭+蒜苗炒鸡蛋	68
	6	馒头+黄油	68
	7	二合面窝头（玉米面+面粉）	64.9
	8	米饭+炒蒜苗	57.9
	9	米饭+芹菜炒猪肉	57.1
	10	馒头+酱牛肉	49.4
	11	馒头+芹菜炒鸡蛋	48.6
	12	饼+鸡蛋炒木耳	48.4
	13	芹菜猪肉包子	39.1
	14	硬质小麦粉肉馅馄饨	39
	15	米饭+鱼	37
	16	三鲜饺子	28
	17	猪肉炖粉条	16.7
	18	花生	14

附录Ⅱ 中国居民膳食营养素参考摄入量（2013）

表1 中国居民膳食能量需要量

年龄（岁）/生理阶段	能量/(MJ·d⁻¹)						能量/(kcal·d⁻¹)					
	轻体力活动水平		中体力活动水平		重体力活动水平		轻体力活动水平		中体力活动水平		重体力活动水平	
	男	女	男	女	男	女	男	女	男	女	男	女
0～	—	—	0.38 MJ·(kg·d⁻¹)	0.38 MJ·(kg·d⁻¹)	—	—	—	—	90 kcal·(kg·d⁻¹)	90 kcal·(kg·d⁻¹)	—	—
0.5～	—	—	0.33 MJ·(kg·d⁻¹)	0.33 MJ·(kg·d⁻¹)	—	—	—	—	80 kcal·(kg·d⁻¹)	80 kcal·(kg·d⁻¹)	—	—
1～	—	—	3.77	3.35	—	—	—	—	900	800	—	—
2～	—	—	4.60	4.18	—	—	—	—	1 100	1 000	—	—
3～	—	—	5.23	5.02	—	—	—	—	1 250	1 200	—	—
4～	—	—	5.44	5.23	—	—	—	—	1 300	1 250	—	—
5～	—	—	5.86	5.44	—	—	—	—	1 400	1 300	—	—
6～	5.86	5.23	6.69	6.07	7.53	6.90	1 400	1 250	1 600	1 450	1 800	1 650
7～	6.28	5.65	7.11	6.49	7.95	7.32	1 500	1 350	1 700	1 550	1 900	1 750
8～	6.9	6.07	7.74	7.11	8.79	7.95	1 650	1 450	1 850	1 700	2 100	1 900
9～	7.32	6.49	8.37	7.53	9.41	8.37	1 750	1 550	2 000	1 800	2 250	2 000
10～	7.53	6.90	8.58	7.95	9.62	8.37	1 800	1 650	2 050	1 900	2 300	2 150
11～	8.58	7.53	9.83	8.58	10.88	9.62	2 050	1 800	2 350	2 050	2 600	2 300
14～	10.46	8.37	11.92	9.62	13.39	10.67	2 500	2 000	2 850	2 300	3 200	2 550
18～	9.41	7.53	10.88	8.79	12.55	10.04	2 250	1 800	2 600	2 100	3 000	2 400
50～	8.79	7.32	10.25	8.58	11.72	9.83	2 100	1 750	2 450	2 050	2 800	2 350
65～	8.58	7.11	9.83	8.16	—	—	2 050	1 700	2 350	1 950	—	—
80～	7.95	6.28	9.20	7.32	—	—	1 900	1 500	2 200	1 750	—	—

续表

年龄（岁）/生理阶段	能量/(MJ·d⁻¹)						能量/(kcal·d⁻¹)					
	轻体力活动水平		中体力活动水平		重体力活动水平		轻体力活动水平		中体力活动水平		重体力活动水平	
	男	女	男	女	男	女	男	女	男	女	男	女
孕妇（早）	—	+0	—	+0	—	+0	—	+0	—	+0	—	+0
孕妇（中）	—	+1.25	—	+1.25	—	+1.25	—	+300	—	+300	—	+300
孕妇（晚）	—	+1.90	—	+1.90	—	+1.90	—	+450	—	+450	—	+450
乳母	—	+2.10	—	+2.10	—	+2.10	—	+500	—	+500	—	+500

未制定参考值者用"—"表示；1 kcal=4.184 kJ。

表2 中国居民膳食蛋白质、碳水化合物、脂肪和脂肪酸的参考摄入量

年龄（岁）/生理阶段	蛋白质*				总碳水化合物	亚油酸	α-亚麻酸	EPA+DHA
	EAR/(g·d⁻¹)		RNI/(g·d⁻¹)		EAR/(g·d⁻¹)	AI/%E	AI/%E	AI/mg
	男	女	男	女				
0~	—	—	9(AI)	9(AI)	—	7.3(150 mg^a)	0.87	100^h
0.5~	15	15	20	20	—	6.0	0.66	100^h
1~	20	20	25	25	120	4.0	0.60	100^h
4~	25	25	30	30	120	4.0	0.60	—
7~	30	30	40	40	120	4.0	0.60	—
11~	50	45	60	55	150	4.0	0.60	—
14~	60	50	75	60	150	4.0	0.60	—
18~	60	50	65	55	120	4.0	0.60	—
50~	60	50	65	55	120	4.0	0.60	—
65~	60	50	65	55	120	4.0	0.60	—
80~	60	50	65	55	120	4.0	0.60	—
孕妇（早）	—	+0	—	+0	130	4.0	0.60	250(200^b)

续表

年龄（岁）/生理阶段	蛋白质*				总碳水化合物	亚油酸	α-亚麻酸	EPA+DHA
	EAR/(g·d⁻¹)		RNI/(g·d⁻¹)		EAR/(g·d⁻¹)	AI/%E	AI/%E	AI/mg
	男	女	男	女				
孕妇（中）	—	+10	—	+15	130	4.0	0.60	250（200ᵇ）
孕妇（晚）	—	+25	—	+30	130	4.0	0.60	250（200ᵇ）
乳母	—	+20	—	+25	160	4.0	0.60	250（200ᵇ）

1. 蛋白质细分的各年龄段参考摄入量见正文；2. ª 为花生四烯酸，ᵇ 为 DHA；3. 未制定参考值者用"—"表示；4. %E 为占能量的百分比。

表3 中国居民膳食宏量营养素的可接受范围（U-AMDR）

年龄（岁）/生理阶段	总碳水化合物/%E	糖*/%E	总脂肪/%E	饱和脂肪酸/%E	n-6 多不饱和脂肪酸/%E	n-3 多不饱和脂肪酸/%E	EPA+DHA/(g·d⁻¹)
0~	60（AI）	—	48（AI）	—	—	—	—
0.5~	85（AI）	—	40（AI）	—	—	—	—
1~	50~65	—	35（AI）	—	—	—	—
4~	50~65	≤10	20~30	<8	—	—	—
7~	50~65	≤10	20~30	<8	—	—	—
11~	50~65	≤10	20~30	<8	—	—	—
14~	50~65	≤10	20~30	<8	—	—	—
18~	50~65	≤10	20~30	<10	2.5~9	0.5~2.0	0.25~2.0
50~	50~65	≤10	20~30	<10	2.5~9	0.5~2.0	0.25~2.0
65~	50~65	≤10	20~30	<10	2.5~9	0.5~2.0	—
80~	50~65	≤10	20~30	<10	2.5~9	0.5~2.0	—
孕妇（早）	50~65	≤10	20~30	<10	2.5~9	0.5~2.0	—
孕妇（中）	50~65	≤10	20~30	<10	2.5~9	0.5~2.0	—
孕妇（晚）	50~65	≤10	20~30	<10	2.5~9	0.5~2.0	—
乳母	50~65	≤10	20~30	<10	2.5~9	0.5~2.0	—

1. *外加的糖；2. 未制定参考值者用"—"表示；3. %E 为占能量的百分比。

表 4 中国居民膳食维生素的推荐摄入量或适宜摄入量

年龄(岁)/生理阶段	VA/(μg RAE·d⁻¹) 男	VA/(μg RAE·d⁻¹) 女	VD/(μg·d⁻¹)	VE(AI)/(mg α-TE·d⁻¹)	VK(AI)/(μg·d⁻¹)	VB_1/(mg·d⁻¹) 男	VB_1/(mg·d⁻¹) 女	VB_2/(mg·d⁻¹) 男	VB_2/(mg·d⁻¹) 女	VB_6/(mg·d⁻¹)	VB_{12}/(mg·d⁻¹)	泛酸(AI)/(mg·d⁻¹)	叶酸/(μg DFE·d⁻¹)	烟酸(mg NE·d⁻¹) 男	烟酸(mg NE·d⁻¹) 女	胆碱(AI)/(mg·d⁻¹) 男	胆碱(AI)/(mg·d⁻¹) 女	生物素(AI)/(mg·d⁻¹)	VC/(mg·d⁻¹)
0~	300 (AI)		10 (AI)	3	2	0.1 (AI)		0.4 (AI)		0.2 (AI)	0.3 (AI)	1.7	65 (AI)	2 (AI)		120		5	40 (AI)
0.5~	350 (AI)		10 (AI)	4	10	0.3 (AI)		0.5 (AI)		0.4 (AI)	0.6 (AI)	1.9	100 (AI)	3 (AI)		150		9	40 (AI)
1~	310		10	6	30	0.6		0.6		0.6	1.0	2.1	160	6		200		17	40
4~	360		10	7	40	0.8		0.7		0.7	1.2	2.5	190	8		250		20	50
7~	500		10	9	50	1.0		1.0		1.0	1.6	3.5	250	11	10	300		25	65
11~	670	630	10	13	70	1.3	1.1	1.3	1.1	1.3	2.1	4.5	350	14	12	400		35	90
14~	820	620	10	14	75	1.6	1.3	1.5	1.2	1.4	2.4	5.0	400	16	13	500	400	40	100
18~	800	700	10	14	80	1.4	1.2	1.4	1.2	1.4	2.4	5.0	400	15	12	500	400	40	100
50~	800	700	10	14	80	1.4	1.2	1.4	1.2	1.6	2.4	5.0	400	14	12	500	400	40	100
65~	800	700	15	14	80	1.4	1.2	1.4	1.2	1.6	2.4	5.0	400	14	11	500	400	40	100
80~	800	700	15	14	80	1.4	1.2	1.4	1.2	1.6	2.4	5.0	400	13	10	500	400	40	100
孕妇(早)	—	+0	+0	+0	+0	—	+0	—	+0	+0.8	+0.5	+1.0	+200	—	+0	—	+20	+0	+0

227

续表

年龄(岁)/生理阶段	VA/(μgRAE·d⁻¹)	VD/(μg·d⁻¹)	VE(AI)/(mgα-TE·d⁻¹)	VK(AI)/(μg·d⁻¹)	VB₁/(mg·d⁻¹)		VB₂/(mg·d⁻¹)		VB₆/(mg·d⁻¹)	VB₁₂/(mg·d⁻¹)	泛酸(AI)/(mg·d⁻¹)	叶酸/(μgDFE·d⁻¹)	烟酸/(mgNE·d⁻¹)		胆碱(AI)/(mg·d⁻¹)		生物素(AI)/(mg·d⁻¹)	VC/(mg·d⁻¹)
					男	女	男	女					男	女	男	女		
孕妇(中)	—/+70	+0	+0	+0	—	+0.2	—	+0.2	+0.8	+0.5	+1.0	+200	—	+0	—	+20	+0	+15
孕妇(晚)	—/+70	+0	+0	+0	—	+0.3	—	+0.3	+0.8	+0.5	+1.0	+200	—	+0	—	+20	+0	+15
乳母	—/+600	+0	+3	+5	—	+0.3	—	+0.3	+0.3	+0.8	+2.0	+150	—	+3	—	+120	+10	+50

未制定参考值者用"—"表示。

表5 中国居民膳食矿物质的推荐摄入量或适宜摄入量

年龄(岁)/生理阶段	钙/(mg·d⁻¹)	磷/(mg·d⁻¹)	钾(AI)/(mg·d⁻¹)	钠(AI)/(mg·d⁻¹)	氯(AI)/(mg·d⁻¹)	镁/(mg·d⁻¹)	铁/(mg·d⁻¹)		锌/(mg·d⁻¹)		碘/(μg·d⁻¹)	硒/(μg·d⁻¹)	铜/(mg·d⁻¹)	钼/(μg·d⁻¹)	铬(AI)/(μg·d⁻¹)	锰(AI)/(mg·d⁻¹)	氟(AI)/(mg·d⁻¹)
							男	女	男	女							
0~	200(AI)	100(AI)	350	170	260	20(AI)	0.3(AI)		2.0(AI)		85(AI)	15(AI)	0.3	2(AI)	0.2	0.01	0.01
0.5~	250(AI)	180(AI)	550	350	550	65(AI)	10		3.5		115(AI)	20(AI)	0.3	3(AI)	4.0	0.7	0.23
1~	600	300	900	700	1 100	140	9		4.0		90	25	0.3	40	15	1.5	0.6

续表

年龄（岁）/生理阶段	钙/(mg·d⁻¹)	磷/(mg·d⁻¹)	钾(AI)/(mg·d⁻¹)	镁/(mg·d⁻¹)	钠(AI)/(mg·d⁻¹)	氯(AI)/(mg·d⁻¹)	铁/(mg·d⁻¹) 男	铁/(mg·d⁻¹) 女	锌/(mg·d⁻¹) 男	锌/(mg·d⁻¹) 女	碘/(μg·d⁻¹)	硒/(μg·d⁻¹)	铜/(mg·d⁻¹)	钼/(μg·d⁻¹)	氟(AI)/(mg·d⁻¹)	锰(AI)/(mg·d⁻¹)	铬(AI)/(μg·d⁻¹)
4~	800	350	1 200	160	900	1 400	10	10	5.5	5.5	90	30	0.4	50	0.7	2.0	20
7~	1 000	470	1 500	220	1 200	1 900	13	13	7.0	7.0	90	40	0.5	65	1.0	3.0	25
11~	1 200	640	1 900	300	1 400	2 200	15	18	10	9.0	110	55	0.7	90	1.3	4.0	30
14~	1 000	710	2 200	320	1 600	2 500	16	18	12	8.5	120	60	0.8	100	1.5	4.5	35
18~	800	720	2 000	330	1 500	2 300	12	20	12.5	7.5	120	60	0.8	100	1.5	4.5	30
50~	1 000	720	2 000	330	1 400	2 200	12	12	12.5	7.5	120	60	0.8	100	1.5	4.5	30
65~	1 000	700	2 000	320	1 400	2 200	12	12	12.5	7.5	120	60	0.8	100	1.5	4.5	30
80~	1 000	670	2 000	310	1 300	2 000	12	12	12.5	7.5	120	60	0.8	100	1.5	4.5	30
孕妇（早）	+0	+0	+0	+40	+0	+0	—	+0	—	+2	+110	+5	+0.1	+10	+0	+0.4	+1.0
孕妇（中）	+200	+0	+0	+40	+0	+0	—	+4	—	+2	+110	+5	+0.1	+10	+0	+0.4	+4.0
孕妇（晚）	+200	+0	+0	+40	+0	+0	—	+9	—	+2	+110	+5	+0.1	+10	+0	+0.4	+6.0
乳母	+200	+0	+400	+0	+0	+0	—	+4	—	+4.5	+120	+18	+0.6	+3	+0	+0.3	+7.0

未制定参考值者用"—"表示。

表6 中国居民膳食微量营养素平均需要量

年龄(岁)/生理阶段	VA/(μg RAE·d⁻¹) 男	VA 女	VD/(μg·d⁻¹)	VB₁/(mg·d⁻¹) 男	VB₁ 女	VB₂/(mg·d⁻¹) 男	VB₂ 女	VB₆/(mg·d⁻¹)	VB₁₂/(mg·d⁻¹)	叶酸/(μg DFE·d⁻¹)	烟酸/(mg NE·d⁻¹) 男	烟酸 女	VC/(mg·d⁻¹)	Ca/(mg·d⁻¹)	P/(mg·d⁻¹)	Mg/(mg·d⁻¹)	Fe/(mg·d⁻¹) 男	Fe 女	Zn/(mg·d⁻¹) 男	Zn 女	I/(μg·d⁻¹)	Se/(μg·d⁻¹)	Cu/(mg·d⁻¹)	Mo/(μg·d⁻¹)
0~	—	—	—	—	—	—	—	—	—	—	—	—	—	—	—	—	—	—	—	—	—	—	—	—
0.5~	—	—	—	—	—	—	—	—	—	—	—	—	—	—	—	—	7		3.0		—	—	—	—
1~	220		8	0.5		0.5		0.5	0.8	130	5	5	35	500	250	110	6		3.0		65	20	0.25	35
4~	260		8	0.6		0.6		0.6	1.0	150	7	6	40	650	290	130	7		4.5		65	25	0.3	40
7~	360		8	0.8		0.8		0.8	1.3	210	9	8	55	800	400	180	10		6.0		65	35	0.4	55
11~	480	450	8	1.1	1.0	1.1	0.9	1.1	1.8	290	11	10	75	1000	540	250	11	14	8.0	7.5	75	45	0.55	75
14~	590	440	8	1.3	1.1	1.3	1.0	1.2	2.0	320	14	11	85	800	590	270	12	14	9.5	7.0	85	50	0.6	85
18~	560	480	8	1.2	1.0	1.2	1.0	1.2	2.0	370	12	10	85	650	600	280	9	15	10.5	6.0	85	50	0.6	85
50~	560	480	8	1.2	1.0	1.2	1.0	1.3	2.0	320	12	10	85	800	600	280	9	9	10.5	6.0	85	50	0.6	85
65~	560	480	8	1.2	1.0	1.2	1.0	1.3	2.0	320	11	9	85	800	590	270	9	9	10.5	6.0	85	50	0.6	85

续表

年龄(岁)/生理阶段	VA/(μg RAE·d^{-1})	VD/(μg·d^{-1})	VE/(mg(α-TE)·d^{-1})	VB_1/(mg·d^{-1})	VB_2/(mg·d^{-1})	VB_6/(mg·d^{-1})	VB_{12}/(mg·d^{-1})	叶酸/(μg DFE·d^{-1})	烟酸/(mg NE·d^{-1})	VC/(mg·d^{-1})	Ca/(mg·d^{-1})	P/(mg·d^{-1})	Mg/(mg·d^{-1})	Fe/(mg·d^{-1})	Zn/(mg·d^{-1})	I/(μg·d^{-1})	Se/(μg·d^{-1})	Cu/(mg·d^{-1})	Me/(μg·d^{-1})
80~	560 480	8	—	1.2 1.0	1.2 1.0	1.3	2.0	320	11 8	85	800	560	260	9 9	10.5 6.0	85	50	0.6	85
孕妇(早)	—+0	+0	+0	—+0	—+0	+0.7	+0.4	+200	—+0	+0	+0	+0	+30	—+0	—+1.7	+75	+4	+0.1	+7
孕妇(中)	—+50	+0	+0	—+0.1	—+0.1	+0.7	+0.4	+200	—+0	+10	+160	+0	+30	—+4	—+1.7	+75	+4	+0.1	+7
孕妇(晚)	—+50	+0	+0	—+0.2	—+0.2	+0.7	+0.4	+200	—+0	+10	+160	+0	+30	—+7	—+1.7	+75	+4	+0.1	+7
乳母	—+400	+0	+0	—+0.2	—+0.2	+0.2	+0.6	+130	—+2	+40	+160	+0	+0	—+3	—+3.8	+85	+15	+0.5	+3

未制定参考值者用 "—" 表示。

表7 中国居民膳食营养素的可耐受最高摄入量

年龄	VA/(μg RAE·d^{-1})	VD/(μg·d^{-1})	VE/(mg(α-TE)·d^{-1})	VB/(mg·d^{-1})	叶酸/(μg·d^{-1})	烟酸/(mg NE·d^{-1})	烟酰胺/(mg·d^{-1})	胆碱/(mg·d^{-1})	VC/(mg·d^{-1})	Ca/(mg·d^{-1})	P/(mg·d^{-1})	Fe/(mg·d^{-1})	Zn/(mg·d^{-1})	I/(μg·d^{-1})	Se/(μg·d^{-1})	Cu/(mg·d^{-1})	Mo/(μg·d^{-1})	F/(mg·d^{-1})	Mn/(mg·d^{-1})
0~	600	20	—	—	—	—	—	—	—	1000	—	—	—	—	55	—	—	—	—
0.5~	600	20	—	—	—	—	—	—	—	1500	—	—	—	—	80	—	—	—	—
1~	700	20	150	20	300	10	100	1000	400	1500	—	20	8	—	100	2	200	0.8	—

续表

年龄	VA/(μg RAE·d⁻¹)	VD/(μg·d⁻¹)	VE/(mg α-TE·d⁻¹)	VB/(mg·d⁻¹)	叶酸/(μg·d⁻¹)	烟酸/(mg NE·d⁻¹)	烟酰胺/(mg·d⁻¹)	胆碱/(mg·d⁻¹)	VC/(mg·d⁻¹)	Ca/(mg·d⁻¹)	P/(mg·d⁻¹)	Fe/(mg·d⁻¹)	Zn/(mg·d⁻¹)	I/(μg·d⁻¹)	Se/(μg·d⁻¹)	Cu/(mg·d⁻¹)	Mo/(μg·d⁻¹)	F/(mg·d⁻¹)	Mn/(mg·d⁻¹)
4~	900	30	200	25	400	15	130	1 000	600	2 000	—	30	12	200	150	3	300	1.1	3.5
7~	1 500	45	350	35	600	20	180	1 500	1 000	2 000	—	35	19	300	200	4	450	1.7	5.0
11~	2 100	50	500	45	800	25	240	2 000	1 400	2 000	—	40	28	400	300	6	650	2.5	8
14~	2 700	50	600	55	900	30	280	2 500	1 800	2 000	—	40	35	500	350	7	800	3.1	10
18~	3 000	50	700	60	1 000	35	310	3 000	2 000	2 000	3 500	40	40	600	400	8	900	3.5	11
50~	3 000	50	700	60	1 000	35	310	3 000	2 000	2 000	3 500	40	40	600	400	8	900	3.5	11
65~	3 000	50	700	60	1 000	35	300	3 000	2 000	2 000	3 000	40	40	600	400	8	900	3.5	11
80~	3 000	50	700	60	1 000	30	280	3 000	2 000	2 000	3 500	40	40	600	400	8	900	3.5	11
孕妇（早）	3 000	50	700	60	1 000	35	310	3 000	2 000	2 000	3 500	40	40	600	400	8	900	3.5	11
孕妇（中）	3 000	50	700	60	1 000	35	310	3 000	2 000	2 000	3 500	40	40	600	400	8	900	3.5	11
孕妇（晚）	3 000	50	700	60	1 000	35	310	3 000	2 000	2 000	3 500	40	40	600	400	8	900	3.5	11
乳母	3 000	50	700	60	1 000	35	310	3 000	2 000	2 000	3 500	40	40	600	400	8	900	3.5	11

1. 未制定参考值者用"—"表示；2. 有些营养素未制定可耐受摄入量，主要是因为研究资料不充分，并不表示过量摄入没有健康风险。

参 考 文 献

[1] 中国营养学会. 中国居民膳食营养素参考摄入量（2013版）[M]. 北京：科学出版社，2014.

[2] 中国就业培训技术指导中心组. 公共营养师（国家职业资格三级）[M]. 北京：中国劳动社会保障出版社，2012.

[3] 中国就业培训技术指导中心组. 公共营养师（基础知识）[M]. 北京：中国劳动社会保障出版社，2012.

[4] 孙秀发，凌文华. 临床营养学[M]. 北京：科学出版社，2016.

[5] 杜庆. 老年膳食与营养配餐[M]. 北京：机械工业出版社，2017.

[6] 臧少敏，王友顺. 老年营养与膳食保健[M]. 北京：北京大学出版社，2013.

[7] 张玉丽，丁学芳. 病理学与病理生理学[M]. 北京：科学技术文献出版社，2015.

[8] 孙秀发. 临床营养学[M]. 北京：科学出版社，2016.

[9] 蔡美琴. 特殊人群营养学[M]. 北京：科学出版社，2017.

[10] 中国营养学会. 中国居民膳食指南（2016版）[M]. 北京：人民卫生出版社，2016.

[11] 孙建琴，张坚，黄承钰，等.《中国老年人膳食指南（2016）》解读与实践应用[J]. 老年医学与保健，2017，23（2）：69–72.

[12] 胡睿.《中国老年人膳食指南》知晓和应用情况调查[D]. 北京：中国疾病预防与控制中心营养与健康所，2015.

[13] 刘颖. 我国老年人膳食模式优化研究[D]. 天津：天津商业大学，2018.